U0341931

REPORT ON HEALTH SERVICE SURVEY
AND SYSTEM BUILDING IN TIBET AUTONOMOUS REGION

西藏自治区卫生服务调查与体系建设研究报告

主　编　欧珠罗布

副主编　扎西达娃　拉巴桑珠　扎西德吉

编　委（按姓氏汉语拼音排序）

白玛多吉　春　花　次仁央宗　次　松　达娃普赤

丹增朗杰　德吉曲宗　多吉卓玛　胡　洁　康　敏

拉巴桑珠　欧珠罗布　潘永越　普　珍　强巴单增

王　斌　王文华　旺　珍　小达瓦　扎西措姆

扎西达娃　扎西德吉

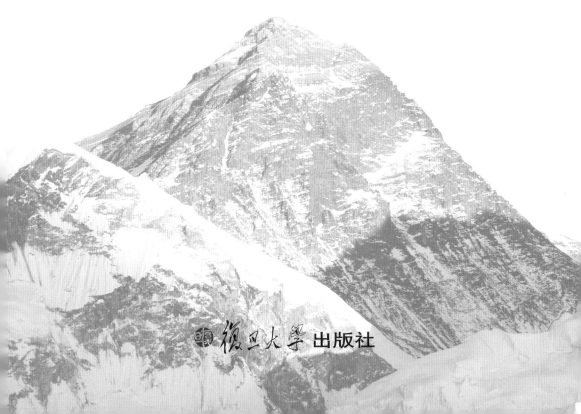

復旦大學 出版社

主编简介

欧珠罗布,1959 年生,男。中共党员,西藏自治区康玛县人。硕士,教授,博士生导师。曾任西藏医学专科学校副校长,西藏大学医学院副院长、院长,西藏大学研究生处处长。长期致力于外科学、医学教育、高原医学和区域卫生政策等领域研究工作。现兼任中国医师协会第二届外科医师分会常务委员,中华医学会高原医学分会第六、七、八届委员会副主任委员,教育部高等学校临床医学教学指导委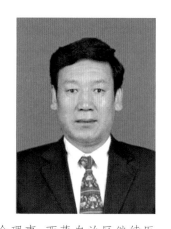员会委员,中华医学会医学教育分会理事,西藏医学会理事,西藏自治区继续医学教育委员会副主任委员,西藏自治区第二届学位委员会委员,《西藏大学学报》《西藏医药杂志》《医学教育管理》《健康世界》编委等职。先后主持完成国家科技部"973 前期预研专项研究项目"、教育部"重大创新培育研究项目",国家自然科学基金、国家体育总局、美国中华医学基金会、西藏自治区科技厅及自治区人口和计划生育委员会等资助的近 30 项研究(项目)课题;在国内学术刊物上发表研究论文近 100 篇;参与编写全国统编教材《外科学》《高原医学》及《西藏地方病学》《高原医学临床教程》教材。1998 年入选西藏自治区学术带头人;2009 年入选西藏大学学科带头人;2015 年入选西藏大学珠峰学者人才支持计划,创建了高原医学学科创新团队。2007、2013 年曾获西藏自治区教学成果二、三等奖;2014 年起获国务院颁发的政府特殊津贴;2016 年获西藏自治区科学技术奖二等奖。

序 一
Foreword

党的十八大以来,以习近平同志为核心的党中央全面深化改革,提出全面建设小康社会的奋斗目标。2016 年 8 月,党中央召开新世纪以来第一次全国卫生与健康大会,从党和国家事业全局出发,作出推进健康中国建设的重大决策部署。习近平总书记强调,人民健康既是民生问题,也是社会政治问题,要求把人民健康放在优先发展的战略地位,提出新形势下卫生与健康工作的方针是:"以基层为重点,以改革创新为动力,预防为主,中西医并重,将健康融入所有政策,人民共建共享。"要以普及健康生活、优化健康服务、完善健康保障、建设健康环境、发展健康产业为重点,加快推进健康中国建设,努力全方位、全周期保障人民健康,为全面实现小康社会打下坚实的健康基础。

党的十九大的胜利召开,明确了习近平新时代中国特色社会主义思想,明确了完善国民健康政策,实施健康中国战略的重要目标。西藏自治区党委、政府站在深入学习贯彻习近平新时代中国特色社会主义思想的高度,始终倾情西藏各族人民健康福祉,高度重视卫生与健康事业。2017 年 4 月 19 日,自治区党委、政府召开全区卫生与健康大会,明确提出了健康西藏建设的各项举措和工作任务,强调要坚持以人民为中心的发展思想,把人民健康放在优先发展的战略地位,加快健康西藏建设步伐,不断提高全区人民健康水平,以健康保稳定、促发展,以健康惠民生、聚人心,以全民健康助推全面小康。当前,我们正按照区党委、政府的决策部署,扎实推进医疗人才组团式援藏,全面开展包虫病等重大疾病综合防控,稳步深化医药卫生体制改革,加快推进健康西藏建设。

没有调查就没有发言权,调查研究是科学决策的前提。国家卫生服务调查是全面掌握城乡居民健康状况、卫生服务需求及利用等信息的重要途径。国家卫生服务调查结果对于研究卫生与健康政策、制定卫生事业发展规划、有效调控卫生服务供求关系都具有十分重要的参考价值，提供了正确决策的科研依据。西藏大学欧珠罗布教授及其研究团队主动聚焦我区卫生与健康事业发展的基础性、前瞻性问题，按照第五次国家卫生服务调查的要求，开展了"西藏卫生服务调查与体系建设研究"项目，收集了大量医疗卫生资源、技术人员队伍、居民健康状况等方面的重要信息，统计分析了卫生服务需求以及医疗服务满意度，客观反映了卫生改革与发展成就及成绩，科学预测了卫生服务需求利用变化趋势，调查水准较高，研究分析深入。我们相信，其项目成果必将为我区卫生与健康工作决策提供科学、全面、系统的调查依据和数据基础，将为推进西藏卫生与健康事业发展发挥积极作用。同时，我们也希望有更多的高等院校、研究机构和专家学者投入西藏卫生政策研究领域，为我们提高科学决策水平、提高工作效率、加快健康西藏建设提供科学支撑。

西藏自治区卫生和计划生育委员会主任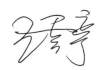

2018 年 6 月

国家卫生服务调查是我国政府掌握城乡居民健康,卫生服务需求、利用及其影响因素的重要手段和主要信息来源,是我国卫生事业宏观管理和科学决策的重要依据。

西藏自治区是我国民族自治区,其经济基础、社会发展、自然环境、人口结构及卫生服务供给等方面与全国其他地区相比有不少特殊性。近年来,能看到少量有关西藏卫生事业发展状况、卫生政策和卫生改革方面的研究论文,这使得大家对西藏的卫生现状开始有了一些初步的了解。但是,从总体来看,西藏地区仍然缺乏完整、准确的基线资料。

值得庆幸的是,自2013年开始,西藏大学欧珠罗布教授及其项目团队利用美国中华医学基金会提供的项目资助(项目编号 CMB11－086),按照第五次国家卫生服务调查的统一指标和相关要求,历时3年时间,在西藏24个县49个乡镇、64个村的各级医疗卫生机构和4 147户、14 752位居民中开展现场调查,首次获取了大量有关西藏医疗卫生机构、卫生技术人员、居民家庭健康等方面的基本信息和重要数据。现在该项目组撰写的《西藏自治区卫生服务调查与体系建设研究报告》一书问世了,借此机会,我对该书的出版表示祝贺。

该书从多个角度对西藏自治区卫生服务现状进行了全面、系统、深入的研究,全面总结和客观地反映了西藏卫生服务的基本现状,揭示了西藏卫生服务供需的特殊矛盾和区域卫生特点,提出了当前西藏卫生服务所面临的困难和挑战。

由于时间有限,我未能细读该书,尚不能做出全面的评价,但是,我确信该书是迄今为止在西藏卫生服务及政策研究领域的最新研究成果,对我们认识、了解和掌握西藏健康和卫生服务特点,深化西藏自治区卫生体制改革,促进卫生服务的公平性、可及性,构建符合西藏地区特点的卫生服务体系,保障西藏人民健康必将产生积极的作用。

北京大学公共卫生学院院长、教授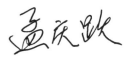

2018 年 6 月

前　言
Preface

随着我国医疗卫生体制改革步伐的加快,卫生政策的研究亦受到前所未有的重视。卫生服务调查是政府掌握城乡居民健康、卫生服务利用及其影响因素的重要手段和信息来源,也是卫生政策研究的重要内容之一。

自1993年以来,我国先后在全国范围内开展了5次卫生服务调查。为了全面、系统、准确地掌握西藏卫生服务的基本现状,在美国中华医学基金会项目的资助下,项目组利用开展第五次国家卫生服务调查的难得机会,同步开展了"西藏卫生服务调查与体系建设研究"。因此,本书的所有内容均源于本次调查的数据和研究内容,现将多年的研究成果以报告的形式呈现给广大读者,旨在全面、系统、真实地反映西藏卫生服务与体系建设的基本现状、主要特点和基本规律,科学预测区域卫生服务需求、需要,为制定符合西藏地区特点的卫生改革政策和措施及评估改革效果提供必要的科学依据和基线资料。

本书共10章,包括研究概述与调查方法、卫生体系建设现状、居民家庭健康问询调查结果、居民健康状况及卫生服务需要、居民医疗服务需求和利用、居民健康管理、重点人群的健康状况调查、居民对卫生系统反应性及服务满意度的评价、医务人员问卷调查和公共卫生人员问卷调查。

在编写和出版本书的过程中,除了所有编写人员付出了辛勤的劳动之外,美国中华医学基金会、复旦大学出版社和西藏大学给予了大力支持,西藏自治区卫生和计划生育委员会主任王云亭博士和北京大学公共卫生学院院长孟庆跃教授为本书作序,在此一并致以谢意。由于编写人员水平有限,书中疏漏在所难免,

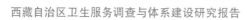
恳请专家、同仁和读者批评指正。

欧珠罗布

2018 年 6 月

目 录
Contents

四、小结 / 254

第一章
研究概述与调查方法

第一节　西藏自治区概况

西藏古称"蕃"，简称"藏"。西藏在唐宋时期称为"吐蕃"，位于青藏高原西南部，地处北纬 26°50′至 36°53′，东经 78°25′至 99°06′。北邻新疆，东连四川，东北紧靠青海，东南连接云南；南与缅甸、印度、不丹、尼泊尔等国毗邻，西与克什米尔地区接壤。地势由西北向东南倾斜，地形复杂多样，陆地国界线 4 000 多公里，南北最宽 900 多公里，东西最长达 2 000 多公里，是我国西南边陲的重要门户，是重要的国家安全屏障。

西藏被喜马拉雅山脉、昆仑山脉和唐古拉山脉所环抱，平均海拔在 4 000 米以上，素有"世界屋脊"之称。境内海拔在 7 000 米以上的高峰有 50 多座，其中 8 000 米以上的有 11 座，被称为"地球第三极"。青藏高原地形、地貌复杂多样，区域差异极为明显。按照地形特点和资源分布，西藏自治区大致可分为 6 个区域：一是藏东高山峡谷农林牧区，为西藏土地开发利用历史最悠久的地区之一。二是西藏边境高山、深谷林农区，位于西藏自治区南部边境地带。境内山高、谷深、河窄，气候、植被、水、热、土壤等条件优越，森林资源丰富，农产品种类较多，是西藏独特的热带、亚热带经济植物区。三是中南部高山宽谷农业区，人口稠密，经济相对发达，包括拉萨市、日喀则地区和山南地区各一部分，是西藏自治区政治、经济、文化的中心，其产业结构较齐全，产值比重最大。四是高山湖泊盆地农牧区，位于西藏中南部高山宽谷农业区以南，喜马拉雅山脉主脊线以北，是东西狭长的地带。该区域多夜雨，属高原温带半干旱气候区。五是藏北高原湖泊盆地牧区，位于西藏自治区北部。该区地势高旷、地形复杂、气候干旱、草原辽阔，大部分为纯牧区，是西藏最大的牧业区。六是藏北高原未利用区，位于西藏北部。该区高寒、干旱、荒凉，局部草地初步开发为临时性牧场。

西藏自治区气候独特而复杂多样，概括起来有以下 7 个特点：①总体上呈东南温暖湿润、西北严寒的分布特点,即由东南向西,形成了热带—亚热带—温带—亚寒带—寒带或湿润—半湿润—半干旱—干旱的分布特点;②由于垂直的气候带,形成了区域性气候;③日照时间长,辐射强烈;④气温较低,温差大;⑤干湿分明,多夜雨;⑥冬春干燥,多大风;⑦气压低,氧含量少。

西藏自治区地大物博,全区面积 122.223 万平方公里,约占全国总面积的1/8,在全国各省、市、自治区中仅次于新疆。其资源丰富,矿产资源储备量居全国前茅,石油资源远景看好,是国家重要的战略资源储备基地;西藏地表水、地下水、冰川水资源极为丰富,素有"亚洲水塔"的美称;西藏盛产青稞、小麦、玉米、油菜、豆类等特色农产品,是重要的高原特色农产品基地;西藏各类大中型野生动物数量居全国第一位,现有森林总面积 1 389.61 万公顷,森林覆盖率为11.31%,其面积名列全国第五位,拥有面积最大的世界级国家自然保护区,是重要的生态安全屏障;西藏植物性藏药材达 191 科、682 属、2 085 种,加之传承上千年的藏医药瑰宝,形成了既独特又完善的藏医药体系,是我国藏医药的重要发祥地;西藏历史悠久,文化底蕴深厚,名胜古迹众多,是重要的中华民族特色文化保护地;西藏旅游资源丰富、独特,旅游产品众多,是重要的世界旅游目的地。

2013 年进行调查时,西藏自治区所辖 7 个地、市,即拉萨市、日喀则地区、林芝地区、昌都地区、山南地区、那曲地区和阿里地区(2015 年底和 2016 年初,经国务院批复,西藏除了那曲地区和阿里地区之外,其他 3 个地区撤地,成立了地级市)。全区共有 73 个县,140 个镇,543 个乡。

根据全国第六次人口普查数据显示,截至 2010 年,西藏自治区总人口为300.22 万,与前一次相比净增 40 万人,增长 1.2%,人口数位居全国第三十三位,在 1950 年 100 万人的基础上增长了 2 倍。其中,藏族人口 271.64 万人,占90.48%。从年龄结构上看,60 岁以上老年人有 25.4 万人,占全区总人口的8.46%。80~90 岁老年人有 2.48 万人,90~99 岁老年人有 3 003 人,100 岁以上老年人有 94 人,人口老龄化呈逐年加快趋势。人口自然增长率为 10.26‰。2010 年西藏自治区人口的平均预期寿命为 68.17 岁,其中男性的平均预期寿命为 66.33 岁,而女性的平均预期寿命为 70.07 岁。2010 年,西藏各地区城镇登记失业人员 22.08 万人,失业率为 3.99%。2014 年,城镇居民人均可支配收入达 22 016 元,比 1978 年的 565 元增长 38 倍,年均增长 10.7%;农牧民人均可支配收入 7 359 元,年均增长 10.9%。1982 年全国第三次人口普查时城镇人口所占总人口比重仅为 9.48%,1990 年提高至 11.52%,2000 年为 19.43%,至 2010年城镇人口 69 万(22.71%)、乡村人口 144.95 万人(77.29%),城镇化水平不断提升。国家农村扶贫标准下的全区农村贫困人口由 2010 年的 117 万人减少至2014 年底的 61 万人,累计减少贫困人口 56 万人。贫困人口占全区农牧民人口比例,由 2010 年的 49.2%下降至 2014 年的 23.7%。

西藏和平解放 60 多年来,特别是改革开放 30 多年来,在党中央、国务院的亲切关怀下,在全国人民的大力支持下,通过各族人民的共同努力,西藏自治区的卫生事业从无到有,从小到大不断发展,发生了翻天覆地的巨大变化,取得了举世瞩目的辉煌成就。截至目前,全区各级各类医疗卫生机构已发展到 6 651 个,村卫生室总数在 2008 年的基础上增加了 1.5 倍左右。目前,基本实现了"一村一室"的规划目标,实有病床床位 10 134 张,卫生技术人员 13 896 人,每千人口卫生技术人员 3.68 人,每千人口床位数 3.29 张。

综上所述,西藏自治区医疗卫生事业发展呈现出以下几个特点:一是中央和地方两级财政对卫生事业的投入力度进一步加大,医疗卫生基础设施和条件明显改善,整体面貌发生了巨大变化;二是初步建立了集医疗、预防、急救、保健为一体的城乡医疗卫生服务体系,覆盖城乡的三级医疗卫生服务网初步形成,昔日缺医少药的落后面貌得到彻底改变;三是卫生防疫体系、地方病防治体系、妇幼保健体系和国境卫生检疫体系等公共卫生事业得到进一步加强,传染病、地方病传播和蔓延势头得到有效控制,妇女、儿童健康得到保障;四是覆盖城乡的医疗保障机制基本建立,医疗卫生服务的可及性和均等化水平不断提升,所有劳动者从中获益;五是医疗卫生队伍壮大,层次不断提高,结构不断优化,医疗卫生服务的能力和水平不断提升;六是藏医药事业得到加强和稳步发展;七是城乡居民健康水平不断提高,孕产妇死亡率由 1959 年的 5 000/10 万下降到 174.78/10 万,婴幼儿死亡率由西藏和平解放前的 430‰下降到 20.69‰,人均寿命由和平解放前的 35.5 岁提高到现在的 67 岁。

然而,受历史、地理、经济、文化和观念等因素的影响,西藏自治区医疗卫生事业依然面临着卫生人力资源严重短缺,队伍结构不合理,层次和水平不高;医疗卫生服务体系不够完善健,服务能力相对薄弱;疾病防控形势严峻,公共卫生服务任务艰巨;卫生信息化建设滞后,管理手段落后;统筹配置卫生资源能力不强,卫生资源的供给和利用水平均高,城乡居民健康水平仍较低,医疗保障体系有待加强;"因病致贫、因病返贫"已成为扶贫攻坚的"硬骨头";同时还面临着思想观念陈旧、体制机制僵化等特殊挑战。

第二节　基 本 情 况

一、调查背景

卫生服务调查是政府掌握城乡居民健康状况,了解和掌握卫生服务利用及其影响因素的重要手段和主要信息来源,也是认识卫生服务现状、居民医疗卫生服务需要、需求变化规律的重要方法,对卫生改革与发展具有积极的推动作用。自 1993 年以来,我国先后开展了 5 次卫生服务调查,对政府制定卫生事业发展规划和合理配置卫生资源,有效调控卫生服务供求关系,提高卫生行政科学管理水平,促进我国卫生改革与发展,均产生了重要影响。

然而,在前 4 次开展的国家卫生服务调查过程中,西藏自治区调查点仅限于拉萨市所辖的城关区和墨竹工卡县两个县(区),无论是调查范围,还是样本数量都十分有限,在一定程度上不能全面、完整、准确地反映西藏自治区卫生服务的基本现状。因此,2013 年,在美国中华医学基金会项目(项目编号 CMB11－086)的资助下,在原卫生部、西藏自治区卫生厅的大力支持下,在原卫生部信息统计中心和山东大学专家的指导下,西藏大学医学院严格按照第五次国家卫生服务调查的统一内容和指标要求,同步开展了覆盖西藏自治区的卫生服务调查扩点工作,这是有史以来在西藏自治区境内开展的一次规模最大、范围最广、投入最多、历时最长的卫生服务调查。通过调查,首次获得了大量有关西藏自治区卫生服务需求及利用方面的宝贵信息和第一手资料,从而全面、系统地掌握了西藏自治区医疗卫生事业发展的基本现状和存在的问题。本书就是在广泛调查研究的基础上,由项目组主要成员编写而成,旨在全面、系统地展示卫生服务调查的研究成果,客观、真实地反映西藏自治区卫生服务现状与存在的问题。

二、调查目的

通过开展区域性卫生服务调查,全面掌握西藏自治区城乡居民健康、卫生服务需要、需求、利用、医疗负担及医疗卫生服务的满意度,客观反映卫生改革与发展的成就;分析并预测未来卫生服务的变化趋势及影响因素,客观评价卫生改革政策效果,继而为当地政府合理制定符合国家要求和西藏实际的卫生发展规划与政策,合理配置卫生资源,有效调整卫生服务供求关系,提高卫生行政科学管理水平,改善卫生服务的公平性、可及性,促进城乡卫生改革和发展,进一步为推动西藏城乡卫生改革与发展提供基线资料和政策依据。与此同时,通过该研究项目的实施,促进西藏大学医学院青年教师的培养和成长,增强公共卫生政策的研究能力和水平,促进高校与行业主管部门之间的有效合作,共同推动西藏卫生事业的健康发展。

三、调查方法

(一)资料来源

本研究资料主要来自西藏自治区卫生服务调查数据,包括卫生机构调查、卫生机构人员问卷调查、居民家庭问卷调查和关键人员知情访谈。其中，卫生机构调查、卫生机构人员问卷调查和关键人员知情访谈主要用来描述和分析卫生服务体系建设情况；居民家庭问卷调查资料用来描述和分析居民卫生服务需求、利用和对公共卫生体系的反应性和可及性；现有资料（西藏自治区历年卫生计生统计数据）回顾主要用来进一步分析西藏公共卫生服务体系建设和运行机制、居民健康状况，以及卫生资源总量与投入等状况。

（二）抽样方法

考虑到西藏自治区地域辽阔，各地（市）之间在人口数量、地理位置、自然环境、交通条件、经济发展，以及医疗卫生状况等方面存在较大差异，因此，把全区7个地（市）划分为较好（拉萨、林芝）、一般（日喀则、山南、昌都）和较差（那曲、阿里）3个层级。

按照多阶段分层整群随机抽样方法，从全区7个地（市）的73个县中按照32%的比例抽取了24个县纳入本次调查范围。

（三）调查范围

1. 卫生机构　除拉萨市外（由国家调查队进行调查），其他6个地区的人民医院、藏医院、妇幼保健院和疾病预防控制中心（Centers for Disease Control，CDC），以及上述24个县的人民医院、CDC和全区独立设置的3家县级藏医院纳为本次调查对象，再从上述样本县中分别抽取49个乡镇卫生院[社区卫生服务中心（站）]和64个村卫生室作为本次机构调查的对象（表1-1）。

表1-1　调查卫生机构样本量统计

区域	人民医院	藏医院	CDC	妇幼保健院	乡镇卫生院（社区卫生服务中心）	村卫生室
拉萨市	1	—	11	—	—	—
城关区	—	—	—	—	2	—
墨竹工卡县	1	—	—	—	4	4
日喀则地区	1	1	1	1	—	—
日喀则市	1	—	1	—	3	6
吉隆县	1	—	1	—	2	3
白朗县	1	—	1	—	2	—
谢通门县	1	—	1	—	2	6
南木林县	1	—	1	—	2	6
昂仁县	1	1	1	—	2	5

续　表

区域	人民医院	藏医院	CDC	妇幼保健院	乡镇卫生院（社区卫生服务中心）	村卫生室
山南地区	1	1	1	1	—	—
乃东县	—	—	1	—	1	6
加查县	1	—	1	—	2	5
措美县	1	—	1	—	2	4
林芝地区	1	1	1	1	—	—
林芝县	1	—	1	—	3	7
朗县	1	—	1	—	2	6
昌都地区	1	1	1	1	—	—
昌都县	1	—	1	—	2	5
察雅县	1	—	1	—	2	—
江达县	1	—	1	—	2	—
类乌齐县	1	—	1	—	2	—
贡觉县	1	1	1	—	2	1
那曲地区	1	1	—2	1	—	—
聂荣县	1	1	1	—	2	—
比如县	1	—	1	—	—	—
班嘎县	1	—	1	—	2	—
那曲县	1	—	1	—	1	—
阿里地区	1	1	1	—3	—	—
革吉县	1	—	—	—	2	—
噶尔县	—	—	—	—	3	—
合计	28	9	26	5	49	64

　　说明：那曲地区CDC缺失；妇幼保健院均为地（市）级妇幼保健院，调查当年阿里地区妇幼保健院已并入地区人民医院

　　2. 卫生机构人员　调查当日对在岗卫生技术人员进行了问卷调查，调查对象包括临床医疗、护理、公共卫生人员和管理人员等（表1-2）。

表 1 - 2　各地(市)卫生技术人员样本量统计

区域	临床医疗	护理	公共卫生	合计
拉萨市	74	21	53	148
日喀则地区	151	73	50	274
山南地区	89	50	43	182
林芝地区	71	34	41	146
昌都地区	102	57	63	222
那曲地区	114	56	25	195
阿里地区	43	21	2	66
合计	644	312	277	1 233

说明：调查范围包括样本县、乡中所有县级医院(县卫生服务中心)、CDC、乡镇卫生院(社区卫生服务中心)

3. 居民家庭问卷　居民家庭问卷调查同样采用了多阶段分层整群随机抽样方法,从被调查的样本村中抽取了不少于 20 个住户(表 1 - 3)。

表 1 - 3　村级卫生室及家庭入户调查样本量统计

区域	村卫生室	调查户数	调查人数
拉萨市	4	1 200	3 923
日喀则地区	26	759	2 969
山南地区	15	412	1 141
林芝地区	13	299	1 006
昌都地区	6	639	2 392
那曲地区	0	538	2 120
阿里地区	0	300	901
合计	64	4 147	14 752

4. 关键知情者访谈　关键知情者访谈的对象主要为被调查医疗卫生机构负责人和业务骨干(表 1 - 4)。

表 1-4　关键知情者访谈样本量

机构级别	调查机构	访谈对象	被访谈人员总数
地(市)级	地(市)卫生局	局长或分管副局长,疾控科科长	12
	地(市)人民医院	院长或分管副院长,医务科科长	12
	地(市)藏医院	院长或分管副院长,医务科科长	12
	地(市)CDC	主任或分管主任,防疫科科长	12
	地(市)妇幼保健院	院长或分管副院长,骨干卫技人员	10
县级	样本县卫生局	局长或分管副局长	20
	样本县人民医院	院长或分管院长、骨干卫技人员	40
	样本县 CDC	主任	20
乡级	样本乡镇卫生院	乡长,卫生院负责人	60
合计			198

说明:拉萨为国家调查队调查点,故未做访谈

(四) 总样本量

本次调查覆盖全区 7 个地(市)、24 个县、49 个乡镇和 132 个样本村,共涉及 4 147 个住户、14 752 名居民;28 家地(市)及县级人民医院、9 家地(市)级及 3 个县级藏医院、26 家地(市)级及县级 CDC、5 家地(市)级妇幼保健院、49 家基层医疗机构[乡镇卫生院和社区卫生服务中心(站)]和 64 个村卫生室;调查了当日在岗的卫生技术人员共计 1 233 人,其中,临床医疗、护理和公共卫生人员数量分别为 644 人、312 人、277 人(见表 1-2)。本次调查范围涵盖全区 32% 的县、近 5% 的人口、近 3% 的医疗卫生机构、10% 左右的卫生技术人员,以及 198 名关键知情者。

(五) 调查工具

调查工具包括关键知情者访谈和问卷调查表两种。根据访谈对象所在机构及业务范围设计了关键知情者访谈提纲,访谈采用录音笔记录并进行整理。调查问卷使用第五次国家卫生服务调查制订的卫生机构调查表、卫生技术人员调查表、居民家庭健康问卷调查表。

1. 卫生机构问卷调查表　包括地(市)人民医院、藏医院、妇幼保健医院调

查表;地(市)级和县 CDC 调查表;县医院调查表;基层医疗卫生机构[含乡镇卫生院、社区卫生服务中心(站)、村卫生室]。调查表共分 4 种。

调查内容主要包括自 2012 年机构设置以来的运行情况、卫生人力资源基本现状、人员继续教育与培训情况、仪器设备配置与利用情况、机构财务收支情况,以及卫生服务开展等情况。

2. 卫生技术人员问卷调查表　卫生技术人员问卷调查表包括医务人员调查问卷和 CDC 人员调查问卷两种。调查内容包括卫生技术人员的年龄、学历、工作年限等基本信息,工作特征、工作感受、执业环境和对医患关系的认知等情况。

3. 家庭健康询问调查表　调查表内容主要如下。①城乡居民卫生服务需要:调查人口与社会经济学特征、健康状况的自我评价、居民患病或伤残情况、失能状况、健康危险因素等;②城乡居民卫生服务需求与利用:因病治疗情况、需求满足程度及未满足原因,公共卫生、妇幼保健、门诊、急诊、住院服务的利用情况,个人医药费用的支付情况等;③城乡居民医疗保障:包括医疗保障系统的组成、医疗保险覆盖情况、补偿范围与补偿水平、主要保险制度的运行情况等;④居民满意度:包括对服务系统、服务提供过程、医疗保障覆盖及其水平等的满意度。

4. 关键知情者访谈　根据访谈对象的机构特点和业务范围,设计出相应的访谈提纲。调查对象包括卫生行政管理部门负责人、卫生机构负责人、卫生技术骨干 3 种。重点了解知情者对目前本地区或本单位的经费投入、卫生人力资源现状、人员培训、设备利用等情况的看法。

四、调查内容

根据第五次国家卫生服务调查的目标要求,本次调查包括以下 4 个方面内容。

(一) 机构调查问卷

通过对医疗卫生机构、卫生人力资源、硬件设施、财务收支、服务提供等进行问询调查、定性访谈和文献查阅,描述和分析全区各级各类医疗卫生机构资源配置情况、基本药物制度、医疗保障制度,以及卫生信息体系建设等情况。

(二) 家庭调查问卷

家庭健康询问调查是本次调查的核心内容,主要包括以下 4 个方面内容。

(1)了解城乡居民人口与社会经济学特征,包括城乡居民健康状况的自我评价、居民患病或伤残情况、失能状况、健康危险因素等。

(2)了解城乡居民对医疗卫生服务的需要、需求、利用情况及其变化趋势;

因病治疗情况、需求满足程度及未满足原因；了解公共卫生、妇幼保健、门诊、急诊、住院服务的利用，以及个人医药费用的支付情况等。

（3）了解城乡居民医疗保障覆盖率和保障水平、医疗保障系统的组成、医疗保险覆盖情况、补偿范围与补偿水平、主要保险制度的运行情况等。

（4）了解居民的满意度情况，包括对服务系统、服务提供过程、医疗保障覆盖及其水平等的满意度。

（三）卫生机构人员调查

通过对个人基本情况、工作特征、工作感受、工作与家庭的关系、医患关系、执业环境、感知变化7个方面的调查，了解和分析西藏基层卫生技术人员的工作环境、工作压力、工作认知、职业发展、工作意愿、工作满意度等状况。

（四）关键知情者访谈

主要了解关键知情者对当地公共卫生体系建设情况、卫生资源的配置与利用和对当前工作面临的主要困难的看法、设想、建议，以及对提供公共卫生服务的积极性等情况，以此分析体系建设和体系内部的运行情况。

五、调查特点

西藏卫生服务调查与体系建设研究所进行的调查具有以下几个基本特点。

（一）调查水准较高

由于本次调查是在美国中华医学基金会资助的"西藏卫生服务调查与体系建设研究"课题基础上，完全按照第五次国家卫生服务调查标准和要求进行的，是在西藏自治区卫生厅统一组织协调和山东大学专家具体指导下由西藏大学师生全程参与共同完成的，从而确保了本次调查工作的系统性、完整性和可靠性。

（二）调查范围广泛

本次调查既包括城镇，也包括农牧区，涉及全区7个地（市），范围涵盖全区32%的县、近5%的人口、近3%的医疗卫生机构、10%左右的卫生技术人员。因此，调查的范围超过了以往任何一次同类调查，在西藏尚属首次。

（三）样本代表性强

本次调查是在同一个时段同步展开的，不仅在样本选择上采用了多阶段随机抽样的方法，而且调查范围涵盖了全区24个县、49个乡镇、64个村、4 147户，涉及14 752个居民及181家各级各类医疗卫生机构，1 233名卫生技术人员和198个机构负责人。如此庞大的样本量，具有较强的代表性，足以反映当下西藏自治区的卫生服务现状。

（四）调查内容全面

本次调查内容从家庭健康询问调查反映卫生服务需方的需求、利用和对公共卫生体系的反应性和可及性;从医疗卫生机构问卷调查、卫生技术人员调查、关键知情人访谈,了解和掌握被调查地区当前卫生服务提供方的供给能力和水平,体现了本次调查的系统性和完整性。

(五) 严格控制质量

项目组骨干成员参加了由原卫生部统一组织的培训;现场调查之前对所有参与调查的人员进行了为期 3 天的统一培训,并在拉萨周边县、乡、村进行了预调查;现场调查、数据录入、资料整理和数据分析等关键环节均由经过培训的医学院师生完成;调查前制订了调查手册,调查过程均严格按照调查手册进行;调查过程中遇到的问题均通过通信联系方式及时进行沟通,确保调查内容、步骤和方式的高度一致。

(六) 投入力量巨大

从项目的准备到实施历时 3 年之久,尤其是为了确保在同一时间内完成所有现场调查工作,曾抽调 20 余名师生与各地(市)选派的调查员共同组成调查小组,兵分 7 路,同步进行,同时完成。资料整理、数据录入、分析数据及撰写报告等后续工作都是在完成繁重教学、科研任务之余完成。可见,为本次调查所投入的人力、物力和精力是前所未有的。

(七) 组织措施有力

本次调查自始至终得到了西藏自治区卫生厅的高度重视,为了确保调查工作的顺利开展,西藏自治区卫生厅还下发了专门文件,明确要求各地(市)卫生行政主管部门积极配合项目组做好调查的各项工作,并在卫生厅举行了项目启动会暨调查员培训会。同时,也得到了各地(市)、县卫生局、各乡镇及所有参与调查的各级各类医疗卫生机构的大力支持和全力配合,从而确保了现场调查工作的顺利进行。

第三节　调查方法与质量控制

一、设计调查问卷

项目组在第五次国家卫生服务调查表的基础上,结合西藏自治区的实际情况对个别指标进行必要的增减或调整。

二、培训调查员

调查员均由西藏大学医学院师生和各地(市)、县卫生行政人员担任。调查员由西藏大学医学院项目组成员和各地(市)选派的调查员共同组成,项目组核心成员接受了由原卫生部组织的统一培训,而各地(市)、县调查员则由西藏大学医学院项目组核心成员负责进行统一培训。

三、进行预调查

在调查之前,受过培训的调查员到拉萨市娘热乡及其所属部分村进行了预调查,以统一调查口径、方法和流程。

四、现场调查分工

访谈成员、机构人员调查均由西藏大学医学院教师完成,家庭调查则由西藏大学教师带领本校高年级本科生和各地(市)、县选派的调查员共同入户完成。

五、现场组织保证

本次调查是在西藏自治区卫生厅统一协调下,除了西藏大学医学院师生外,由各地(市)、县卫生行政主管部门和乡(镇)政府工作人员直接参与下完成,从而确保了调查工作的高效、有序进行。

六、调查基本方式

机构调查是由项目组统一发放调查表,由被调查机构的专人负责填写完成;关键知情者访谈则由项目组成员依据访谈提纲对被访谈者面对面进行访谈,并通过录音笔进行记录,事后由专人再进行整理;家庭调查则由西藏大学师生和当地调查员共同入户进行调查并填写问卷;卫生机构人员调查由所在机构负责人召集,调查员发放调查表,由调查对象自己填写完成。

七、信息核对与复查

调查表收回后,项目组成员当即对调查内容进行逐一检查,复查信息,检查数据有无错误或漏填等情况,如发现"问题调查表"当日即退回重填或通过电话进行核对,待准确无误后再由调查小组负责人签字以示复查通过。如在整理资料和数据录入过程中发现调查表有问题,则通过电话再次核对相关信息。

八、录入和整理

机构调查和家庭问询调查数据均由项目组成员二次(双机)录入完成。在录入前再次对所有参与录入的人员进行统一培训,并在录入程序的设计上对主要字段设置了逻辑校对,以减少录入错误。访谈录音资料由直接访谈者根据录音文件内容进行整理。

第四节   数据分析

一、分层方法

由于西藏地域辽阔,城乡二元结构、自然地理环境、文化风俗习惯、社会人口特征及交通设施条件存在区域差异,因此,本次调查设计充分考虑了上述因素。分析框架见图 1-1。

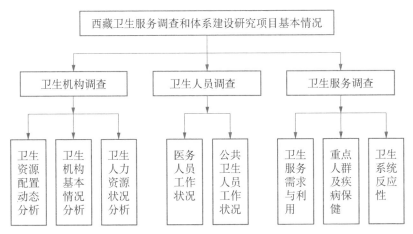

图 1-1   西藏卫生服务调查与体系建设研究分析框架图

二、描述性分析

对于数值变量,主要采用均数、中位数、标准差进行分析;对于分类变量,主要采用率、构成比、相对比或差值进行描述。家庭健康问卷数据与第五次国家卫生服务调查分析报告数据进行比较,以分析和发现西藏自治区的卫生服务现状、水平和变化趋势。

定量调查资料收集完成后,由研究人员统一进行编码,用 EPIDATA3.1 软件建立数据库,录入数据。经过数据整理后,用 SPSS15.0 统计分析软件进行统计分析。定性访谈资料由访谈人员将录音资料整理成文本资料,使用 Nvivo7.0 定性分析软件进行分析。

单因素分析:数值资料使用方差分析,如不符合方差分析的要求,使用秩和检验方法。计数资料主要采用泊松(Pearson)卡方检验,如果不符合卡方检验的条件,使用 Fisher 确切概率法或秩和检验方法,检验水准取 $\alpha = 0.05$。

由研究人员根据研究的目的和研究主题,对定性资料进行归类、整理、归纳、演绎,建立并完善提纲,对主要问题和观点进行归纳提炼。

第二章
卫生体系建设现状

本章通过对 2008～2012 年西藏自治区卫生资源配置动态及分布差异的分析,进一步阐述西藏卫生资源的整体情况,尤其是通过对西藏卫生人力资源、西藏农牧区医疗制度建设的调查,较为全面、系统、完整地介绍了西藏自治区卫生体系建设现状。

第一节　卫生资源配置动态及分布差异分析

卫生资源是保障卫生保健事业发展的社会资源,是人类开展卫生保健活动的人力与物质技术基础。一个国家或地区拥有的卫生机构数、床位数、卫生技术人员数、医疗仪器设备数、人均卫生费用及卫生总费用占国民生产总值(或国内生产总值)的比值等,是衡量该国家或地区在一定时期内卫生资源水平的重要指标,同时也是衡量卫生资源配置水平的关键。本节通过对西藏自治区 2008～2012 年卫生机构、床位、卫生技术人员、仪器设备等医疗卫生资源配置情况的动态分析,发现存在的主要问题,为进一步合理配置卫生资源、提高卫生资源利用效率提供参考依据。

一、卫生机构与床位数

卫生机构是指从卫生行政部门取得《医疗机构执业许可证》《计划生育技术服务许可证》或从民政、工商行政、机构编制管理部门取得法人单位登记证书,为社会提供医疗服务、公共卫生服务或从事医学科研和医学在职培训等工作的单位,包括各级医院、基层医疗卫生机构、专业公共卫生机构及其他医疗卫生机构。

(一) 医疗卫生机构数量变化情况

近年来,西藏自治区根据国家的相关要求,结合西藏实际,采取了一系列旨在推动西藏基层卫生服务体系建设和发展的各项措施,从而进一步促进了县、乡、村三级基层卫生基础设施建设,特别是村卫生室建设步入了一个快速增长的新阶段。据初步统计,2008~2012年,西藏各级各类医院、专业公共卫生机构总数在基本保持原有数量的同时,全区村级卫生室的数量有了大幅的增加,仅2011年就新增1 641家,2012年全区村卫生室总数为2008年的1.5倍左右,基本实现了"一村一室"的规划目标任务(表2-1,图2-1)。

表2-1   西藏自治区医疗卫生机构数量变化情况(个)

机 构 类 别		年份				
		2008	2009	2010	2011	2012
各类医院	综合医院	80	82	82	83	84
	民族医院	17	18	18	19	19
	专科医院	0	0	1	1	1
	小计	97	100	101	103	104
基层医疗卫生机构	社区卫生服务中心	0	0	0	2	7
	社区卫生服务站	7	6	8	7	2
	乡镇卫生院	665	663	672	680	673
	村卫生室	3 641	3 640	3 603	5 244	5 249
	诊所(医务室)	412	417	430	444	473
	小计	4 725	4 726	4 713	6 377	6 404
专业公共卫生机构	疾病预防控制中心(CDC)	81	81	81	82	82
	妇幼保健院(所、站)	56	57	55	57	56
	采供血机构	1	1	1	1	1
	卫生监督所	2	2	2	2	2
	小计	140	141	139	142	141
合计		3 374	5 023	4 955	6 624	6 651

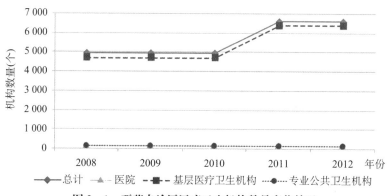

图2-1   西藏自治区医疗卫生机构数量变化情况

（二）各级各类医疗卫生机构地区间分布情况

目前,西藏自治区各地(市)均设有地(市)级人民医院、藏医院、妇幼保健院和CDC,每个县也设有县人民医院和县级CDC。此外,全区近20个县还设有独立的藏医院。然而,在调查中发现,日喀则和阿里地区部分县至今尚未设立县级妇幼保健站或功能尚不完善。全区基本上都建立了乡(镇)卫生院(社区卫生服务中心)和村卫生室(表2－2)。

表2－2　调查地区医疗卫生机构设置分布情况(个)

机 构 类 别		拉萨	昌都	山南	日喀则	那曲	阿里	林芝	总计
医院	综合医院	13	12	12	20	12	7	8	84
	民族医院	1	4	1	2	9	1	1	19
	专科医院	1	0	0	0	0	0	0	1
	小计	15	16	13	22	21	8	9	104
基层医疗卫生机构	社区卫生服务中心	7	0	0	0	0	0	0	7
	社区卫生服务站	0	0	0	2	0	0	0	2
	乡镇卫生院	50	138	82	201	114	36	52	673
	村卫生室	184	1 142	563	1 654	1 191	137	378	5 249
	诊所(医务室)	175	63	53	71	37	21	53	473
专业公共卫生机构	CDC	10	12	13	19	12	8	8	82
	妇幼保健院(所、站)	5	12	13	8	10	1	7	56
	采供血机构	1	0	0	0	0	0	0	1
	卫生监督所	1	1	0	0	0	0	0	2
	小计	17	25	26	27	22	9	15	141
其他机构	疗养院	1	0	0	0	0	0	0	1
	医学在职培训机构	1	0	0	0	0	0	0	1
	小计	2	0	0	0	0	0	0	2
合计		450	1 384	737	1 977	1 385	211	507	6 651

（三）各级各类医疗机构性质

从机构分布来看,医疗卫生机构主要仍分布于农牧区,这可能与西藏地区城镇化水平较低有关;从医疗机构性质来看,西藏各级各类医院、社区卫生服务中心和乡镇卫生院基本都是政府创办的公立医院,而在村级卫生室中约有8.3%

为非公立;按主办单位分,政府主办和社会力量办医各约占一半,个体开办的规模以上医疗机构数量甚少,但92.0%的诊所仍为个体或社会力量开办的非公立性质的医疗机构(表2-3)。

表2-3　西藏自治区医疗机构性质和类别(个)

医 疗 机 构	合计	按城乡分		按性质类别分		按主办单位分		
		城市	农村	公立	非公立	政府办	社会办	个人
医院	104	8	96	98	6	97	2	5
综合医院	84	6	78	80	4	79	1	4
民族医院	19	1	18	18	1	18	0	1
专科医院	1	1	0	0	1	0	1	0
基层医疗卫生机构	6 404	167	6 237	5 533	871	3 402	2 576	426
社区卫生服务中心(站)	9	7	2	9	0	9	0	0
乡镇卫生院	673	0	673	673	0	669	4	0
村卫生室	5 249	0	5 249	4 813	436	2 719	2 530	0
诊所/卫生所/医务室	473	160	313	38	435	5	42	426

(四) 各级各类医院等级划分

为了改善和加强医疗卫生工作的宏观管理,建立健全三级医疗预防保健体系,有效地利用卫生资源,提高医院科学管理水平和医疗卫生服务质量,更好地保障人民健康水平,国家卫生行政主管部门根据医院的人员、床位、技术、医疗质量、设施设备、管理水平、医疗服务量等指标将医院分为一级、二级、三级、未定级。截至2012年底,在西藏自治区104家医院中,只有3家为三级甲等医院,均隶属于自治区(省属)相关部门,是目前西藏最高规格的医疗机构,其中包括2家西医类综合医院和1家综合性藏医院,且均在首府拉萨市;11家二级医院,隶属于各地(市),分布在拉萨市或各地(市)所在地;44家一级医院,即所谓的县级医院,分布在各县所在地;其余医院至今尚未定级。从医院的等级来看,目前,西藏仍缺少等级规格较高的综合性医院或专科医院,这与广大人民群众日益增长的医疗保健需求相比仍存在较大差距(表2-4)。

表 2 - 4　西藏自治区医院等级划分情况(个)

医院级别	综合医院	民族医院	专科医院	合计
三级	2	1	0	3
甲等	1	1	0	2
未定级	1	0	0	1
二级	7	4	0	11
甲等	4	4	0	8
未定级	3	0	0	3
一级	42	2	0	44
甲等	39	2	0	41
乙等	1	0	0	1
未定级	2	0	0	2
未定级	33	12	1	46
合计	84	19	1	104

(五) 医疗机构床位数变化及其特点

2008～2012 年 5 年间,全区各级医院床位数由 8 720 张扩增至 10 134 张,其中,县级及以上综合性医院床位新增最快(表 2 - 5,图 2 - 2);每千人口床位数由 2008 年的 3.04 张,增加到 2012 年的 3.29 张,但每千人口床位数仍低于全国平均水平(4.24 张)。

表 2 - 5　西藏自治区卫生机构床位数量变化情况(张)

机构类别	2008 年	2009 年	2010 年	2011 年	2012 年
医院	5 585	5 368	5 444	6 314	6 653
疗养院	40	40	40	40	40
卫生院	2 759	2 825	2 995	2 878	3 013
妇幼保健院(所、站)	336	320	342	377	415
社区卫生服务中心(站)	0	0	17	33	13
合计	8 720	8 553	8 838	9 642	10 134
每千人口床位数	3.04	2.95	2.94	3.18	3.29

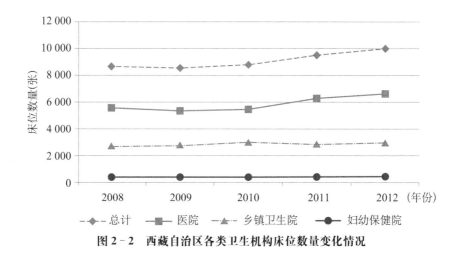

图 2 - 2　西藏自治区各类卫生机构床位数量变化情况

从各地区医院的床位数来看,昌都地区每千人口床位数仅为 2.35 张,而阿里地区每千人口床位数为 6.44 张,两个地区每千人口床位数悬殊。出现这一现象的原因是多方面的,但有一点可以肯定,各级政府相关部门在统筹配置和利用卫生人力资源、保证卫生事业均衡发展方面缺乏必要的论证(表 2 - 6)。

表 2 - 6　西藏自治区各地(市)卫生机构床位分布情况(张)

机构类别	拉萨	昌都	山南	日喀则	那曲	阿里	林芝	总计
医院	2 043	1 005	690	1 371	651	380	513	6 653
疗养院	40	0	0	0	0	0	0	40
卫生院	193	490	302	931	535	221	341	3 013
妇幼保健院(所、站)	42	76	49	76	95	37	40	415
社区卫生服务中心(站)	7	0	0	6	0	0	0	13
合计	2 325	1 571	1 041	2 384	1 281	638	894	10 134
每千人口床位数	4.05	2.35	3.07	3.30	2.71	6.44	4.36	3.29

二、卫生技术人员

2008~2012 年 5 年间,全区卫生人员总数由 11 680 人增加到了 13 896 人,在 5 年中净增 2 216 人,平均每年以 443 人的增速得到充实;每千人口卫生技术人员数由 2008 年的 3.38 人,逐步增加到 2012 年的 3.68 人,但与全国平均水平(4.94 人)相比,仍存在较大差距;每千人口执业(助理)医师数(1.57 人),这一比例基本接近全国平均水平(1.94 人),但每千人口注册护士数(0.74 人)远低于全国的平均水平(1.85 人)。经分析,在过去 5 年增加的卫生技术人员主要为(助理)医师、护师和其他卫生技术人员(其他卫生技术人员多指尚未获得执业资格的临床一线人员)(表 2-7,图 2-3、图 2-4)。相比之下,在过去 5 年间,技师(士)仅增加了 11 人,这可能是导致西藏各级各类医疗机构从事医学影像技术人员严重短缺的直接原因之一。

表 2-7　西藏自治区卫生技术人员数量变化情况(人)

技 术 人 员	2008 年	2009 年	2010 年	2011 年	2012 年
卫生人员	11 680	12 099	12 269	12 995	13 896
卫生技术人员	9 435	10 047	9 983	10 664	11 313
执业(助理)医师	4 376	4 465	4 371	4 105	4 818
护师	1 920	2 007	1 986	2 073	2 278
药师	394	412	451	495	513
技师(士)	522	514	491	513	533
其他卫生技术人员	2 223	2 649	2 684	3 478	3 171
其他技术人员	509	415	481	601	867
管理人员	634	649	610	568	596
工勤人员	1 102	988	1 195	1 162	1 120
每千人口卫生技术人员数	3.38	3.46	3.33	3.52	3.68
每千人口执业(助理)医师数	1.57	1.54	1.46	1.35	1.57
每千人口护师数	0.69	0.69	0.66	0.68	0.74

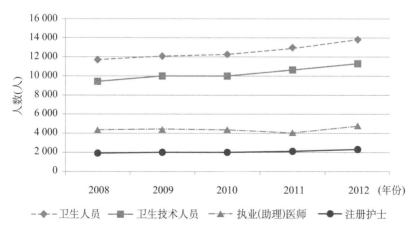

图 2-3　西藏自治区卫生技术人员数量变化情况

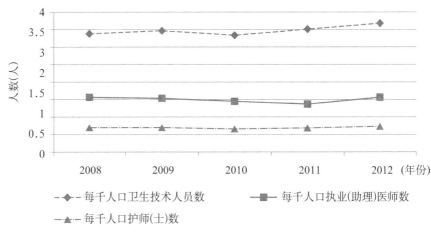

图 2 - 4　西藏自治区每千人口卫生技术人员数量变化情况

以上现象表明,西藏自治区高等医学院校在专业设置方面与医疗卫生行业实际需求之间存在严重脱节。因此,教育行政主管部门和卫生行政主管部门应根据行业需求,调整专业结构,调控招生规模,满足实际需要的沟通协调机制,尽量避免不同专业卫生技术人员过剩或短缺并存现象的再度发生。

卫生人力资源配置是否科学合理将在一定程度上反映一个地区、一定人群公共卫生服务的公平性和可及性。从本次调查结果来看,无论每千人口卫生技术人员数、每千人口执业(助理)医师数,还是每千人口护师数均以拉萨最高,依次为阿里、林芝、日喀则、昌都和那曲地区(表 2 - 8)。阿里地区每千人口卫生技术人员数、每千人口执业(助理)医师数、每千人口护师数的比例较高,可能与该地区人口基数有关,而拉萨和林芝地区三者比例较高,可能与近年来高校应届毕业生的就业去向有关。

表 2 - 8　西藏自治区各级各类卫生技术人员分布情况(人)

类　　别	拉萨	昌都	山南	日喀则	那曲	阿里	林芝	合计
卫生人员	4 984	3 690	2 625	6 719	4 017	942	2 018	24 995
卫生技术人员	3 552	1 441	1 345	2 243	1 236	559	949	11 325
执业(助理)医师	1 541	536	716	850	460	220	498	4 821
护师	1 124	179	214	359	190	76	145	2 287
药师	189	50	34	116	61	25	38	513

卫生技术人员	拉萨	昌都	山南	日喀则	那曲	阿里	林芝	合计
技师(士)	187	49	63	112	55	26	41	533
其他卫生技术人员	511	627	318	806	470	212	227	3 171
平均每个村卫生室乡村医生和卫生员数	1.82	1.70	1.89	2.43	2.10	2.39	2.39	
每千人口卫生技术人员数	6.19	2.16	3.97	3.10	2.62	5.65	4.63	
每千人口执业(助理)医师数	2.68	0.80	2.11	1.18	0.97	2.22	2.43	
每千人口护师数	1.96	0.27	0.63	0.50	0.40	0.77	0.71	

此外,调查结果显示,全区每个村卫生室基本上都配备了 2 名左右的村医,基本实现了"每个行政村达到 2 名乡村医生"的目标。说明了西藏自治区的有关决策部署得到了很好落实,并取得了实效。

三、基础设施与医疗设备

2008~2012 年,全区各级各类医疗卫生机构房屋建筑面积和万元以上设备总值大幅增加。其中,房屋建筑面积由 2008 年的 156 万平方米增加到 2012 年的 1430 万平方米,5 年间净增 1247 平方米,为 5 年前的 9 倍多;万元以上设备总价值由 2008 年的 4.9 亿元增加到 2012 年的 10.2 亿元,尤其是 2011 年后增速明显加快(表 2-9,图 2-5,图 2-6)。由此看来,自 2009 年以来,全区各级各类医疗卫生机构房屋建筑面积和业务用房面积开始大幅增加,到 2010 年增速达到高峰,此后增速虽有所回落,但仍继续保持增长的势头。这得益于"新医改"以来,国家和西藏自治区两级财政进一步加大西藏基层卫生基础设施建设的利好政策。

表 2-9　万元以上设备总价值和房屋建筑面积变化情况

	2008 年	2009 年	2010 年	2011 年	2012 年
万元以上设备总价值(万元)	49 136	32 637	34 936	35 687	101 808
房屋建筑面积(万平方米)	156	233	1 227	1 250	1 430
业务用房面积(万平方米)	85	167	895	891	933

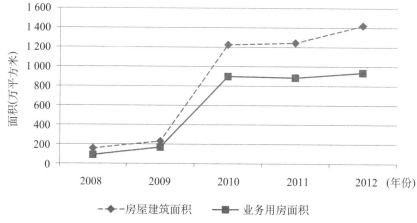

图 2 - 5   房屋建筑面积变化情况

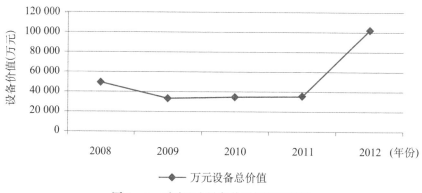

图 2 - 6   万元以上设备总价值变化情况

四、小结

通过对 2008～2012 年西藏自治区医疗卫生机构、床位、卫生技术人员、仪器设备等医疗卫生资源配置等基本情况的分析,发现 5 年间,西藏基层卫生机构数量增加近 1 倍,其中,村卫生室增速最为明显,成为了这一时期卫生事业发展的最大亮点之一。由此表明,西藏卫生机构设置趋于完善,卫生体系建设成效较为显著,但服务能力和水平有待进一步提升;5 年间,全区万元以上设备总值增加了 2 倍多,房屋建筑面积增加了近 10 倍,其中,2011 年后增幅明显,表明硬件条件得到明显改善,但资源的利用率和效益有待进一步评估;5 年间,西藏卫生技术人员总数增速虽较快,但每千人口卫生技术人员及每千人口床位数量仍然较低,且各地区间差异较大,表明卫生人力资源配置机制还有待完善;在卫生技人员中,执业(助理)医师和注册护士所占比重低于全国总体水平,而其他卫生技术人员所占比例远高于全国总体水平,药师和技师总体数量依然不足,表明卫生技术人员的专业结构有待优化。每千人口执业(助理)医师数与全国平均水平相差不大,但每千人口注册护士数远低于全国的平均水平,医护比例严重失衡。

第二节　卫生机构基本情况

西藏自治区卫生服务体系的建立和不断完善,在保证和促进当地居民健康水平、促进民生改善中发挥着越来越重要的作用。但是,西藏自治区不仅在经济社会发展、自然地理环境及历史文化等方面存在诸多特殊性,而且在卫生资源的总量、结构、层次和配置等方面与其他省市相比也存在较大差距。本节通过分析,反映样本地区卫生收支、基础设施与固定资产、基本药物、卫生服务提供、交通状况等资源配置现状。

一、样本量

本次调查共涉及181家各级各类医疗卫生机构,其中18家地区级医院、24家县级人民医院、26家CDC及113家基层医疗卫生机构,样本覆盖西藏自治区所有7个地(市)。本次调查尚未包括3家自治区三级甲等医院(表2-10)。

表2-10　卫生机构调查样本量(个)

区域	地(市)级				县级			社区卫生服务中心	乡镇卫生院	村卫生室
	人民医院	藏医院	妇幼保健院	CDC	人民医院	藏医院	CDC			
拉萨	1	0	0	1	1	0	0	2	4	4
日喀则	1	1	1	1	6	1	6	1	12	26
山南	1	1	1	1	2	0	3	0	5	15
林芝	1	1	1	1	2	0	2	0	5	13
昌都	1	1	1	1	5	1	5	0	10	4
那曲	1	1	1	0	4	1	4	0	5	6
阿里	1	1	0	1	1	0	0	0	5	0
合计	7	6	5	6	21	3	20	3	46	68

说明:乡镇卫生院含中心乡镇卫生院和一般乡镇卫生院,在林芝乡镇卫生院总数中含1家街道卫生院

二、卫生机构收支状况

卫生财力资源是发展卫生事业的重要保证。1997年《中共中央、国务院关于卫生改革与发展的决定》首次明确提出:"各级政府对于卫生事业的投入,要随着经济的发展逐年增加,增加幅度不低于财政支出的增长幅度";2009年颁布的《中共中央、国务院关于深化医药卫生体制改革的意见》中又一次明确指出:"中央政府和地方政府都要增加对卫生投入,对于卫生投入增长幅度高于经常性财政支出的增长幅度";随后出台的《西藏自治区人民政府办公厅关于落实全区深化医药卫生体制改革2011年重点工作任务的通知》中也明确提出:"地方各级政府要将医改任务所需资金纳入财政预算,确保按时足额拨付到位。"

西藏自治区地(市)级以上医院均为差额预算单位,而县级医院和乡镇卫生院均为全额拨款单位。从表2-11可以看出,财政补助收入在各级各类医疗卫

表2-11　各类卫生机构财政收入与支出情况(万元,%)

机构分类	人民医院	藏医院	社区卫生服务中心(站)	乡镇卫生院	村卫生室	CDC	妇幼保健院(所、站)
总收入	129 205.5	27 172.0	52.3	58 197.3	2 291.0	164 162.8	21 458.7
财政补助收入	55 057.4 (42.61)	12 177.8 (44.82)	6.9 (13.19)	44 523.0 (76.50)	0.0 (0.00)	112 962.4 (68.81)	11 269.1 (52.52)
上级补助收入	0.0 (0.00)	0.0 (0.00)	0.0 (0.00)	390.3 (0.67)	1 539.1 (67.18)	144.4 (0.09)	0.0 (0.00)
医疗收入/事业收入	72 962.8 (56.47)	14 450.9 (53.18)	45.4 (86.81)	13 221.8 (22.72)	702.3 (30.65)	425.9 (0.26)	10 184.5 (47.46)
其他	1 185.3 (0.92)	543.3 (2.00)	0 (0)	62.2 (0.11)	49.6 (2.16)	50 630.1 (30.84)	5.1 (0.02)
总费用/支出	113 932.8	26 722.0	38.2	53 288.6	2 135.9	72 673.4	20 146.2
医疗业务成本/医疗及公共卫生支出/事业支出	64 365.6 (56.49)	12 161.0 (45.51)	38.0 (99.48)	49 105.6 (92.15)	0.0 (0.00)	11 649.6 (16.03)	14 791.1 (73.42)
管理费用	17 380.2 (15.25)	5 395.1 (20.19)	0.0 (0.00)	0.0 (0.00)	0.0 (0.00)	0.0 (0.00)	58.6 (0.29)
财政项目补助支出	16 257.2 (14.27)	5 750.6 (21.52)	0.0 (0.00)	0.0 (0.00)	0.0 (0.00)	9 183.7 (12.64)	533.5 (2.65)
总费用中:人员经费	35 945.5 (31.55)	5 926.6 (22.18)	0.0 (0.00)	39 542.4 (74.20)	1 417.8 (66.38)	14 734.6 (20.28)	618.1 (3.07)

说明:数据来源于西藏自治区卫生厅卫生统计资料(2012);收入中的"其他"包含援藏、专项收入

生机构中占有较大的比例,其中,各级人民医院、藏医院财政补助占其总收入的40.2%以上,远高于全国公立医院平均水平(8.3%);CDC、乡镇卫生院及妇幼保健院(所、站)的政府财政补助所占比例更大,并明显高于全国平均水平;村级卫生室收入均为上级补助拨款;医疗收入/事业收入仅次于财政补助收入,特别是在社区卫生服务中心占总收入的86.81%。

人民医院、藏医院、妇幼保健院(所、站)、社区卫生服务中心和乡镇卫生院的经费主要用于医疗业务成本的支出,其中,在人民医院和藏医院人头费所占业务支出的第2位,在CDC和村卫生室该支出比例更大。

三、基础设施与固定资产

(一) 医院

调查分析发现,西藏地(市)级人民医院作为当地提供医疗和保健服务的龙头医疗机构,无论是基础设施条件,还是固定资产数量均优于其他医疗卫生机构。各级藏医院所拥有的诊疗设备规模比同级人民医院要小。在床位数方面,除了县级藏医院外,各级医院实有床位数普遍大于编制床位数,其中,地区级藏医院超编率最高(60.8%),然后依次为地(市)级人民医院(28.9%)和妇幼保健院(18.1%)(表2-11)。各级各类医疗机构每床占用业务用房面积远高于全国政府办医院的平均面积(77.5平方米),表明西藏各级各类医疗机构业务用房面积已呈现不断扩张的趋势,这与近些年来政府注重民生改善,统筹社会资

表2-12　各级医院基础设施与固定资产状况

指　　标	地(市)级			县级	
	人民医院	藏医院	妇幼保健院	人民医院	藏医院
业务用房面积(平方米)	45 384.8	28 112.3	4 222.8	5 119.4	2 707.3
万元以上设备总价值(万元)	2 123.7	1 850.9	210.9	315.7	178.0
万元以上设备数量(台)	104.1	34.7	17.2	16.2	8.0
10万~49万元设备数量(台)	23.0	21.8	11.0	8.1	2.3
50万~99万元设备数量(台)	6.0	7.5	0.4	1.4	1.0
100万元及以上设备数量(台)	4.7	1.0	0.4	0.1	0.0
编制床位数(张)	185.0	69.3	23.2	40.6	15.0
实有床位数(张)	238.4	111.5	27.4	41.0	14.0
每床占用业务用房面积(平方米)	190.4	252.1	154.1	124.9	193.4

说明:表格中数据为均值

源,加大对医疗投入,加快医疗机构基础设施建设步伐有关。但是,值得注意的是在一些地方由于缺乏长远规划,以致重复建设或超面积建设的现象较为普遍。

从访谈获得的相关信息来看,被访者普遍认为近年来国家和援藏各省(市)或部门对医院的投入力度都很大,医院的基础设施和设备条件有明显改观,目前基本上能够满足医院日常诊疗的需要,相比之下,辅助资源相对匮乏,尤其是医院信息化建设严重滞后。近年来,国家把信息化建设作为"新医改"内容"四梁八柱"的重要内容之一,每年投入资金数量不菲。西藏也不例外,据了解,西藏自治区相关部门于2012年开始也在山南地区启动了区域卫生信息化建设试点工作。但从本次调查结果来看,西藏卫生系统信息化建设推进缓慢,建设效果不明显,信息化普及程度和水平不高直接导致了西藏医疗卫生管理手段落后,管理效率和水平的低下。

某地区医院院长说:"河北援藏投资100多万元的CT中心,日本进口500毫安X线诊断机、美国进口彩超、80多万元的全自动生化仪。还有1 900万元资金用于添置120急救站、供应室、住院部的设备。但是,医院信息化建设比较滞后。我院2011年通过西藏卫生能力建设项目办(编者按:中澳西藏卫生能力建设项目办公室)在门诊建立了信息终端,但是现在不够用,跟住院部不配套,很多事情不好做,数据统计不了,希望能够健全。我们(医院的)规模不是太大,建起来也不是很困难。"

(二) CDC

与医院的情况相反,在被调查的26家各级CDC中有84.0%的受访者均表示现有设施设备不能满足开展疾病预防和控制工作的需要。目前,最急需的两种设备分别是应急处理车和快速检测仪器。CDC承担着开展防疫、接种疫苗、健康宣教等任务,由于西藏地广人稀,交通路况普遍较差,这在一定程度增加了开展医疗卫生服务的难度。因此,多数CDC负责人呼吁尽快改善交通工具。

某地区CDC主任说:"20年来政府对CDC的交通方面没有解决过一辆车,所以我今年打报告给当地政府,要到了一辆价值59万元的车。"

从表2-13不难看出,地(市)级CDC与县级CDC从规模到资产拥有量上相差悬殊。地(市)级CDC的业务用房面积约为县级CDC的8倍,专用设备总值相差6倍之多。此外,县级CDC人员紧缺,许多本应开展的项目或业务无法正常开展。

表 2-13　调查 CDC 基础设施与固定资产状况

指　　标	地(市)级	县　　级
业务用房面积(平方米)	3 571.14	448.88
固定资产总值(万元)	836.07	143.77
专用设备总值(万元)	270.56	41.97
房屋总值(万元)	450.33	85.58

说明:表格中数据为均值

(三) 乡镇卫生院(社区卫生服务中心)

本次共调查 3 家社区卫生服务中心、18 家中心乡镇卫生院和 28 家一般乡镇卫生院。其中,社区卫生服务中心业务用房面积最大(155.3 平方米),中心乡镇卫生院和一般乡镇卫生院业务用房面积和每床占用业务用房面积也分别达到 92.2 和 121.3 平方米,均高于全国政府办医院的平均面积(82.8 平方米)。其产权均归乡镇卫生院所有。从开放床位情况来看,社区卫生服务中心的编制床位数和实际开放床位数均多于乡镇卫生院,且实际开放数大于编制床位数,而乡镇卫生院实际开放床位数小于编制床位数。以上情况表明,首先,目前西藏基层医疗机构业务用房和每床占用业务用房面积足以满足开展正常业务工作的需要;其次,从开设床位数来看,社区卫生服务中心的业务量大于乡镇卫生院,这可能与农牧区群众需要住院治疗时更多选择上一级医疗机构有关(表 2-14)。

表 2-14　调查乡镇卫生院/社区卫生服务中心基础设施与固定资产状况

指　　标	社区卫生服务中心	中心乡镇卫生院	一般乡镇卫生院
业务用房面积(平方米)	1 397.6	507.6	454.9
自有产权面积(平方米)	1 397.6	450.3	410.6
编制床位(张)	8.7	6.1	5.3
实际开放床位(张)	9.0	5.3	3.8
每床占用业务用房面积(平方米)	155.3	95.2	121.3

说明:表格中数据为均值

近年来,国家和西藏自治区对基层卫生服务机构建设投入力度进一步加大。目前大部分乡镇卫生院配备了 200~500 毫安医用 X 线诊断机、心电图机、自动生化分析仪等常用诊疗仪器,多数乡镇卫生院配备有电冰箱供疫苗存放,个别乡镇还配备了救护车。上述基本医疗设备的配备,极大地改善了西藏基层卫生服务机构的硬件条件,这对于满足基层群众基本医疗需求,保障公共卫生服务有效

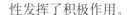

性发挥了积极作用。

（四）村卫生室

在被调查的64家村卫生室中，42家村卫生室拥有独立的建筑用房，18家村卫生室在村委会内设有业务用房，4家村卫生室没有单独的诊疗室，日常接诊或处置病人在村医家里进行。拥有独立或相对独立用房的60家村卫生室平均业务用房间数为1.6间，平均用房面积为30.6平方米。

所有的村卫生室均配有听诊器、血压计、温度计、一次性注射器等基本诊疗设备和耗材，部分村卫生室还配有电冰箱。根据定性访谈的内容，村医表示村卫生室的设备、耗材基本上能够满足需要，但是，至今仍没有独立业务用房的村医迫切希望有单独的诊疗空间。

四、卫生服务提供情况

（一）地(市)级卫生机构

在被调查的7家地(市)级综合医院和藏医院中，除了拉萨市人民医院为三级医院外，其余均为二级医院。地(市)级人民医院、藏医院、妇幼保健院日均诊疗人次分别为286.8人次、156.8人次、34.8人次。不难看出，在地(市)级医疗机构中，人民医院的医疗、急救、保健等服务任务相对最重。

各地藏医院的门诊量较大，相比之下住院患者相对较少。山南和阿里地区藏医院目前尚未开展急诊业务，除林芝和阿里地区藏医院外，其余地区藏医院均能够开展部分常规手术。

由于各地区妇幼保健院的服务对象单一，业务范围也较局限，业务量亦不及综合性医院。各地区妇幼保健院开展手术情况差异很大，开展手术最多的为山南地区妇幼保健院(977.9人次/年)，最少的则为昌都地区妇幼保健院(25.0人次/年)。详见表2-15。

表2-15　各地(市)级医疗机构卫生服务提供情况

指　　标	人民医院	藏医院	妇幼保健院
总诊疗人次	104 674.7	57 245.3	12 683.2
门诊人次	76 941.9	54 843.2	12 254.4
急诊人次	12 636.3	1 177.2	428.8
日均诊疗人次	286.8	156.8	34.8
出院人数	5 549.1	1 420.5	539.8
住院患者手术人次	1 290.1	140.3	258.2

说明：表格中数据为均值

（二）县级卫生机构

被调查的绝大部分县级医院为一级医院,部分未定级。表 2 - 16 中数据显示,凡设有县级藏医院的总诊疗人次与门诊人次分别为 38 457.7 人次与 37 552.3 人次,高于县级人民医院的 23 243.9 人次和 21 750.3 人次,这可能与藏医院的服务态度好或医疗成本较低及当地居民对藏医的认可度较高等因素有关。被调查的所有县级藏医院均未开展手术业务。值得关注的是,部分县级人民医院至今尚未开展手术业务,其原因较为复杂,其中,部分县级医院至今没有符合标准的手术室,有些县级医院因没有麻醉医师而不能开展手术,个别医院则因缺少技术力量而无法开展手术,个别县医院曾经能够开展部分手术,但如今因人员流失或其他原因无法开展。

表 2 - 16　县级医疗机构卫生服务提供情况

指　标	人 民 医 院	藏 医 院
总诊疗人次	23 243.9	38 457.7
门诊人次	21 750.3	37 552.3
急诊人次	1 247.2	192.7
日均诊疗人次	63.7	105.4
出院人数	661.0	189.3
住院患者手术人次	60.7	0.0

说明：表格中数据为均值

某县人民医院院长说:"随着老一代卫生技术人员的退休,我们县医院面临严重的'青黄不接'的困扰。以前还能开展一些手术,现在连胆囊切除术都无法开展。"

（三）基层医疗卫生机构

在被调查的基层医疗服务机构中,社区卫生服务中心的年均总诊疗人次最多。其中,社区卫生服务中心、中心乡镇卫生院、一般乡镇卫生院日均诊疗数分别为 38.9 人次、22.1 人次和 14.6 人次。基层医疗机构转诊人次数明显高于上级医院向下转诊人次数。经统计,乡镇卫生院、中心乡镇卫生院年均向上级医院转诊人次达 105.4 人,而上级医院年均向下转诊的人次数仅为 11.5 人;一般乡镇卫生院年均向上级医院转诊数平均为 309.7 人次,而上级医院向下转诊数平均仅为 14.3 人次(表 2-17)。由此可见,乡镇卫生院,尤其是一般乡镇卫生院的诊疗水平和服务能力有待进一步提高。

表 2 - 17　基层医疗卫生机构基本医疗服务提供情况(人/年)

指　　标	社区卫生服务中心	中心乡镇卫生院	一般乡镇卫生院
年总诊疗人次	14 184.0	8 071.3	5 344.1
上级医院向下转诊人次	123.3	11.5	14.3
向上级医院转诊人次	140.7	105.4	309.7
日均诊疗人次	38.9	22.1	14.6
年门诊处方数	8 171.7	7 158.9	5 365.4
年出院人次	133.3	96.8	47.4
分娩人数	0.0	20.3	21.6
年实际开放床日数	2 580.0	993.4	448.6
年实际占用床日数	1 333.3	259.3	241.4

说明: 表格中数据为均值

　　调查发现,近年来城镇居民直接到县级、地(市)级或更高级别的医疗卫生机构分娩的趋势明显,孕产妇即便主动到社区卫生服务中心就诊分娩,但最终会转诊至上级医院、专科医院或综合医院。表明社区卫生服务中心基本上不能提供接生服务。相反,在中心乡镇卫生院和一般乡镇卫生院年分娩人数占出院人次数的 21.0%、45.6%。由此看来,接生和分娩已成为乡镇卫生院提供医疗服务的重要内容。

　　此外,基层卫生服务机构还承担着预防、保健、康复、健康教育和计生指导等方面的大量工作。在免疫接种、儿童保健、孕产妇保健、老年人保健等工作中,社区卫生服务中心的工作强度远大于乡镇卫生院,中心乡镇卫生院的工作强度又大于一般乡镇卫生院(表 2 - 18)。由于基层医疗机构在高血压病、糖尿病等慢性疾病管理方面没有完整的记录或存在仅凭印象随意填写的现象,故无法进行分析。

表 2 - 18　基层医疗卫生机构基本公共卫生服务提供情况

指　　标	社区卫生服务中心	中心乡镇卫生院	一般乡镇卫生院
7 岁以下儿童国家免疫规划疫苗常规预防接种人次	6 201.0	878.3	413.6
7 岁以下儿童二类疫苗接种人次	515.0	166.7	175.7
7 岁以下儿童保健人次	386.3	295.1	234.5
3 岁以下儿童保健人次	262.0	181.6	117.1

续　表

指　标	社区卫生服务中心	中心乡镇卫生院	一般乡镇卫生院
产前检查人次	144.0	103.6	54.2
产后访视人次	177.3	68.7	30.3
居民健康档案累计建档人数	4 985.7	2 854.6	2 584.3
年内新建居民健康档案数	4 865.3	1 897.6	1 103.0
65 岁及以上老年人健康管理人数	436.3	253.7	203.4
65 岁及以上老年人健康体检人次	436.3	235.6	139.8
重症精神病患者规范管理人数	1.0	1.2	1.9
病情得到有效控制的患者人数	0.0	0.4	1.1

说明：表格中数据为均值

（四）村卫生室

根据被调查的 64 家村卫生室所提供的服务方式,大致可以分为以下 3 种类型：一类为村卫生室从未配备任何药品,村医的任务就是为从乡镇卫生院取药回来的病人提供用药指导或仅提供一些静脉输液等一般性辅助治疗;其次,多数村医承担着妇幼保健联络员的角色,部分村医也承担预防接种任务;还有一类村卫生室能开展常见病、多发病的基本诊疗服务,参与完成预防接种等相关服务工作,并提供数十种基本药品的发放。据初步统计,村卫生室参与健康教育讲座和健康教育咨询年均达 231.6 人次。村卫生室年均总诊疗人次数为 750.6,平均年出诊人次数为 205.8,出诊率为 27.4%(表 2 - 19)。由此不难看出,出诊是村医最主要的行医和工作方式。

表 2 - 19　全区村卫生室服务提供情况

指　标	数　量
总诊疗人次	750.6
出诊人次	205.8
更新宣传栏次数	2.1
印发健康教育资料的份数	74.0
参加健康教育讲座及接受健康教育咨询的人次	231.6
7 岁以下儿童保健人次	28.0
7 岁以下儿童免疫规划接种人次	56.8
下达接种通知人次	62.4

指　标	数　量
产前检查人次	9.4
产后访视人次	9.1
65 岁及以上老年人健康管理数	10.5
高血压病管理人数	13.3
糖尿病管理人数	0.2
重症精神病管理人数	0.4
结核病管理人数	1.3

说明：表格中数据为均值

五、交通状况

众所周知,西藏地域辽阔,交通不便,人口密度小,服务半径大,这已成为影响开展卫生服务工作和卫生服务可及性的重要因素。

(一) 县与乡镇

近年来,随着国家投入的加大,西藏基层的道路状况有了很大的改善,全区所有 74 个县均通了公路,且多为柏油路。这为促进当地经济发展,特别是为居民出行和看病就医提供了极大的方便。但是,西藏绝大多数县城到所辖乡镇之间不仅路程较远且路况较差。以阿里地区札达县为例,从县城到其所辖曲松乡有 200 多公里,全程均为土路,有些地方还需穿越无人区,几乎没有正规路可走,交通状况极为糟糕,司机只能凭经验前行。

(二) 乡镇与村

从乡镇到最远行政村(居委会)的绝对距离来看,拉萨市和林芝地区相对近一些,阿里地区最远;从使用交通工具的耗时来看,乡镇到最远行政村(居委会)的距离,拉萨市和林芝地区最近,昌都地区则最远,这与该地区地形复杂、山多路险、交通不便有关(表 2-20)。

表 2-20　各地(市)所在地至乡(镇)村之间平均距离

指　标	拉萨	日喀则	山南	林芝	昌都	那曲	阿里
从乡镇到最远行政村(居委会)的距离(公里)	14.2	26.3	40.6	21.2	33.9	46.0	52.8
常用交通工具从乡镇到最远行政村(居委会)时间(分钟)	17.2	67.7	75.0	50.0	108.0	88.0	71.0

六、基本药物制度实施情况

(一) 基本药物制度实施情况

自新一轮医改实施以来,结合基层医疗机构用药规律和当地疾病谱特点,经过遴选、评审和多次征集相关部门意见后,西藏自治区出台了《西藏自治区基本用药目录(2010 年版基层部分)》。该目录由国家《基本药物目录(2009 年版基层部分)》和《西藏自治区基本用药增补目录》两部分组成,共增补品种 502 种,其中,藏药品种占增补药品总数的 96.3%。

在西藏自治区,基层医疗机构先后分 3 批实行了国家基本药物制度。2010年 2 月,自治区人民政府批准日喀则地区 18 个县的 203 个乡镇卫生院、社区卫生服务中心为西藏自治区首批实施国家基本药物制度的基层医疗机构(试点)。2010 年 7 月,批准西藏自治区拉萨市、山南、林芝和阿里地区 34 个县(区)的 229个乡(镇)卫生院为西藏自治区第二批实施国家基本药物制度的基层医疗机构。2011 年 1 月,批准昌都、那曲地区 22 个县(区)的 252 个乡(镇)卫生院为西藏自治区第三批实施国家基本药物制度的基层医疗机构。截至 2011 年上半年,西藏自治区全面实施国家基本药物制度的基层医疗机构共计 684 个,全区所有村卫生室亦实施了国家基本药物制度。至此,实现了在全区所有政府办基层医疗机构实施国家基本药物制度全覆盖的目标。

(二) 基层医疗卫生机构基本药物配备情况

如表 2 - 21 所示,2012 年全区乡镇卫生院和村卫生室平均配备基本药物种类数分别为 162 种和 31 种;药品销售总额分别达到 24.4 万元和 1.1 万元,其中基本药物销售额分别占药品总销售额的 94.3% 和 90.9%。

表 2 - 21　全区基层医疗卫生机构基本药物配备情况

药 品 种 类	乡 镇 卫 生 院	村 卫 生 室
现配备的药物品种数*	169.0	34.0
基本药物品种数	162.0	31.0
化学药品	117.0	26.0
中成药	43.0	4.4
2012 年药品销售总额(万元)	24.4	1.1
基本药物销售额(万元)	23.0	1.0

* 按通用名,不包括中药饮片,不分剂型和规格;以上数值为均数

七、小结

通过对 18 家地(市)级医院、24 家县级人民医院、26 家 CDC 及 113 家基层医疗卫生机构共计 181 家医疗卫生机构卫生收支、基础设施与固定资产、基本药物、卫生服务提供、交通状况等方面的调查和分析,发现财政补助收入在各级各类医疗卫生机构总收入中所占比例较高。根据相关数据显示,西藏各级政府对卫生的投入总体上达到了中央和西藏自治区相关文件的要求;西藏各级医疗机构业务用房面积和设备配置已趋于完善,每床占用业务用房面积远高于全国整体水平,基本医疗设备配置能够满足开展诊疗服务的基本需求,但 CDC 设备配置较低,影响正常业务工作的开展;村卫生室年平均出诊人次较高,地(市)级医疗机构医师日均担负诊疗人次为 4.0,低于全国总体水平(7.7),而县级医疗机构和乡镇卫生院医师日均担负诊疗人次均高于全国总体水平;地(市)级医疗机构、县级医疗机构和乡镇卫生院病床使用率分别为 55.4%、43.8%和 41.9%,均远低于全国总体水平,呈现出医疗机构级别越低,医师日均担负诊疗人次越高,而病床使用率越低的特点;在基层农牧区,居民居住分散,交通不便依然是影响卫生服务可及性的重要因素。

第三节　卫生人力资源配置现状分析

医疗卫生行业是知识密集型行业,卫生人力资源是所有卫生资源中最重要的战略资源,是反映一个国家、地区卫生服务水平的重要标志,也是我国卫生事业改革与发展的重要保证。

本节内容涉及西藏自治区地(市)县卫生技术人员、乡村医生、其他技术人员、管理人员和工勤人员的基本信息,范围包括医疗机构、社区卫生服务中心(站)、CDC、乡镇卫生院、村卫生室等医疗卫生机构。本次调查在收集被调查地区卫生人力资源基本信息基础上,对人员分布、队伍结构、人员引进与流失等情况进行了描述与分析,以此了解西藏卫生人力资源的基本现状。

一、卫生技术人员存量

从总体情况来看,2008～2012 年的 5 年间,西藏自治区卫生技术人员的增速明显。经统计分析发现,2012 年全区卫生人员总数达 13 896 人,比 2008 年增加了 2 216 人,增长近 19.0%;其中,2012 年调查当年全区卫生技术人员总数为 11 325 人,与 2008 年相比增加了 1 890,增长 20.0%,与 10 年前(2002 年)相比,分别增长了 39.7% 和 43.1%。在卫生技术人员中，执业（助理）医师、护师（士）和药剂师均以两位数速度增长，与 10 年前（2002）相比，执业（助理）医师、护师和药剂师分别增长了 17.4%、40.3% 和 25.7%。而在过去 5 年间技师仅增加了 11 人，增幅仅为 2.1%。以上数据显示，近年来，在相关政策的牵引下，通过区内培养和区外引进，全区卫生人员总数增幅明显，成为西藏卫生事业发展史上增速最快的几年。由表 2-8 所示，经地区之间比较发现，卫生技术人员绝对数以拉萨最多，其次分别为日喀则和昌都地区，阿里地区最少；从每千人卫生技术人员数、执业医师数和护师数来看，各项指标拉萨均高于其他地（市），其次为阿里地区，昌都地区最低，那曲地区次之。无论是卫生人员或卫生技术人员绝对数，还是每千人卫生技术人员数、执业医师数和护师数在不同地（市）之间存在较大差异。从卫生人力资源配置的绝对数来看，拉萨作为西藏的首府，聚集着全区最多、最好的卫生人力资源；昌都地区人口密度虽大，但卫生人力资源相对匮乏；相反，阿里地区人口基数虽小，但卫生人力资源相对充裕。由此说明，西藏自治区卫生人力资源的配置仍存在一些问题，而问题的焦点在于卫生行政主管部门和医疗卫生机构迄今没有用人自主权，单靠人事部门掌控卫生人力资源配置权的做法已经不能适应西藏自治区医疗卫生事业发展的需要。从乡、村两级卫生技术人员配置情况来看，林芝和阿里地区比例最高，其次为日喀则和那曲，而山南、拉萨和昌都的比例相对较低。在全区 24 995 名卫生人员中，2 287 人分布在乡镇卫生院和社区卫生服务中心（站），全区村医和卫生员约为 1 392 人，两项合计，全区基层卫生技术人员数约为 3 979，仅占当年全区卫生人员总数的 14.7%。

（一）医疗机构

如表 2-22 数据所示，各级医疗服务机构实际在册卫生技术人员数量明显少于编制数，其中，地（市）级妇幼保健院空编率高达 24.8%，其次依次为县级人民医院（15.7%）、地（市）级人民医院（14.9%）、乡镇卫生院（11.9%）。同时发现，无论是在各地（市），还是在各县，人民医院在岗人员数量远大于藏医院。总之，全区各级医疗机构卫生人员数量不足，缺编和空编现象较为严重。

表 2-22　西藏自治区卫生机构在册卫生人员数量

	地（市）级			县级		乡镇卫生院	村卫生室
	人民医院	藏医院	妇幼保健院	人民医院	藏医院		
编制数量（人）	247.0	103.2	45.2	49.5	14.0	6.9	—
在册（人）	210.3	94.7	34.0	41.7	14.0	6.1	1.5
空编率（%）	14.9	8.2	24.8	15.7	0	11.9	—

说明：乡镇卫生院包括中心乡镇卫生院、一般乡镇卫生院以及社区卫生服务中心（站）

根据《西藏自治区人民政府办公厅关于落实全区深化医药卫生体制改革2011年重点工作任务的通知》精神,重点推进"一村一卫生室"建设,目标是每个行政村都有卫生室,并使每个村卫生室达到2名村医。从调查数据来看,目前基本上能够达到1.5人/村,这是一个了不起的成绩。但现在的问题是如何确保留住这些人并更好地发挥好其作用。

某地区人民医院院长说:"我院除开展正常门诊和住院部工作外,还新增了许多新项目,如高压氧舱、制氧站、120急救站,还有正在准备的医技楼等。政府投资建设了基础设施,但是没有配人,建设完毕没办法开展工作。尽管每年都在打报告要人,但就是分不到人,现行人事分配制度规定大学生留不到地区,必须先安排到乡里待几年才能调到地区里。但是,因为乡里没有设备只能当全科医生,他们所学专业基本已经丢了,到了地区开展不了相应的工作。这些问题我们跟地委、组织部反映过,但是目前仍然没有得到解决。"

(二) CDC

地(市)级CDC卫生人员空编率为5.79%,而县级CDC的空编率高达29.83%,说明县级CDC空编情况更为严重(表2-23)。不可想象,在被调查地区各县CDC缺编率高达1/3的情况下当地是如何开展疾病预防与控制工作的?

表2-23　西藏自治区CDC卫生人员数量

指　　标	地(市)级	县　　级
编制数(人)	51.80	11.90
实际数(人)	48.80	8.35
空编率(%)	5.79	29.83

综上所述,无论是全区各级医院,还是CDC,卫生人员总量不足已成为影响当地医疗卫生事业发展的瓶颈性制约因素。究其原因,除了西藏特殊的自然环境、工作环境和生活条件等不利于"吸引人才""留住人才"外,还与西藏事业单位编制严重不足、用人机制尚不健全、各级卫生部门没有用人自主权及高校毕业生就业机制较为僵硬等因素有关。因此,要想改变现状,应从现行体制、机制入手,从简政放权入手,发挥市场在资源配置中的作用,政府部门只需核定编制和制定准入门卡,至于进什么人、怎么进人,应交给市场,交给行业部门。

二、卫生技术队伍结构

(一) 性别、民族与年龄结构

1. 医疗机构　从性别构成来看,在医疗卫生机构从业人员中,女性多于男性,男女比例为1∶1.5;在地(市)级和县级人民医院中女性占卫生人员总数的6

成以上,但略低于全国平均水平(71.0%);地区妇幼保健院中女性比例高达85.3%,与全国总体水平相当(83.6%);唯独地、县两级藏医院和乡镇卫生院中的男性比例均略高于女性(56.7%)(表2-24)。

表2-24　西藏自治区医疗机构卫生人员性别构成(n,%)

	地(市)级				县级			乡镇卫生院	村卫生室
	合计	人民医院	藏医院	妇幼保健院	合计	人民医院	藏医院		
男性	49.2 (40.0)	78.7 (37.4)	51.50 (54.40)	5.0 (14.7)	13.0 (34.1)	13.8 (33.1)	7.7 (54.8)	2.3 (38.5)	0.8 (55.2)
女性	73.6 (60.0)	131.6 (62.6)	43.17 (45.60)	29.0 (85.3)	25.2 (65.9)	27.90 (66.9)	6.3 (45.2)	3.7 (61.6)	0.7 (44.8)
男女比	1:1.5	1:1.7	1:0.8	1:5.8	1:1.9	1:2.0	1:0.8	1:1.6	1:0.8

说明:n为均值

从民族构成来看,截止2012年,在全区医疗机构实际在册卫生人员中,藏族卫生人员占76%,汉族占23%,其他民族约1%,而且卫生机构级别越低,藏族人员所占比例越高,尤其是藏医院的医生和村医几乎均为藏族(表2-25)。

表2-25　西藏自治区医疗机构卫生人员民族构成(n,%)

	地(市)级				县级			乡镇卫生院	村卫生室
	合计	人民医院	藏医院	妇幼保健院	合计	人民医院	藏医院		
藏族	92.7 (75.5)	144.4 (68.7)	94.7 (100.0)	18.0 (52.94)	30.0 (78.3)	32.2 (77.3)	14.0 (100.0)	4.9 (81.1)	1.5 (99.0)
汉族	28.6 (23.3)	62.7 (29.8)	0 (0)	15.2 (44.7)	7.8 (20.1)	8.9 (21.2)	0 (0)	1.0 (17.2)	0.0 (1.0)
其他	1.4 (1.2)	3.1 (1.5)	0 (0)	0.8 (2.4)	0.5 (1.4)	0.6 (1.5)	0 (0)	0.1 (1.7)	0 (0)

说明:n为均值

从年龄来看,地(市)级实际在册卫生人员中35岁以下占41.9%,35～44岁占29.6%,45岁以上占28.5%,显示平均年龄较小,与全国总体水平相当。而地区妇幼保健院中35～44岁段的占43.5%,而35岁以下年龄的比例低于全国妇幼保健院总体水平(46.3%),表明调查地区妇幼保健院的人才队伍平均年龄偏大,应引起有关部门的重视。

全区县级、乡镇卫生机构和村卫生室实际在册卫生人员的年龄更轻,35 岁以下人员分别占 61.3%、63.6%、70.9%,这与近 10 年来西藏自治区采取高校毕业生面向基层就业和医疗卫生机构从基层逐级招聘的政策有关;全区村卫生室人员一般从初、高中落榜生或因家庭经济条件困难而无法继续完成学业的学生中招募而来,经过为期半年或 1 年的培训,考核合格后,充实到村卫生室工作。因此,村医的年龄普遍较轻(平均年龄为 31.7 岁)。

　　值得注意的是,在西藏乡镇卫生院中 25 岁以下人员超过总数的 1/3,该比例远高于全国乡镇卫生院平均水平(7.3%)。尽管全区乡镇卫生院工作人员的文化程相对较高,但其稳定性较差,流动趋势明显,且在业务上无人指导,处于自然发展状态。因此,高校毕业生直接分配到基层工作的做法是否合理有待商榷,而且他们究竟能给病人提供什么样的医疗服务需要进一步评估(表 2 - 26)。

表 2 - 26　西藏自治区医疗机构卫生人员年龄构成(n,%)

| | 地(市)级 | | | | 县级 | | | 乡镇卫生院 | 村卫生室 |
	合计	人民医院	藏医院	妇幼保健院	合计	人民医院	藏医院		
<25 岁	11.1 (9.1)	17.4 (8.3)	11.5 (12.2)	1.8 (5.3)	5.0 (13.2)	5.4 (13.0)	2.3 (16.7)	2.1 (34.3)	0.6 (41.7)
25~34 岁	40.3 (32.9)	66.4 (31.6)	35.3 (37.3)	9.8 (28.8)	18.4 (48.2)	20.1 (48.2)	6.7 (47.6)	1.8 (29.3)	0.4 (29.2)
35~44 岁	36.4 (29.6)	63.7 (30.3)	22.5 (23.8)	14.8 (43.5)	10.3 (26.9)	11.5 (27.6)	1.7 (11.9)	1.5 (24.2)	0.1 (9.4)
45~54 岁	25.1 (20.4)	43.0 (20.5)	19.5 (20.6)	6.6 (19.4)	3.1 (8.2)	3.2 (7.7)	2.7 (19.1)	0.5 (8.1)	0.1 (9.4)
55~59 岁	8.7 (7.1)	17.4 (8.3)	5.2 (5.46)	0.8 (2.4)	1.2 (3.1)	1.3 (3.1)	0.3 (2.4)	0.2 (3.4)	0.1 (6.3)
≥60 岁	1.2 (1.0)	2.3 (1.1)	0.7 (0.7)	0.2 (0.6)	0.2 (0.5)	0.2 (0.5)	0.3 (2.4)	0.0 (0.7)	0.1 (4.2)

　　说明:n 为均值

　　2. CDC　总体而言,被调查地区 CDC 机构实际在册卫生人员的男女性别比为 1:1.2,女性略多,这与全国 CDC 总体情况一致相同;从民族结构上看,在 CDC 卫生技术人员中仍以藏族为主,其比例达到总数的 77.4%,与医疗机构中的藏族比例相当;在县级 CDC 卫生技术人员中,藏族比例(82.3%)高于地区 CDC 藏族比例(71.4%);从年龄来看,在实际在册卫生人员中 45 岁以下的卫生

人员占 CDC 人员总数的 77.2%,比全国平均水平(58.7%)高出近 20%,该年龄
段在地区 CDC 和县级 CDC 中的比例分别为 69.8% 和 83.1%(表 2 - 27)。

表 2 - 27   西藏自治区 CDC 卫生人员性别、民族与年龄构成(n,%)

指 标 分 类		总计	地区	县级
性别	男性	7.9(45.9)	18.0(46.9)	5.4(45.2)
	女性	9.3(54.1)	20.4(53.1)	6.5(54.9)
民族	藏族	13.3(77.4)	27.4(71.4)	9.8(82.3)
	汉族	3.6(21.2)	10.2(26.6)	2.0(16.9)
	其他	0.2(1.4)	0.8(2.1)	0.1(0.8)
年龄	<25 岁	0.6(3.5)	1.2(3.1)	0.5(3.1)
	25~34 岁	6.1(35.7)	10.0(26.0)	5.2(43.5)
	35~44 岁	6.5(38.0)	15.6(40.6)	4.3(35.9)
	45~54 岁	2.9(16.8)	7.4(19.3)	1.8(14.8)
	≥55 岁	1.0(6.1)	4.2(10.9)	0.3(2.1)

说明:n 为均值

有些机构和专家曾认为 CDC 卫生技术人员理想性别比例为 1:1,尤其是
在西藏保持合理的性别比例尤为重要,原因在于西藏地广人稀,居民分散,基
层交通不便,条件艰苦,需经常出门巡诊,提供服务,而在这一过程中,很大程
度上拼的是"力气活",因此,女性在基层工作可能遇到的困难更多、更大、更
具体。

需要强调的是,医学是一门实践性很强的学科,甚至有人把医学归属于经验
科学范畴,这就说明医药卫生技术人员的工作能力和技术水平与他们的工作阅
历密不可分,即"越老越值钱",同时,也要建立合理的人才梯队才能确保事业的
不断健康发展,而不能一味追求"年轻化"。此外,医学专业人才培养周期很长,
国家培养一个医学专业人才所承担的成本要比其他任何一个专业都要高。然而
目前不幸的是,一方面通过组团式援藏等方式试图为西藏的医疗卫生行业"输
血",另一方面仍有一批又一批有经验、正干事的业务骨干相继离开或即将离开
"体制内的工作岗位"。这一"放血"的做法,将有可能给西藏的医疗卫生事业带
来灾难性危机。

(二)学历结构

1. 医疗机构   西藏自治区卫生人员中以大学专科学历的人员居多,占总人

数的 32.8％,高于其他学历人员,由此说明在西藏卫生系统大学专科层次已成为卫生技术队伍的主体和骨干;尽管本科、大专、中专所占比例与全国平均水平基本持平,但在全区卫生技术人员中具有研究生学历的仅占总数的 1.7％,远低于全国平均水平(5.4％),尤其是在 20 家县级医院中具有硕士研究生学历人员只有 1 人,而高中及以下所占比例却明显高于全国平均水平(2.1％)。由此说明,西藏卫生技术人员的学历层次虽有不断提高的趋势,但整体层次仍较低,这与西藏地区医学教育办学水平和层次密不可分;在地(市)级藏医院和县级藏医院医疗卫生技术人员中高中及其以下学历的比例分别占 14.79％和 19.05％,这与藏医药人才培养仍沿袭"师徒制"传统模式有关。

地区妇幼保健院中本科及以上所占比例只有 12.35％,远低于全国妇幼保健院的总体水平(25.9％),加之妇幼保健院系统人员年龄普遍偏大,均提示应加大妇保专业人才的培养和引进力度。

乡镇卫生院中本科及以上学历所占比例为 24.58％,高于全国乡镇卫生院的平均水平(6.1％),也高于全区地市级妇幼保健院的比例,与县级人民医院水平基本持平,甚至在个别地区出现了"学历倒挂"现象,即乡镇卫生院卫生技术人员的学历层次高于县级人民医院,而县级医院人员的学历又高于地区级人民医院的现象,这与西藏自治区近年来实行的高校毕业生就业政策密切相关(表2-28)。

表 2-28　医疗机构卫生人员学历构成(n,％)

分类	地(市)级				县级			乡镇卫生院
	合计	人民医院	藏医院	妇幼保健院	合计	人民医院	藏医院	
研究生	2.1 (1.7)	4.3 (2.0)	1.2 (1.2)	0 (0)	0.0 (0.1)	0.1 (0.1)	0 (0)	0.1 (1.7)
本科	31.3 (25.5)	56.7 (27.0)	24.3 (25.7)	4.2 (12.4)	8.8 (23.0)	9.5 (22.8)	3.7 (26.2)	1.4 (22.9)
大专	40.3 (32.8)	74.0 (35.2)	22.5 (23.8)	14.4 (42.4)	16.6 (43.5)	18.3 (44.0)	4.7 (33.3)	2.0 (33.3)
中专	38.7 (31.5)	62.6 (29.8)	32.7 (34.5)	12.6 (37.1)	8.2 (21.5)	9.0 (21.5)	3.0 (21.4)	1.7 (27.3)
高中及以下	10.4 (8.5)	12.7 (6.1)	14.0 (14.8)	2.8 (8.2)	4.6 (12.0)	4.9 (11.7)	2.7 (19.1)	0.9 (14.8)

说明:n 为均值

　　充实基层卫生技术人员的做法无须质疑。然而我们所关注的是刚走出校门的大中专毕业生直接到乡镇卫生院工作后,在没有上级医师的指导下,他们究竟还能做些什么? 他们能为百姓提供一些什么样的医疗卫生服务? 甚至有不少人在不具备职业资格的情况下仍在开展相关医疗活动。在村医中,中专、高中、初中及以下学历者分别占 26.00%、10.40%、62.50%,鉴于这情况,应建立一种针对村医的培训制度,尽快提升村医的能力和水平。

　　2. CDC　通过调查发现,地(市)级和县级 CDC 实际在册卫生人员以大专学历为主(44.8%),本科及以上学历只占 20.5%,低于全国总体水平(29.4%);在 CDC 卫生技术人员中,15.4% 人员为高中及其以下文化程度,这一比例远高于全国的总体水平(4.3%)。进一步分析发现,县级 CDC 人员中具有本科及以上学历的占 23.6%,高于地(市)级 CDC,而专科及中专学历层次人员在地、县两级 CDC 中的比例大致相同,在地(市)级 CDC(21.2%)中高中及以下学历人员所比例高于县级 CDC(12.7%)(表 2 - 29)。

表 2 - 29　CDC 人员学历构成情况(n,%)

级别	本科及以上	大专	中专	高中	初中及以下
地(市)级	3.8(13.9)	12.6(46.0)	5.2(19.0)	2.8(10.2)	3.0(11.0)
县级	3.5(23.6)	6.5(44.2)	2.9(19.5)	0.2(1.4)	1.7(11.3)
合计	3.5(20.5)	7.7(44.8)	3.3(19.4)	0.7(4.2)	1.9(11.2)

说明:n 为均值

（三）职称结构

　　我国专业技术人员实行技术资格认定制和技术职务聘任制。技术资格由相关部门统一认定,并由用人单位根据岗位需求和比例进行聘任。

　　1. 医疗机构　调查结果显示,在西藏医疗机构实际在册卫生技术人员中,具有副高及其以上职称的人员仅占 4.8%,其中,地(市)级医疗机构中副高及以上职称人员仅占总数的 3.7%,中级占 31.5%;而在县级医疗机构中副高职称比例仅为 0.7%,平均每 4 家县级人民医院才有 1 名高级技术职称的医务人员,中级占 13.1%。表明无论是地区级医疗机构,还是县级医院,高级职称所占比例远低于全国平均水平(9.7%)。各地区妇幼保健院副高及其以上职称人员比例更低,相比之下,在所有医疗机构中,地(市)级藏医院拥有高级职称人员比例最高,比同级人民医院高出 5.3%。

　　在乡镇卫生院在岗卫生技术人员中,无高级职称人员,中级职称比例不足

10.0%,低于全国乡镇卫生院平均水平(14.3%),基本上以师级和士级为主,这与全国总体水平一致(表2-30、表2-31)。

表2-30　医疗机构卫生技术人员职称构成(n,%)

职称级别	地(市)级				县级			乡镇卫生院
	合计	人民医院	藏医院	妇幼保健院	合计	人民医院	藏医院	
副高及以上	5.9 (4.8)	7.7 (3.7)	8.5 (9.0)	0.4 (1.2)	0.3 (0.7)	0.3 (0.7)	0 (0)	0 (0)
中级	38.7 (31.5)	69.0 (32.8)	29.7 (31.3)	7.0 (20.8)	5.0 (13.1)	5.1 (12.3)	4.0 (28.6)	0.6 (9.1)
师级	48.8 (39.8)	84.0 (40.0)	33.8 (35.7)	17.6 (51.8)	14.1 (36.9)	15.3 (36.8)	5.7 (40.5)	2.0 (33.3)
士级	24.6 (20.1)	44.3 (21.1)	14.7 (15.5)	9.0 (26.5)	12.8 (33.6)	14.3 (34.3)	2.7 (19.1)	3.5 (57.6)
不详	4.7 (3.9)	5.3 (2.5)	8.0 (8.5)	0 (0)	6.0 (15.8)	6.7 (16.0)	1.7 (11.9)	0 (0)

说明:①n为均值;②不详包括无职称人员

2. CDC人员

表2-31　CDC卫生技术人员职称构成(n,%)

职称级别	高级	中级	初级	士级	无职称
地(市)级	2.2(8.0)	8.0(29.2)	9.4(34.3)	2.4(8.8)	5.4(19.7)
县级	0.2(1.4)	3.6(24.3)	5.8(39.4)	1.9(13.0)	3.2(21.9)
合计	0.6(3.5)	4.4(25.9)	6.5(37.8)	2.0(11.6)	3.6(21.2)

说明:n为均值

CDC在册卫生技术人员以初级职称者居多,高级和中级职称相加也只占总数的29.4%。需要提出的是在全区CDC专业技术人员中,21.2%的人员至今仍无相应的专业技术职称,除了部分由于刚参加工作时间不久,尚未达到评定职称的年限外,大多数虽已具备申报相应专业技术职务的年限和资格,但因职称考试通不过而至今未被评定相对应的专业技术职务,甚至个别已经放弃申报。对此,被调查地区卫生系统,尤其是CDC人员怨声载道。

世界卫生组织(WHO)建议卫生服务机构服务人员高、中、初级职称最理想的比例为1:3:1,而在西藏,这一比例分别为初级最高、中级次之、高级比例极低,呈"倒三角形"。尽管学历和职称并不能完全代表实际水平和能力,但其结构和层次仍是衡量一支队伍整体水平的重要指标。

(四)专业结构

首先,在各级医疗机构中,执业(助理)医师占总数的51.6%,而管理人员、工勤人员比例占到卫生人员总数的20.5%,高于全国的总体水平(13.8%),在地(市)级藏医院中该比例高达近25%。相关研究表明,医生与护士比例如能保持在1:2~1:4内属于较为理想状况,而在西藏医护比例严重倒置。根据数据显示,西藏地区级医院的医护之比为1:0.5,县级医院的医护之比为1:0.4,乡镇卫生院的医护之比为1:0.2,均远低于2010年我国医院医护比(1:1.2)和二级医院(1:1.1)、乡镇卫生院(1:0.5)的全国平均水平。

某地区医院院长说:"我们医院医务人员严重缺编,尤其缺护士,老的护士面临退休,近几年几乎没有新的护士进来。如第二住院病区只有4位护士,每2天就要值一次夜班,非常辛苦。没有办法,我们准备聘用一些中专学校毕业的护士,但是她们的护士资格证又是个问题。"

导致这一结果的原因是多方面的。首先,地方医学院校的专业结构和人才培养规模不能很好地满足当地行业对人才的需求;其次,近些年来,医学院校应届毕业生绝大多数直接面向基层就业,其中,不少护理专业应届毕业生通过"公招"考试来到基层工作之后被迫改行,"学非所用"致使原本紧张的护理专业人才得不到及时、有效补充,同时在无形中造成了人才和教育成本的巨大浪费。究其原因,某些部门的领导始终认为不管在学校学什么专业的,只要是从医学院校毕业的医学生都应该是会"看病"的全科医学人才,甚至横加指责高校专业划分过细。这一认识上的误区一方面导致了医学及医学相关类专业人才的匮乏,另一方面造成了人才的浪费。

在地(市)级医院人员构成中,卫生技术人员占比66.1%,远低于全国平均水平(82.2%);在县级医院中,卫生技术人员占比与全国总体水平相当;在乡镇卫生院中卫生技术人员占比略低于全国乡镇卫生院总体水平。总之,在地(市)级医院和乡镇卫生院人员中卫生技术人员所占比例过低,这一结构性问题应引起相关部门的重视。此外,县级医院和乡镇卫生院把一部分长期在一线工作但仍尚未取得执业资格证的卫生技术人员被纳入"其他专业技术人员"之中,因此,在统计口径上存在问题(表2-32)。

表 2 - 32　医疗机构卫生人员专业构成（n，%）

分类	地区（市）				县级			乡镇卫生院
	合计	人民医院	藏医院	妇幼保健院	合计	人民医院	藏医院	
执业（助理）医师	63.4 (51.6)	106.9 (50.8)	53.3 (56.3)	14.6 (42.9)	15.9 (41.6)	17.3 (41.4)	6.3 (45.3)	2.5 (41.1)
注册护士	32.9 (26.8)	63.7 (30.3)	16.7 (17.6)	9.4 (27.7)	6.0 (15.6)	6.6 (15.9)	1.3 (9.5)	0.5 (8.4)
药师	13.7 (11.2)	20.9 (9.9)	15.7 (16.6)	1.4 (4.1)	2.6 (6.8)	2.9 (6.9)	0.7 (4.8)	0.3 (5.1)
技师	9.6 (7.8)	14.6 (6.9)	8.3 (8.8)	4.0 (11.8)	3.0 (7.8)	3.4 (8.1)	0.3 (2.4)	0.1 (1.3)
其他卫生技术人员	3.2 (2.6)	4.3 (2.0)	0.7 (0.7)	4.6 (13.5)	10.8 (28.2)	11.6 (27.7)	5.3 (38.1)	2.7 (44.1)
其他技术人员	11.5 (6.8)	9.4 (3.5)	20.7 (13.6)	3.4 (7.3)	2.2 (4.6)	2.2 (4.4)	1.7 (9.0)	0.4 (5.2)
管理人员	13.7 (8.1)	20.6 (7.7)	14.7 (9.6)	2.8 (6.0)	2.9 (6.2)	3.1 (6.2)	1.3 (7.1)	0.8 (10.5)
工勤人员	20.4 (12.4)	28.6 (10.6)	22.5 (14.8)	6.6 (14.1)	3.5 (7.5)	3.8 (7.4)	1.7 (9.0)	0.6 (7.0)

说明：n 为均值，技师包括检验师、影像师。执业（助理）医师、注册护士、药师、技师、其他卫生技术人员的构成比分母为卫生技术人员合计；而其他技术人员、管理人员、工勤人员构成比分母为所有卫生人员合计

（五）任职资格

为提高卫生专业队伍的业务素质，杜绝非卫生专业人员流入卫生队伍，我国自 20 世纪 90 年代开始对医师、护士和乡村医生实行执业准入制度。我国《执业医师法》规定未经医师注册取得执业证书的人员，不得从事医师执业活动。对专业技术人员，特别是医疗卫生技术人员资格认定是一项严肃的工作，持证上岗，既是对患者的基本尊重，更是医务人员自我保护的有力保障。与全国一样，由于统计口径的问题，目前无法掌握西藏自治区尚未取得相应执业资格证书但仍在从事某种专业工作的确切人数。但通过对关键知情人士访谈，能隐约得知"无证上岗"的现象仍较普遍，在县级医疗机构和乡镇卫生院尤为突出。对于这一情况，无证人员、医疗机构和相关部门都表露出"无奈"的心态。

某卫生局局长说："我们地区本身地处偏远，到了基层路途更加不方便。所以职称考试也好，执业医师考试也好，第一是给他们通知不到位，第二路途遥远、交通不便，放弃考试的人很多。即便是过去考试，路费、餐费、住宿费都得自己掏不说，还要看能不能请得到假。"

某医院院长说:"说到注册医师资格证,这几年相对好一些。我们医院近60%的人员都是持证上岗。但是还是有部分医生属于"非法行医",其中新来的医生还好说,因为还没来得及考试或者是考了没过,还可以再考。但是有部分老医生属于"老大难"。他们很多人考了多次也没过,最后就放弃了。有主观原因,自己不够重视和努力;也有客观的原因,一是单位缺乏相关制度,还有因为单位里的事情多,没有时间复习,又没有像大城市一样可以找人进行考前指导。"

三、卫生人力资源利用效率

从整体来看,各级医疗机构病床平均使用率仅为55.4%,其中,地(市)级人民医院病床使用率相对较高(63.8%),分别高于县级医疗机构、乡镇卫生院和地(市)级妇幼保健院,但仍低于全国总体水平,尤其是地(市)级藏医院病床使用率仅为34.9%。呈现越往基层,病床使用率越低的特点,说明调查地区各级医疗机构的卫生人力资源利用率较低。

从各级各类医疗机构日均诊疗人次来看,县级藏医院医师日均诊疗人次最高(24.2),地(市)级妇幼保健院最低(3.5);乡镇卫生院医师日均诊疗人次远高于地(市)级人民医院(3.9)和县级人民医院(5.4),地(市)级医疗机构医师日均诊疗人次低于全国总体水平(7.7);县级医疗机构和乡镇卫生院医师日均诊疗人次均高于全国总体水平,呈现出越往基层,医师日均诊疗人次越高的特点,说明基本医务人员所承担的诊疗工作量相对较大(表2-33)。从病床平均使用率和医师日均诊疗人次来看,西藏地区卫生资源的利用率并不理想,这至少反映了两个问题:一方面群众对卫生服务的需求和需要度还没达到一个较高水准;另一方面,在政府财政的支持下,近几年来多数医院"大兴土木",在医院规模不断扩张的同时,基础设施和就医环境得到了不同程度的改善。然而,医疗机构的技术和服务水平没有得到相应的提升,这就造成了医疗资源的"过剩"和"供大于",最终造成资源的浪费。

表2-33　各级医疗机构服务效率情况

	地(市)级				县级			乡镇卫生院
	合计	人民医院	藏医院	妇幼保健院	合计	人民医院	藏医院	
医师日均担负诊疗量(人次)	4.0	3.9	4.3	3.5	10.4	5.4	24.2	11.0
病床使用率(%)	55.4	63.8	34.9	54.0	43.8	44.2	37.1	41.9

四、人员引进情况

(一)医疗机构

总体来看,地(市)级医疗机构近5年平均引进新人平均数量为30.5人,高于县级(14.8人)和乡级医疗机构(3.8人)。由于地(市)级人民医院在当地医疗行业处于"龙头老大地位",因此,近5年内平均引进新人52.7人,多于其他医疗机构。相比之下,地(市)级妇幼保健院近5年平均引进新人仅为6.4人,这可能与妇幼保健院规模、业务量及待遇等有关。

从引进人员的学历层次来看,以大专和本科学历为主。地(市)级医疗机构以本科学历(45.5%)居多,县级和乡级以大专学历为主。7家地(市)级人民医院在过去5年内仅引进2名研究生。在县级藏医院所引进的人员中高中及以下学历的占15.47%(表2-34),这可能与藏医专业"师带徒"式人才培养模式相关,而通过这种模式培养的医务人员一般不具有正规文凭。

表 2-34　2008～2012 年医疗机构人员引进情况(n,%)

学历	地(市)级				县级			乡镇卫生院
	合计	人民医院	藏医院	妇幼保健院	合计	人民医院	藏医院	
硕士及以上	0.1 (0.4)	0.3 (0.5)	0 (0)	0 (0)	0 (0)	0.00 (0)	0.00 (0)	0.1 (2.2)
本科	13.9 (45.5)	25.7 (48.8)	10.3 (41.9)	1.6 (25.0)	4.8 (32.5)	5.3 (32.6)	1.33 (30.72)	1.1 (29.2)
大专	10.7 (35.2)	16.7 (31.7)	10.3 (41.9)	2.8 (43.8)	7.8 (53.1)	8.6 (53.1)	2.33 (53.81)	1.6 (42.7)
中专	5.1 (16.8)	9.6 (18.2)	3.2 (12.9)	1.2 (18.8)	1.7 (11.6)	2.0 (12.0)	0 (0)	0.6 (16.7)
高中及以下	0.7 (2.2)	0.4 (0.8)	0.8 (3.4)	0.8 (12.5)	0.4 (2.9)	0.4 (2.3)	0.7 (15.5)	0.4 (9.2)
合计	30.5	52.7	24.7	6.4	14.8	16.24	4.33	3.8

说明:n 为均值

(二)CDC

2010～2012 年间,CDC 系统引进人员数量很少,地(市)级 CDC 平均引进的人员还不足3人,县级 CDC 仅为1.2人(表2-35)。

表 2 - 35　2010～2012 年各级疾控中心引进人员情况(n,%)

学历	合计	地(市)级	县级
本科及以上	0.8(52.6)	1.3(47.0)	0.7(56.5)
大专	0.5(29.9)	1.2(41.3)	0.3(21.7)
中专	0.2(12.3)	0.2(6.0)	0.2(17.4)
高中	0.1(2.6)	0.2(6.0)	0(0)
初中及以下	0.1(2.6)	0(0)	0.1(4.4)
合计	1.5	2.8	1.2

说明:n 为均值

经分析,导致这一现象的主要原因可能有以下几点:首先,地方高等医学教育专业设置与办学规模不能主动适应行业发展需求;其次,与预防医学专业应届毕业生参加工作后部分改行从事其他专业工作有关;此外,还与长期以来形成的"重医轻防"的传统思想有关。

五、人员流失情况

(一) 医疗机构

总体而言,5 年中人员流失现象并非十分突出,在人员流失方面呈现两个特点,即学历层次越高越"留不住",越是培养越"留不住"。从"流向"来看,无非两种情况,即"纵向流失"和"横向流失",在西藏基本上以前者为主。就流失的医疗机构来看,地(市)级人民医院流失现象最为严重,在 5 年间平均流失 10.6 人,其次为地(市)级藏医院(8.2 人),县级人民医院流失数为 6.5 人,所流失的人员均以大专和本科学历为主(表 2 - 36)。

表 2 - 36　2008～2012 年医疗机构人才流失情况(n,%)

学历	地(市)级				县级			乡镇卫生院
	合计	人民医院	藏医院	妇幼保健院	合计	人民医院	藏医院	
硕士及以上	0.2(3.1)	0.3(2.7)	0.3(4.0)	0(0)	0.1(1.4)	0.1(1.5)	0(0)	0.1(2.35)
本科	2.8(40.4)	4.3(40.6)	3.2(38.8)	0.4(66.7)	2.5(42.2)	2.7(41.5)	0.7(67.0)	0.5(28.2)
大专	2.4(34.9)	4.3(40.6)	2.2(26.6)	0.2(33.3)	2.5(42.9)	2.8(43.0)	0.3(33.0)	0.8(47.1)

续　表

学历	地(市)级				县级			乡镇卫生院
	合计	人民医院	藏医院	妇幼保健院	合计	人民医院	藏医院	
中专	1.3 (18.3)	1.7 (16.2)	1.8 (22.4)	0 (0)	0.7 (12.2)	0.8 (12.40)	0 (0)	0.2 (12.9)
高中及以下	0.2 (3.1)	0 (0)	0.7 (8.2)	0 (0)	0.1 (1.4)	0.1 (1.5)	0 (0)	0.2 (9.4)
合计	7.0	10.6	8.2	0.6	5.8	6.5	1.0	1.7

说明：n 为均值

　　某县卫生局局长说："对于我们来讲,培养人的能力是非常矛盾的事情。不提高医务人员的水平显然是不行的。但是,很多时候我们基层医疗机构就像一个培训学校,我们费了很大的力气把人培养出来,能力上去了,学历提升了,结果人家翅膀硬了就都飞走了。"

(二) CDC

　　从调查数据来看,2011～2013 年间,地(市)级 CDC 人员流失情况较县级 CDC 严重。无论是地(市)级 CDC,还是县级 CDC,流失人员均以本科学历(59.7%)为主(表 2-37)。

表 2-37　2011～2013 年 CDC 人才流失情况(n,%)

学历	合计	地(市)级	县级
本科及以上	0.5(59.7)	0.7(57.3)	0.4(61.5)
大专	0.2(24.7)	0.2(14.5)	0.2(30.8)
中专	0.1(15.6)	0.3(28.2)	0.1(7.7)
合计	0.8	1.2	0.7

说明：n 为均值

六、小结

　　通过对全区 181 家各级各类医疗卫生机构卫生技术人员的数量、性别、民族、年龄、岗位、职称、引进与流失及卫生人力利用效率等信息的分析,提示以下问题。

　　(1) 西藏地(市)级人民医院缺乏高素质卫生技术人才、护理人员严重不足；各级藏医院人员学历层次普遍较低；公共卫生服务机构人员数量严重不足；县级人民医院人员职称层次较低,执业资质不合规现象较为突出。

(2)地区级人民医院的人员数量逐步增加,但高层次人才所占比例仍较低。总体而言,5年间,地(市)级人民医院人员引进人数多于流失人数。但人员的层次和队伍结构仍未得到根本性改变。

(3)各级藏医院卫生技术人员数量逐年递增,但队伍的整体结构并没有因此得到明显优化和改善。

(4)地区级妇幼保健院人员数量增加缓慢,空编率较高,且学历和职称层次偏低,人员老化趋势逐步凸显。

(5)2008~2012年间,县级人民医院人员增速较快,但人员年轻化趋势明显,职称层次偏低,尚未形成合理的梯队,未取得执业资格证的人员仍占较高比例。

(6)在乡镇卫生院中本科所占比例远远高于全国乡镇卫生院的平均水平,乡镇卫生院队伍呈现出高学历、年轻化、无资质和高流动特点。截至2012年,乡镇卫生院平均在岗人员达到6.1人,村卫生室平均村医数达到1.5名。因此,在"下得去"的同时如何确保"留得住",以及如何尽快提升他们的专业水平将是一项长期而艰巨的任务。

(7)各级CDC人员增速缓慢,45岁以下的卫生人员所占比高于全国平均水平;同时,CDC人员短缺,学历偏低问题直接影响疾病预防与控制工作的正常开展。

(8)在各级医疗机构中,管理人员、工勤人员占比过高,尤其是在地(市)级藏医院,该现象尤为突出。

(9)卫生资源的配置缺乏依据,卫生资源利用率较低,尤其是在卫生技术人员十分紧缺的同时,人才浪费现象不同程度存在。

第四节　农牧区医疗制度及其现状

西藏自治区农牧区医疗制度是以政府为主导,政府、集体和个人多方筹资,以家庭账户和大病统筹为主的农牧民基本医疗保障制度。即为西藏自治区的"新型农村合作医疗制度(简称新农合)"。"新农合"是国家"新医改"的重点改革内容。西藏农牧区医疗制度是解决广大农牧民看病就医问题的重大民生制度。本节通过对西藏自治区农牧区医疗制度发展历史的梳理和现状的分析,发现存在的主要问题并提出改进建议。

一、农牧区医疗制度的历史沿革

(一) 免费医疗低水平时期(1959～1996 年)

自 1959 年和平解放至 1992 年,这一时期西藏的医疗制度称之为"免费医疗"期,限于当时的综合国力和当地经济社会发展水平,农牧民免费医疗水平还很低,卫生部门提供的服务也非常有限,尤其是当时西藏农牧民医疗制度一直没有专项经费来源渠道,也没有明确免费医疗专项经费标准,当时农牧民医疗经费年人均为 5.5 元,总额为 1 150 万元,主要用于全区农牧民医疗所需购药费。现在看来当时的"免费医疗"的确是"低水平",有人曾把当时的免费医疗形容为"名声大,实惠少"。尽管如此,这一制度对满足当时西藏居民最基本的医疗需求发挥了极为重要的作用。在那个年代,能在西藏这样一个落后的民族地区实行免费医疗制度,是国家对西藏人民的关心和关怀,是中央政府给西藏人民的最大"红利",在全国都是"绝无仅有"。直到进入 21 世纪初,在党中央和西藏自治区政府的高度重视下,西藏的缺医少药落后面貌才开始得到根本的改变。根据农牧民免费医疗面临的困难和存在的问题,1993 年自治区政府开始改革和完善免费医疗管理措施。当年 11 月,自治区政府颁布《西藏自治区免费医疗暂行管理办法》,自治区政府当年下拨全区农牧民免费医疗专项经费 1 000 万元,总额达到 2 150 万元,农牧民年人均免费医疗费最初定为 10 元,经费由自治区、地(市)、县三级财政按不同比例负担。在西藏历史上第一次确定了农牧民免费医疗专项经费标准和来源渠道,这在西藏卫生事业发展史上具有划时代的意义。1994 年开始,自治区政府每年下拨全区农牧民免费医疗专项经费 2 000 万元,总额达到 3 150 万元,西藏农牧民每人每年免费医疗专项经费提高到了 15 元。

(二) 全面推行合作医疗时期(1997～2002 年)

1997 年,中共中央、国务院召开全国卫生工作会议,随后,自治区党委、政府做出了西藏与全国同步全面建立农牧区合作医疗的决定。该决定明确提出:"随着农牧民人口的增加,农牧民免费医疗专项经费按人口增长率(1.5%)的水平逐年增加"的具体目标要求。1997 年下半年,西藏自治区开始在江孜、林芝两个县开展了农牧区合作医疗试点工作,1998 年试点扩展到 24 个县。1999 年 10 月,西藏自治区召开了全区推行农村合作医疗工作会议,会议交流了两年来全区实施农村合作医疗工作试点的情况。同年 12 月,自治区政府颁布《西藏自治区农村合作医疗管理办法(试行)》(藏政发〔1999〕53 号),该文件明确了从 2000 年开始全区全面推行合作医疗工作。2001 年,西藏农牧民免费医疗专项经费总额达到 3 750 万元。2002 年,中共中央、国务院召开全国农村卫生工作会议,出台了《关于进一步加强农村卫生工作的决定》,做出了在全国建立新型农村合作医疗制度的重大决定,在自治区执行的标准基础上,中央财政为西藏农牧民年人均增拨免费医疗专项经费 15 元,截至 2002 年,西藏农牧民人均免费医疗专项经费达到 30 元。

(三) 建立以免费医疗为基础的农牧区医疗制度时期(2003 年至今)

2003 年,自治区党委和政府召开全区农牧区卫生工作会议,并出台了《中共中央西藏自治区委员会、西藏自治区人民政府关于进一步加强农牧区卫生工作的决定》(藏党发〔2003〕7 号)文件。根据西藏一直实行农牧区免费医疗制度的实际和广大农牧民医疗保障工作的实际需要,做出了建立以免费医疗为基础的农牧区医疗制度的重大决定;2003 年 8 月 1 日,西藏自治区政府颁布并实施了《西藏自治区农牧区医疗管理暂行办法》(自治区第 56 号主席令),明确了建立以免费医疗为基础的农牧区医疗制度的组织管理、基金筹集、报销补偿等一系列配套政策规定。从此,西藏实现了从全面推行农牧区合作医疗到全面建立以免费医疗为基础的农牧区医疗制度的重大转变。2006 年 11 月,自治区政府颁布修订后的《西藏自治区农牧区医疗管理暂行办法》(自治区第 75 号主席令),并从 2007 年 1 月 1 日起实施。

自治区党委、人大、政府历来高度重视农牧区医疗卫生事业发展,特别是把农牧民群众的医疗保障和提高健康水平作为重点民生工作来抓,2013 年 1 月 1 日,再次修订后的《西藏自治区农牧区医疗管理办法》颁布施行(简称:《办法》),使农牧区医疗基金效益最大化,进一步提高了农牧区医疗保障水平。该《办法》规定农牧区医疗制度以县为单位进行统筹,基金分为大病统筹基金、家庭账户基金和医疗风险基金 3 类。其中,大病统筹基金占 60%～70%,用于农牧民住院医疗费用和特殊病种门诊医疗费用的补偿;家庭账户基金占 28%～38%,用于农牧民门诊医疗和健康体检费用的补偿;医疗风险基金占 2%,用于弥补大病统筹基金因当年大病数量异常增多,导致非正常超支时的应急资金。《办法》还规定各县可根据当地前年基金的实际开支与结余情况对大病统筹与家庭账户基金分配比例进行必要调整。与此同时,各级党委按照《办法》认真实施农牧区医疗制度,并进一步加大了农牧区医疗制度宣传力度。该《办法》对农牧区医疗基金分配比例也做了适当调整,大病统筹基金年度最高报销补偿限额(封顶线)从 2012 年的 5 万元提高到了 6 万元;县、乡两级医疗机构住院费用报销补偿比例在原有基础上提高 5%～10%,平均达到 80%。

自从有比较完整的记录以来,农牧民参合人数、年人均经费、农牧区医疗专项经费等逐年增加。截至 2014 年,农牧民年人均经费已经达到 380 元,高于全国平均水平,农牧民个人筹资率保持在 94% 以上,一些经济条件较好的地区个人筹资额已达到年人均 50 元以上(表 2－38)。

表 2-38　2009～2014 年农牧区医疗制度筹资与支出情况

年份	农牧民人口数	参合人数	个人筹资率（%）	年人均经费（元）	筹资总额（万元）	总支出（万元）
2009	2 376 525	2 273 998	95.7	140	37 143.4	28 125.5
2010	2 414 439	2 335 811	96.7	180	44 988.4	34 598.2
2011	2 449 518	2 357 224	96.2	260	66 670.1	48 289.0
2012	2 492 789	2 366 899	95.0	300	77 036.6	59 455.1
2013	2 525 203	2 429 450	96.2	340	89 099.8	85 450.0
2014	2 579 594	2 529 577	98.1	380	105 779.0	98 540.9

说明：数据来源于西藏卫生和计划生育委员会基层卫生处

随着筹资总额的增长，农牧民住院补偿金额、补偿比例、门诊补偿金额也随之得到了提高（表 2-39）。

表 2-39　2009～2014 年农牧区医疗制度补偿情况

年份	补偿总额（万元）	住院人次	住院总费用（万元）	住院实际补偿金额（万元）	住院补偿比例（%）	门诊人次	门诊补偿金额（万元）
2009	25 695.5	126 453	19 493.7	13 559.4	69.6	3 239 984	12 136.1
2010	31 343.6	125 561	26 255.6	17 769.2	67.8	3 779 707	13 574.4
2011	42 282.2	138 436	39 190.2	26 851.2	68.5	3 903 057	15 431.0
2012	51 649.8	149 516	55 108.4	32 570.0	59.1	4 056 157	19 079.8
2013	84 638.4	205 845	73 861.6	62 734.5	84.9	6 034 874	21 904.0
2014	97 452.9	238 389	92 587.4	74 773.8	80.8	3 900 449	22 679.1

说明：数据来源于西藏卫生和计划生育委员会基层卫生处

二、农牧区医疗制度的建立

（一）实现制度全覆盖

为贯彻落实国家和西藏自治区对农牧民群众的特殊优惠政策，西藏农牧区医疗制度的覆盖率始终保持在 100%。农牧民群众不论是否交纳个人筹资，均可获得报销补偿，但两者的报销比例略有不同。

（二）大力加强补偿力度

农牧民报销补偿的最高限额已由 2003 年的 0.4 万元、2007 年的 0.8 万元，逐步提高到 2011 年的 5 万元和 2013 年的 6 万元。如果家庭经济困难的农牧民一次性医疗费用支出数额巨大，还可以享受民政部门提供的医疗救助金。作为补充，政府为所有农牧民购买了商业保险，农牧民在医疗制度补偿之外还可获得最高 7 万元的报销额度。

(三) 确保经费落实到位

自 2007 年开始，自治区财政在年初预算中就将中央和地方两级财政安排的农牧区医疗专项经费和合作医疗补助经费划拨各地(市)。各地(市)也大多在上半年就将本年度应配套的资金拨付到位，从而保障了农牧区医疗制度的顺利实施。在个人筹资上，充分尊重农牧民意愿，坚持自愿筹资原则。2012 年起，农牧民个人筹资为 20 元/年，自治区财政还通过转移支付，按农牧民人口安排人均 0.8 元的农牧区医疗管理经费。

(四) 结合实际加强管理

现行的农牧区医疗制度在资金管理上主要采取"以县为单位，统筹资金，县、乡共管"模式，做到基金专户储存、专项管理、专款专用，确保农牧区医疗制度正常运行。在自治区规定的政策范围内，根据当地经济社会发展水平，各县(市、区)有权因地制宜确定当地的基金分配比例和报销补偿标准，不搞"一刀切"，坚持"以收定支、量入为出、保障适度"的原则。

(五) 确保农牧民充分受益

农牧民群众发生的门诊费用在其"家庭账户本"中当场核销，住院费用则按照不同级别医疗机构的报销比例进行补偿，做到随到随报或定期报销，部分县已在地区范围内实现了即时结报，尽力为群众提供方便，减轻农牧民负担。据不完全统计，2009～2014 年，农牧区医疗制度共为全区 25 898 428 人次农牧民进行了补偿，其中，门诊补偿 24 914 228 人次，补偿费总额达 104 804.3 万元；住院补偿 984 200 人次，产生住院费用共计 306 496.99 万元，补偿费用达 228 258.04 万元，总补偿率达到了 74.5%。为了降低孕产妇死亡率和婴儿死亡率，提高农牧民住院分娩率，自治区政府对农牧民孕产妇住院分娩采取特殊优惠政策，对其住院分娩所产生的医药费用实行 100% 报销补偿，并对产妇和护送者给予奖励补助。

三、农牧区医疗制度面临的主要问题和困难

(一) 管理机构尚不健全

据统计，截至 2014 年底，全区仅有 187 名县级经办管理工作人员，平均每县仅有 2.5 名，且绝大多数为兼职人员。在自治区和地(市)两级均无农牧区医疗基金管理专职工作人员，管理力量十分薄弱。由此不难看出，目前，西藏农牧区

医疗基金管理机构还尚未健全,专职管理人员编制政策至今尚未出炉,致使各县"农牧区医疗制度管理办公室"普遍存在人手少,专业化、规范化程度低和管理效能低下等问题。

(二)管理手段依然落后

西藏农牧区医疗制度经费,无论是大病统筹,还是家庭账户结算,目前基本上还停留在手工操作的阶段,电子化、信息化、规范化和科学化程度仍较很低。所以,加快推进全区卫生系统信息化建设和专业化管理势在必行。

(三)抵御风险能力较低

近几年来,尽管全区农牧区医疗资金政府补助标准大幅度提高,截至2014年,全区人均筹资标准达到400元(含个人筹资20元),资金总量达10.5亿余元。然而,相对于占全区人口80%以上农牧民医疗需求来看,筹资水平依然十分有限,特别是农牧区地广人稀,县辖范围内人口较少,基金统筹共济能力有限,抵御大额医疗费用风险的能力仍然较低。

(四)管理措施亟待完善

面对新情况、新形势、新任务,在农牧区医疗基金使用和管理上仍存在一些值得重视的问题。一方面,在一些地方农牧区医疗基金出现过多沉淀,这增加了资金管理上的风险;另一方面,在一些地方又存在严重的透支现象。无论是基金沉淀过多,还是透支过度,都不利于农牧区医疗制度的健康发展。因此,农牧区医疗基金管理的政策和相关规定亟待完善。

四、巩固发展农牧区医疗制度的主要任务

西藏自治区农牧区医疗制度建设取得了显著成效,但不可忽视的是这一制度还需要在实践中不断总结、巩固、完善和发展,只有把政府的关心落到实处,把这一民生工程"落地开花",才能最大限度地维护群众的根本利益,惠及西藏广大农牧民群众。

(一)调整政策和措施,完善基本制度

针对当前农牧区医疗制度运行中存在的问题,有关部门应该在广泛调研的基础上,依托专业机构或专家进行深入研究,通过实证,对现行政策和相关规定进行补充和完善。按照基金分类,对现行报销补偿比例、最高支付限额、特殊病种大额门诊费用补偿等方面做出更加明细、全面、合理、科学的界定;同时,在医疗服务质量持续改进的前提下,如果财力允许,适当提高在县、乡住院医药费用补偿比例,以满足基层群众看病就医的基本需求,实现"小病不出乡"的目的。

(二)加快信息化建设,提高管理水平

首先,针对当前农牧区医疗基金使用和管理上存在的工作量大、管理人员少

和管理手段落后等问题,各级农牧区医疗经办机构应从长计议,以推广和使用农牧民就医"一卡通"为抓手,加快推进信息化建设步伐;其次,统筹推进区域内医疗费用即时结算试点工作,逐步提高区内异地就医结算能力,最终实现区内异地就医即时结算的目标。

(三)提高筹资水平,提升保障能力

继续提高农牧区医疗基金政府补助标准和农牧民个人筹资水平,逐步建立稳定可靠、合理增长的筹资机制;不断提高农牧区医疗报销补偿水平,统筹推进区域内即时结算步伐,全面开展异地就医结算试点工作,提高工作效率,方便广大群众。

(四)加大监管力度,确保基金安全

进一步加强监督检查,完善农牧区医疗基金监管机制,规范基金监管措施,严格执行基金财务、会计制度,加强财务管理,健全相关账目,建立基金运行分析和风险预警机制。继续实行基金使用和补偿公示制度,及时处理群众反映突出的问题,通过制度保障,确保科学管理,使基金运行平稳、安全、便捷、有效。

(五)加强队伍建设,提高服务能力

在西藏自治区有关部门统一协调下,尽快在各县(市、区)、乡(镇)设立农牧区医疗管理办公室,同时,尽快解决各级农牧区医疗基金管理及经办人员编制,并将自治区、地(市)、县三级经办机构的人员和工作经费纳入财政预算。

五、小结

西藏自治区农牧区医疗制度建设和发展经历了 3 个阶段。通过多年努力与探索,初步建立起了以政府为主导、农牧民参合、覆盖全区的农牧区医疗制度,形成了具有西藏地方特色的医疗制度。随着国力的增强和地方经济的持续改善,补偿力度不断提高,医疗补偿专项资金落实到位,农牧民医药费用负担有效减轻,受益水平不断提高,从而确保了基层农牧区群众的基本医疗需求。在充分肯定成绩的同时,也应清晰地认识在巩固、完善和发展以政府为主导,政府、集体和个人多方筹资,以家庭账户和大病统筹为主的农牧民基本医疗保障制度过程中存在一些值得重视的问题,包括管理机构不健全,管理手段落后;筹资水平有限,保障水平有待提高;抵御风险能力较弱,监管力度需要加强;队伍建设滞后,服务能力有待提高等。

第三章
居民家庭健康问询调查结果

本章通过对调查家庭基本生活设施、家庭收入及支出等情况的询问,描述被调查家庭的基本特征,具体包括人口性别、年龄、婚姻状况、文化程度、就业情况及其特点;通过对就医距离、就诊机构选择等情况的了解,描述卫生服务的可及性,并与全国同期调查数据进行比较与分析。

第一节 调查规模与人口特征

一、调查人口规模

本次调查涵盖西藏自治区 24 个县(区)、60 个乡(镇)/街道居委会、170 个行政村/居委会和 4 147 个住户(包括城镇 960 户、农牧区 3 187 户),共调查 14 752 人,其中,城镇人口 2 855 人和农牧区人口 11 897 人。

在被调查的住户中,户均常住人口为 3.6 人,分别多于全国和西部地区 2.9 人和 3.2 人。调查地区城镇户均常住人口数为 3.0 人,农牧区户均常住人口数为 3.7 人(表 3-1),两者均多于全国城乡户均常住人口数。分析发现,城镇家庭人口以 2～3 人的居多,占 59.7%,其次分别为 4～5 人(19.5%)和 0～1 人(17.5%),6 人以上所占比例仅为 3.3%;在农牧区家庭中户均人口为 3～4 人占多数(占 45.8%),其次为 1～2 人(27.1%)和 5～6 人(22.5%),7～12 人的家庭仅占 4.6%。表明农牧区家庭户均人数多于城镇家庭。

表 3-1 调查规模和调查人口情况

项目	农牧区	城镇	合计
调查总户数(户)	3 187	960	4 147

续　表

项目	农牧区	城镇	合计
调查人口数量(人)	11 897	2 855	14 752
家庭人口规模(人/户)	3.7	3.0	3.6

二、调查人口性别构成

调查人口中,女性占 52.2%,男性占 47.8%,性别比 1∶0.92(女性＝1),低于第六次全国人口普查时的结果(1∶1.06)。被调查城镇居民性别比为1∶0.81,在农牧区居民中性别比为1∶0.94,无论在城镇,还是在农牧区,调查地区女性比例均高于男性(表 3-2)。

表 3-2　调查人口性别构成

性别	农牧区		城镇		合计	
	人数	%	人数	%	人数	%
男性	5 774	48.5	1 273	44.6	7 047	47.8
女性	6 123	51.5	1 582	55.4	7 705	52.2
性别比(女＝1)	1∶0.94		1∶0.81		1∶0.92	

三、调查人口年龄构成

调查地区城乡居民 65 岁及以上人口的比例分别为 9.2% 和 8.3%,尽管本次调查地区 65 岁及以上仅占调查人口总数的 8.5%,低于全国同期水平(14.5%),然而,按照 65 岁及以上人口的比例超过 7.0% 作为老龄社会的标准(国际标准),西藏也已经进入了人口老龄化社会时代(表 3-3)。

表 3-3　调查人口年龄构成

年龄段(岁)	农牧区		城镇		合计	
	人数	%	人数	%	人数	%
0～4	1 243	10.1	138	5.5	1 381	9.4
5～14	1 622	13.2	342	13.7	1 964	13.3
15～24	1 460	11.9	288	11.5	1 748	11.9
25～34	2 112	17.2	402	16.1	2 514	17.0

续　表

年龄段（岁）	农牧区		城镇		合计	
	人数	%	人数	%	人数	%
35～44	1 917	15.6	405	16.2	2 322	15.7
45～54	1 873	15.3	435	17.4	2 308	15.6
55～64	1 003	8.2	260	10.4	1 263	8.6
≥65	1 021	8.3	231	9.2	1 252	8.5

从年龄结构来看,在城乡镇居民中,以 25～34 岁居民所占比例最高,且较全国同期水平高出 6%(图 3-1)。

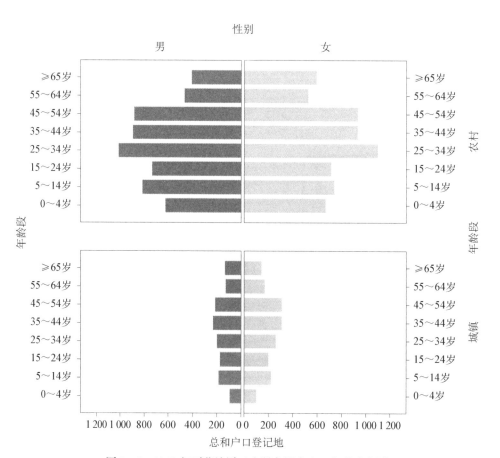

图 3-1　2013 年西藏地区卫生服务调查人口年龄分布图

四、15 岁及以上居民婚姻状况

在被调查的 11 407 名 15 岁及以上城乡居民中已婚者比例分别为 72.3% 和 73.8%，结果显示已婚者居多。在农牧区居民中，丧偶或离婚的比例较城镇居民高。西藏调查地区已婚和丧偶的比例较全国同期水平分别低 5.3% 和 5.4%；未婚和离婚比例较全国同期水平分别高 4.7% 和 5.9%（表3-4）。

表3-4　调查地区 15 岁及以上人口婚姻状况构成

婚姻状况	城镇		农牧区		合计	
	人数	%	人数	%	人数	%
未婚	458	20.0	1 547	17.0	2 005	17.6
已婚	1 658	72.3	6 723	73.8	8 381	73.5
离婚	140	1.2	698	6.1	838	7.3
丧偶	32	0.3	115	1.0	147	1.3
其他	4	0.2	32	0.4	36	0.3

五、15 岁及以上居民受教育程度

在调查地区城乡 15 岁及以上居民中没有上过学的比例高达 54.9%，远高于全国同期水平（11.8%）。调查数据还显示，在农牧区"未上过学"的比例为城镇的 1.57 倍；且女性的比例（62.1%）高于男性（46.9%）。从受教育程度来看，以小学为主，其次是中学和大专（表3-5）。"未上过学"和"只上过小学"比例随年龄的增长而呈增多的趋势。在西藏城乡 15 岁及以上居民中没有上过学的比例如此之高，尤其是"未上过学"和"只上过小学"的比例超过了 2010 年全国第六次人口普查（西藏）时的数据，这一结果出乎人们的想象，其真实性有待进一步考证。

表3-5　调查地区 15 岁及以上人口文化程度构成

文化程度	2010 年全国普查		城镇		农牧区		合计	
	人数	%	人数	%	人数	%	人数	%
未上过学	1 221 548	40.7	864	37.7	5 404	59.3	62 681	54.9
小学	1 098 474	36.6	664	29.0	2 727	29.9	3 391	29.7
中学（含初高中、技校、中专）	516 812	17.3	594	26.0	959	10.6	1 553	13.6
大专及以上	165 332	5.5	170	7.4	25	0.2	195	1.7

　　调查显示,调查地区 15～24 岁年龄段居民的文化程度相对较高,而在 45～54 岁年龄段居民中以小学文化程度者居多。同时发现,在调查地区 60 岁及以上年龄段人口中"未过上学"和"只上过小学"比例高达 81.9%,这在一定程度上反映了旧西藏和解放初期的西藏教育状况(表 3-6)。

表 3-6　调查地区 15 岁及以上城乡人口年龄别文化程度构成

年龄分段（岁）	受教育程度	农牧区		城镇	
		人数	%	人数	%
15～24	未上过学	388	26.6	19	6.6
	小学	438	30.0	33	11.5
	中学	619	42.4	163	56.6
	大专及以上	15	1.0	73	25.3
25～34	未上过学	1 152	54.5	111	27.6
	小学	728	34.5	90	22.4
	中学	224	10.6	153	38.1
	大专及以上	8	0.4	48	11.9
35～44	未上过学	1 250	65.2	167	41.4
	小学	577	30.1	124	30.8
	中学	89	4.6	98	24.3
	大专及以上	1	0.1	14	3.5
45～54	未上过学	1 105	59.0	177	40.7
	小学	715	38.2	172	39.5
	中学	53	2.8	73	16.8
	大专及以上	0	0.0	13	3.0
55～64	未上过学	735	73.3	138	53.1
	小学	250	24.9	77	29.6
	中学	17	1.7	36	13.8
	大专及以上	1	0.1	9	3.5
≥65	未上过学	892	87.4	134	58.3
	小学	121	11.9	65	28.3
	中学	6	0.6	20	8.7
	大专及以上	2	0.2	11	4.8

年龄分段 （岁）	受教育程度	农牧区		城镇	
		人数	%	人数	%
合计	未上过学	5 522	58.8	746	37.0
	小学	2 829	30.1	561	27.8
	中学	1 008	10.7	543	26.9
	大专及以上	27	0.3	168	8.3

六、15 岁及以上居民在业及职业状况

"在业"是指在 15 岁及以上人口中从事一定社会劳动并取得劳动报酬或经营收入的人员,其中包括自主就业人员。在本次被调查的城乡居民中"在业"者分别占 50.1%、86.7%,表明调查地区城乡居民在业者所占比例较 2013 年全国水平高 13.5%,接近我国西部地区农村同期水平(80.5%),尤其是调查地区农牧区居民"在业"状况优于城镇居民,其比例亦高出全国同期农村在业者10.0%。在城镇居民中,离退休人员的比例远高于农牧区,但是,该比例仅占全国同期城镇居民离退休人员的 24.0%;在城镇居民中,在校学生所占比例略高于农牧区,而在城镇居民中"无业"或"失业"者的比例较农牧区高 21.9%(表 3-7)。

表 3-7　城镇居民在业及职业情况构成(%)

地区	城镇	农牧区	合计
在业	50.1	86.7	79.4
离退休	8.2	0.4	2.0
在校学生	8.5	1.5	2.9
无业或失业	33.2	11.3	15.7

从城乡居民"在业"者的职业分布分析来看,城镇居民的职业分布相对分散,而在农牧区 87.3%的居民都以农业劳动为主(表 3-8),其比例高出全国同期农村农、林、牧、渔、水利从业居民比例之和(76.7%),与西部地区比例(84.9%)大致持平。由此可见,西藏农牧区居民仍以传统农(牧)业生产为主,劳动方式和就业渠道相对单一、就业面较窄。

表3-8　15岁及以上居民在业人员职业选择与分布构成(%)

职业/地区	城镇	农牧区	合计
机关、企事业单位负责人	13.1	1.0	2.9
专业技术人员	4.2	0.8	1.3
办事人员和有关人员	11.7	0.6	2.3
商业/服务业人员	15.8	1.4	3.7
农牧业	21.2	87.3	76.8
生产运输设备操作人员	0.7	0.2	0.3
军人	0.6	0.0	0.1
其他	32.8	8.7	12.5

七、调查人口民族构成

在本次被调查的城乡居民中99.3%为藏族,农牧区居民几乎都为藏族,这一结果与本次调查范围和对象选择有一定关系(表3-9)。

表3-9　城镇居民民族构成

民族	城镇		农牧区		合计	
	人数	%	人数	%	人数	%
藏族	2 774	97.2	11 870	99.8	14 644	99.3
回族	35	1.2	1	0	36	0.2
汉族	20	0.7	5	0	25	0.2
其他民族	26	0.9	21	0.2	47	0.3

八、农牧区居民外出务工情况

在被调查的1 107户农牧区家庭中,家庭成员在半年内不常在家里居住且到本县之外务工者的比例为30.1%,其中,至少有1人外出务工的比例为13.0%、2人占8.3%、3人占4.5%、4人以上占2.2%。由此说明,调查地区农村剩余劳动力的转移和输出已成为老百姓增收致富的重要渠道。

第二节　居民家庭生活条件

被调查住户社会经济特征包括：住户的生活用房类型及建筑面积、饮用水类型、生活饮用水来源、厕所类型、家庭收入、支出情况、生活状况等情况。

一、家庭生活用房

被调查住户的生活用房多以楼房为主，其次为土坯平房。近年来，随着新农村建设步伐的进一步加快，农牧区居民的住房条件明显改善，多以楼房为主，但与城镇相比仍存在一定差距，且土坯平房所占比例仍较高(表3-10)。

表3-10　调查地区住户住房类型构成

地区性质	楼房		砖瓦平房		土坯平房		其他	
	住户数	%	住户数	%	住户数	%	住户数	%
城镇	652	67.9	207	21.6	98	10.2	3	0.3
农牧区	1 307	41	827	25.9	1 022	32.1	31	1
合计	1 959	47.2	1 034	24.9	1 120	27	34	0.8

说明：城乡调查住户的户均建筑面积($X\pm SD$)分别为(148.52±134.03)m²和(182.13±135.39)m²，城镇户均面积略低于农牧区

二、饮用水来源

调查结果显示，调查地区居民生活饮用水以自来水为主，分别占城乡居民生活饮用水类型的92.3%、70.5%；有11.1%的农牧民仍在饮用受保护的井水。说明在城镇居民家庭基本上用上了自来水，但在农牧区，饮用水的卫生和安全依然存在一定问题，甚至在某些地方问题还较为严重，这点应引起相关部门的重视(表3-11)。

表3-11　调查地区住户家庭生活饮用水来源构成

水源类型	城镇		农村		合计	
	户数	%	户数	%	户数	%
自来水	886	92.3	2 246	70.5	3 132	75.5

续　表

水源类型	城镇		农村		合计	
	户数	%	户数	%	户数	%
手压机井水	39	4.1	129	4	168	4.1
受保护井水	28	2.9	354	11.1	382	9.2
雨水收集的水	0	0	27	0.8	27	0.7
受保护的泉水	0	0	34	1.1	34	0.8
未受保护的井水	4	0.4	37	1.2	41	1
未受保护的泉水	1	0.1	168	5.3	169	4.1
卡车或手推车送水	1	0.1	7	0.2	8	0.2
地表水/池塘	1	0.1	169	5.3	170	4.1
其他	0	0	16	0.5	16	0.4

三、家庭厕所类型

在城镇居民家庭中,以完整下水道水冲式厕所为主(71.7%),其次是藏式传统阁楼式厕所(14.0%);而在农牧区则以藏式传统阁楼式厕所为主,约有1/3的农牧区居民家中目前仍无固定厕所,依旧习惯于在灌木丛或在田间如厕,这种现象在牧区更为突出。此外,有/无盖板的坑式厕所占15.1%,其余均为其他形式的厕所(表3-12)。由此说明,在西藏农牧区应持续加强和推进改水改厕工作,以此改善居民卫生条件,减少疾病的传播和流行。

表3-12　调查地区家庭厕所类型构成

厕所类型	城镇		农村		合计	
	户数	%	户数	%	户数	%
完整下水道水冲式	688	71.7	100	3.1	788	19.0
粪尿分集式	6	0.6	2	0.1	8	0.2
三联沼气	0	0	5	0.2	5	0.1
双瓮漏斗式	0	0	3	0.1	3	0.1
双坑交替式	0	0	1	0	1	0
通风改良式	21	2.2	104	3.3	125	3.0
阁楼式	134	14.0	1 503	47.2	1 637	39.5

续　表

厕所类型	城镇		农村		合计	
	户数	%	户数	%	户数	%
深坑防冻式	7	0.7	30	0.9	37	0.9
有盖板的坑式厕所	51	5.3	229	7.2	280	6.8
无盖板的坑式厕所	25	2.6	253	7.9	278	6.7
粪桶	1	0.1	1	0	2	0
无设施或灌木丛或田间	23	2.4	912	28.6	935	22.5
其他	4	0.4	44	1.4	48	1.2

四、家庭收支情况

(一)人均年收入与年消费支出

本次调查结果显示,2012年西藏调查地区城乡居民家庭平均年收入分别为42 178.7元和31 705.2元,城镇居民家庭平均年收入为农牧区居民家庭的1.3倍;城乡居民人均年收入分别为15 023.2、7 356.5元,城镇居民年均收入为农牧区居民的2.0倍,表明城乡居民家庭平均年收入和人均年收入差距较大;城乡居民人均年消费支出分别为10 714.2元、6 163.1元,城镇居民年均消费支出为农牧区居民的1.8倍(表3-13)。

表3-13　调查家庭人均年收入及年支出

项　目	城镇(960户)		农牧区(3 187户)		总计(4 147户)	
	均值(元)	标准差(元)	均值(元)	标准差(元)	均值(元)	标准差(元)
人均年收入	15 023.2	20 897.2	7 356.5	9 585.9	9 131.2	13 493.8
人均年支出	10 714.2	11 382.6	6 136.1	6 686	7 195.9	8 249.2

(二)家庭消费支出比例

调查地区城乡居民消费支出范围基本相同,依次为食品类、衣着、日用品、医药卫生、住房、水电、燃料和交通通信,其中,食品类消费支出分别占城乡居民日常总支出的42.65%、39.12%。调查结果显示,城乡居民家庭人均年医药卫生消费支出分别为1 119.6元、754.1元,城镇居民的支出为农牧区居民的1.8倍(表3-14)。

表 3-14   家庭人均消费支出项目及构成比

消费支出项目	城镇(960 户)		农牧区(3 187 户)		总计(4 147 户)	
	均值(元)	占比(%)	均值(元)	占比(%)	均值(元)	占比(%)
食品	4 569	40.34	2 400.2	40.34	2 902.3	40.34
衣着和日用品	1 744.1	17.34	1 097.9	17.34	1 247.5	17.34
交通和通信	926.7	10.28	682.9	10.28	739.3	10.28
住房水电及燃料	934.6	6.95	368.7	6.95	499.7	6.95
教育	518.1	4.58	272.3	4.58	329.2	4.58
文娱支出	471.8	4.86	312.4	4.86	349.4	4.86
医药卫生	1 119.5	11.66	754.1	11.66	838.7	11.66
其他	428.5	4.01	246.6	4.01	288.7	4.01

五、家庭生活状况

调查结果显示,在本次被调查的家庭中,24.8%的城镇居民家庭和 19.7%的农牧区居民家庭为低保户;而在城乡居民家庭中贫困户的比例分别占 18.3%和 19.6%;同时,既是贫困户又是低保户的比例分别为 15.8%和 15.9%。

根据城乡居民提供的相关信息,造成贫困户或低保户最主要的原因是缺少劳动力(城镇 67.2%,农牧区 65.6%);其中,在城镇居民家庭中,失业或无业和伤病分别导致贫困户或低保户原因的第二、第三位;而在农牧区依次为因疾病或损伤、自然灾害和其他因素。无论在城镇,还是农牧区,因病因伤的比例高达 14%(表 3-15)。由此可见,"因病致贫,因病返贫"仍然是影响西藏居民收入和奔小康的主要因素。因此,在西藏实施"精准扶贫、精准脱贫"的过程中,应更加关注"健康扶贫",只有解决了"因病致贫,因病返贫"这个根子,才能真正摆脱贫困,走向富裕。

表 3-15   调查地区居民致贫原因及所占比例

项 目	城镇		农村		合计	
	人数	%	人数	%	人数	%
贫困户	176	18.3	624	19.6	800	19.3
低保户	238	24.8	625	19.7	863	20.9

续　表

项　目	城镇		农村		合计	
	人数	%	人数	%	人数	%
主要致贫原因构成						
劳动力不足	260	67.2	472	65.6	732	66.1
自然条件差或灾害	7	1.8	49	6.8	56	5.1
因疾病损伤影响劳动能力	37	9.6	93	12.9	130	11.7
因治疗疾病	6	1.6	19	2.6	25	2.3
失业或无业	58	15	29	4.0	87	7.9
人为因素	5	1.3	9	1.3	14	1.3
其他因素	14	3.6	49	6.8	63	5.7

第三节　居民医疗卫生服务可及性

影响卫生服务可及性的最主要因素包括：住户与最近基层卫生机构之间的距离、通过最容易得到的交通工具抵达就医地点的时间，以及较好的医疗卫生服务机构等。

一、调查住户离最近医疗机构的距离

调查数据显示，调查地区城乡居民离最近医疗卫生机构的距离"不足1公里"的比例为41.3%，其中城镇居民比例较农牧区居民高出22.7%。然而，在离最近医疗卫生机构的距离超过3公里以上，甚至超过5公里以上者中，以农牧区居民所占比例明显高于城镇居民，且高于2013年西部农村地区的比例（9%）（表3-16）。但是，在城乡居民中，离最近医疗卫生机构距离在1~2公里以内所占比例出奇地相近。笔者认为，调查地区农牧民居住分散、交通不便、离最近医疗卫生机构的距离相对较远，以及医疗机构服务能力不足是影响居民卫生服务可及性的重要因素。

表 3－16　调查地区住户离最近医疗机构的距离

距离（公里）	<1		1～1.9		2～2.9		3～3.9		4～4.9		≥5	
	户数	%	户数	%	户数	%	户数	%	户数	%	户数	%
城镇	680	70.8	139	14.5	53	5.5	25	2.6	3	0.3	60	6.3
农牧区	1 995	48.1	599	14.4	321	7.7	153	3.7	128	3.1	951	22.9
合计	1 315	41.3	460	14.4	268	8.4	128	4	125	3.9	891	28

二、居民到达最近医疗机构所需时间

调查地区居民到最近医疗机构所需时间是衡量一个地区卫生服务可及性的重要指标之一。调查结果显示，城乡居民以步行或搭乘交通工具，到达最近医疗机构所需时间"在 10 分钟内"所占比例分别为 52.1% 和 47.4%，城镇居民所占比例略高于农牧区。不言而喻，如果把到达最近医疗机构所需时间定位 30 分钟及以上，那么农牧区居民到达最近医疗机构所需时间显然长于城镇居民（表 3－17）。

表 3－17　调查地区居民到达最近医疗卫生机构所需时间构成

所需时间（分钟）	≤10		11～20		21～30		31～40		41～50		51～60		>60	
	户数	%	户数	%	户数	%	户数	%	户数	%	户数	%	户数	%
城镇	500	52.1	328	34.2	116	12.1	7	0.7	0	0.0	9	0.9	0	0.0
农牧区	1 511	47.4	821	25.8	424	13.3	123	3.9	67	2.1	149	4.7	91	2.9
合计	2 011	48.5	1 149	27.7	540	13.0	130	3.1	67	1.6	158	3.8	91	2.2

三、居民就医机构选择

城乡居民在一般性疾病的就医机构选择上存在较大的差异，城镇居民一般首选综合性医院（31.9%），其次分别为诊所、藏医院和社区卫生服务中心（站）；而农牧区居民则更多选择就近的乡镇卫生院或村卫生室（表 3－18）。

表 3－18　调查地区住户一般疾病就医点选择情况

医疗机构类型	诊所/村卫生室		社区卫生服务站		乡镇卫生院		社区卫生服务中心		综合医院		藏医院		其他	
	户数	%	户数	%	户数	%	户数	%	户数	%	户数	%	户数	%
城镇	281	29.3	96	10	38	4	97	10.1	306	31.9	116	12.1	26	2.7
农牧区	1 128	35.4	218	6.8	1 442	45.2	236	7.4	115	3.6	9	0.3	39	1.2
	1 409	34	314	7.6	1 480	35.7	333	8.0		10.2	125	3	65	1.6

第四节　小　结

（1）从人口特征来看，尽管调查地区居民年龄以 25～34 岁所占比例较高，但 65 岁及以上人口所占比例亦已超过国际人口老龄社会的标准。由此说明，随着城乡居民经济条件的提高和医疗保障措施的改善，居民的健康水平不断提高，人均期望寿命也在延长。

（2）西藏调查地区 15 岁及以上人口受教育程度较低，城镇居民受教育的程度优于农牧区居民，男性居民受教育程度优于女性。调查地区 15 岁以上居民"在业"状况良好，而在农牧区务农依然是主要的就业方式和收入来源。

（3）调查地区城乡居民住房以"楼房"为主，人均住房面积较大；城乡居民生活饮用水以自来水为主，但在部分农牧区居民家庭仍在饮用不安全水；西藏城镇居民家庭多为完整下水道水冲式厕所，而在农牧区则以藏式传统阁楼式厕所为主，在部分牧区至今仍无固定厕所设施。

（4）调查地区居民家庭消费支出中，仍以食品类支出为主，恩格尔系数高，城乡居民支出范围大致相同。城镇居民家庭人均年医药卫生消费支出高于农牧区居民；在调查地区城乡居民家庭中"贫困户"和"低保户"比例仍然较高，普遍认为缺少劳动力是致贫的主要原因，但是因病或因伤致贫不可忽视。

（5）调查地区城镇居民一般性疾病就医多选择综合性医院，而农牧民则更多首选就近的乡镇卫生院；从调查地区住户离最近基层卫生机构之间的距离和通过最容易得到的交通工具抵达的时间来看，农牧区卫生服务可及性依然较差。

第四章
居民健康状况及卫生服务需要

本章将通过对居民自我健康评价、2 周患病率、慢性病患病率、疾病严重程度（如 2 周患病持续天数）、失能（如卧床、休工、休学等短期失能和长期失能）等指标的描述，分析调查地区居民健康状况及卫生服务需要情况。

第一节　居民健康状况自我评价

本次调查统一采用了第五次国家卫生服务调查家庭健康问卷调查表。因此，15 岁及以上居民自我健康评价亦采用了欧洲生活质量测量量表（EQ-5D-3L）。该量表共包括 5 个健康测量维度，即行动、自我照顾、日常活动、疼痛/不适和焦虑/抑郁及 20 厘米的视觉刻度尺（VAS）。通过测量当天的健康状况，评价居民总体健康水平，0 代表最差，100 代表最好。

一、居民健康总体评价

在 5 个测量维度中，居民自我评价"疼痛/不适"和"行动不便"（中度和严重困难，下同）所占比例分别位居第一和第二；其次，分别为"日常活动有困难"（11.9%）、有"焦虑和抑郁"（10.7%）和"不能照顾自己"（7.8%）。在以上 5 个测量维度上认为有问题的比例远高于全国 2013 年城乡居民自评平均水平。调查地区居民健康评价得分基本服从正态分布，得分（均数±标准差）为 72.0±16.2分（表 4-1），VAS 平均分低于全国同期（VAS 评分均值＝80.9 分）。

二、居民健康评价及比较

（一）城乡之间比较

调查显示，农牧区居民在"疼痛/不舒服""行动不便"及"日常活动"3 个健康测量维度上自我评价存在问题的比例高于城镇居民，尤其自觉"焦虑/抑郁"的比例较城镇居民高出近1倍，自我健康评价得分亦低于城镇居民，两者之间差异有统计学意义（$P=0.033$）（表4-1）。

表4-1　调查地区城乡居民自我健康评价及比较

健 康 情 况	城镇	农牧区	合计
行动	8	13.3	12.3
自我照理	4.6	8.5	7.8
日常活动	6.3	13.1	11.9
疼痛/不适	10.2	19.3	17.7
焦虑/抑郁	5.6	11.8	10.7
自评健康得分（$\overline{X}\pm SD$）	72.5±15.8	71.9±16.3	72.04±16.2

说明：t 检验显示各项城乡之间有统计学差异。* 表示有统计学意义，$P<0.05$

（二）性别之间比较

在健康测量5个维度上，女性自觉有问题的比例均高于男性，这一结果与全国统计数据大致相同，尤其是在"疼痛/不适"维度上的差异最为明显，女性比例较男性高6.9%，且女性自我健康评价得分亦低于男性，提示女性总体健康状况不及男性（表4-2）。调查地区居民自我健康评价得分随着年龄的增长而逐年下降，与全国同期水平相比下降的幅度更为明显（图4-1）。

表4-2　调查地区男女性居民健康评价及比较（%）

健 康 情 况	男性	女性	合计
行动能力	10.2	14.2	12.3
自我照理能力	5.9	9.4	7.8
日常活动情况	9.3	14.1	11.9
疼痛/不适	14.0	20.9	17.7
焦虑/抑郁	7.5	13.5	10.7
自评健康得分（$\overline{X}\pm SD$）	74.3±15.5	70.1±16.5	72.0±16.2

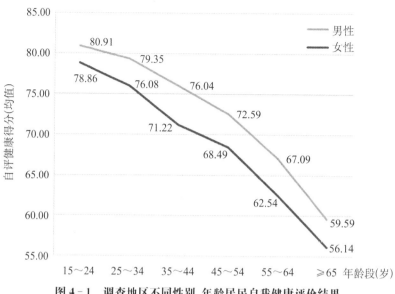

图4-1　调查地区不同性别、年龄居民自我健康评价结果

（三）年龄段之间比较

表4-3所示,15岁以上城乡居民在5个健康测量维度上自觉有问题的比例随着年龄的增长呈增高趋势,尤其在"疼痛/不适""行动不便"和"日常活动"3个测量维度上的表现更加突出,自我健康评价得分则随着年龄增长而逐年降低。

表4-3　调查地区不同年龄段居民自我健康评价及比较(%)

年龄段(岁)	行动能力	自我照理能力	日常活动情况	疼痛/不适	焦虑/抑郁	自评健康得分 $(\bar{X}\pm SD)$
15~24	2.6	2.0	3.0	4.7	2.8	79.9±13.2
25~34	3.1	1.6	3.2	7.4	5.1	77.6±13.3
35~44	6.7	4.1	6.4	13.6	9.0	73.5±15.0
45~54	11.5	5.9	10.6	19.1	12.0	70.4±15.0
55~64	26.0	16.0	23.0	32.1	17.3	64.7±15.9
≥65	42.7	30.2	42.7	46.6	26.8	57.6±16.8

（四）不同文化程度居民健康评价及比较

在被调查者中,"未上过学"居民在5个健康测量维度上自觉有问题的比例均超过70%以上,高于其他组,且自我健康评价得分也明显低于其他组。具有本科及以上学历居民自我健康评价得分高于其他文化程度居民(表4-4)。

表4-4　调查地区不同教育程度居民自我健康评价及比较

文化水平	行动能力	%	自我照理	%	日常活动	%	疼痛/不适	%	焦虑/抑郁	%	自评健康得分($\overline{X}\pm SD$)
未上过学	1 062	75.5	690	77.8	1 047	77.4	1 444	71.7	881	72.4	68.6±16.4
小学	285	20.3	159	17.9	257	19.0	479	23.8	276	22.7	74.9±15.3
中学	47	3.3	29	3.3	39	2.9	79	3.9	50	4.1	78.7±13.9
大专及以上	12	0.9	9	1.0	9	0.7	11	0.5	10	0.8	79.5±12.9
合计	1 406	100	887	100	1 352	100.0	2 013	100	1 217	100	72.0±16.2

(五) 不同就业状况居民健康状况评价及比较

从表4-5可见,从不同就业状况居民自我健康评价结果来分析,首先,调查地区居民在5个健康测量维度上的自我评价均值普遍较低;其次,除了在校生外,"在业"居民健康状况最优,无业人员和失业人员自觉有健康问题的比例较高,且自我健康评价得分也最低。此外,离退休人员的健康问题不容忽视;同时,"疼痛/不适"依然是居民反映较为突出的健康问题。

表4-5　调查地区不同就业状况居民健康状况评价表(%)

就业状况	行动能力	自我照理能力	日常活动情况	疼痛/不适	焦虑/抑郁	自评健康得分($\overline{X}\pm SD$)
在业(包括灵活就业)	8.7	5.4	8.6	14.4	9.4	73.8±15.0
离退休	23.2	14.9	19.7	30.3	18.0	63.1±17.2
在校学生	1.2	1.2	1.8	2.7	0.9	81.5±11.4
失业	26.6	21.6	26.6	28.1	20.9	70.2±19.4
无业	31.8	20.0	29.6	35.8	17.5	61.7±18.1

(六) 不同职业居民健康状况评价及比较

调查结果显示,机关、企事业单位工作人员在"疼痛/不适"和"行动能力"两个健康测量维度上自觉有问题的比例较高。军人在"行动能力""疼痛/不适"和"焦虑/抑郁"3个健康测量维度上自觉有问题的比例较高,但不能排除本次调查因样本量较少对结果的影响(表4-6)。

表4-6　不同职业类型的自我健康评价及比较(%)

职业类型	行动能力	自我照理能力	日常活动情况	疼痛/不适	焦虑/抑郁	自评健康得分($\overline{X}\pm SD$)
机关、企事业单位负责人	12.1	8.5	9.2	17.7	11.3	71.4±16.9
专业技术人员	10.2	8.6	7.0	10.2	3.9	77.1±14.2
办事人员和有关人员	4.9	1.8	4.0	7.5	4.4	77.8±14.1
商业/服务业人员	5.6	1.1	2.8	9.6	4.8	74.3±15.0
农林牧渔水利业生产人员	9.7	6.3	10.0	16.0	10.7	73.4±15.1
生产运输设备操作人员	0.0	0.0	0.0	0.0	6.9	72.9±15.6
军人	10.0	0.0	10.0	10.0	10.0	78.5±16.0
其他	10.3	6.3	8.7	14.0	7.5	71.8±15.7

(七)不同婚姻状况健康评价及比较

本次调查显示,城乡未婚居民在5个健康测量维度及自我健康评价结果均优于其他婚姻状况的居民;相反,丧偶者在5个健康测量维度上自觉有问题的比例较高,且自我健康评价得分相对较低(表4-7)。由此说明,生活压力在一定程度上影响着居民的健康状况。

表4-7　不同婚姻状况居民健康评价及比较(%)

婚姻状况	行动能力	自我照理能力	日常活动情况	疼痛/不适	焦虑/抑郁	自评健康得分($\overline{X}\pm SD$)
未婚	7.3	5.9	8.1	9.5	6.6	77.4±15.3
已婚	11.2	6.6	10.4	16.9	10.2	72.0±15.3
丧偶	36.4	24.3	34.8	42.7	23.9	60.3±18.2
离婚	12.2	7.5	13.6	25.9	15.0	70.8±15.7
其他	5.6	2.8	13.9	19.4	19.4	73.6±13.3

第二节　居民2周患病率

2周患病率是居民医疗卫生服务需要的重要指标。通过对前2周内患病情况的调查,推算分析居民2周患病率。

一、2周患病率

(一) 2周患病率定义

2周患病是指被调查者2周内患有疾病、各种意外所造成的身体损伤、中毒或身体不适。主要从医疗卫生服务需要的角度判断被调查者对疾病的感受。2周患病包括以下内涵:①2周内自觉身体不适,到医疗卫生单位就诊治疗;②2周内自觉身体不适,虽未去就诊,但服用药物或采用推拿按摩、热敷等治疗措施;③2周内自觉身体不适,虽未去就诊治疗,也未采取自服药物或辅助疗法,但因病伤、休工、休学在家或卧床1天及以上者(包括老人明显精神不振、食欲缺乏或婴幼儿异常哭闹、食欲减退等)。凡符合上述情况之一者即认为"2周患病"。

在具体测量上,用每百人2周内患病人数或者例数(人次数)来表示,本章采取后一种定义,又称2周每百人患病人次数,用来表示某一人群的2周患病频率。公式如下。

$$2周患病率 = (2周内患病人次数 / 调查总人口数) \times 100\%$$

(二) 总体情况

本次调查所涉及的14 752居民中,1 558人次报告2周内患病,2周患病率为10.6%,其患病率远低于全国同期水平(24.1%)(表4-8),接近全国1993年的水平(12.8%)。笔者认为,这一结果并不能真实反映调查地区居民的健康状况,更不能得出西藏调查地区居民健康状况优于全国其他省区居民的结论,相反,这恰恰反映了调查地区居民健康意识薄弱,以致"小病扛、大病拖"及当地卫生服务可及性差。

(三) 城乡之间比较

调查结果显示,调查地区城镇居民2周平均患病率为8.5%,城镇居民2周患病率较农牧区居民低2.5%(表4-8),但两者2周患病率均低于全国同期城乡居民的水平。

表4-8　调查地区城乡居民2周患病率比较

患病人数及患病率	农牧区	城镇	合计
2周患病人数(人)	1 347	211	1 558
调查总人口(人)	12 256	2 496	14 752
2周患病率(%)	11.0	8.5	10.6

（四）不同性别之间比较

调查显示，调查地区城乡男、女性居民 2 周患病率不到全国平均水平的一半；男性 2 周患病率低于女性；农牧区女性居民 2 周患病率高于城镇女性居民（表 4 - 9）。

表 4 - 9　调查地区不同性别居民 2 周患病率比较(%)

性别	农牧区	城镇	合计
男	9.5	7.4	9.2
女	12.4	9.3	11.8

（五）不同年龄之间比较

调查显示，调查地区城乡居民 2 周患病率随着年龄的增长而增高，0～4 岁和 5～14 岁两个年龄段的 2 周患病率与全国同期水平相近。65 岁及以上居民的 2 周患病率在本组中最高(20.8%)，但仍低于全国和西部农村同期水平。

除了 45～54 岁城镇居民 2 周患病略率高于农牧区外，其他年龄段农牧区居民的 2 周患病率均高于城镇居民（表 4 - 10），其结果与全国同期城乡居民 2 周患病率完全相反。

表 4 - 10　调查地区不同年龄段居民 2 周患病率比较(%)

年龄段(岁)	农牧区	城镇	合计
0～4	7.0	3.6	6.7
5～14	4.4	1.8	4.0
15～24	5.4	2.3	4.9
25～34	8.1	4.0	7.4
35～44	11.8	9.4	11.4
45～54	14.4	16.8	14.9
55～64	21.3	13.1	19.7
≥65	22.4	13.9	20.8

（六）不同文化程度之间比较

调查显示，"未上过学"的城乡居民 2 周患病率最高(15.1%)，其次是"小学文化程度"的居民(10.8%)。从总体情况来看，呈现文化程度越低，2 周患病率越高的特点（表 4 - 11）。

表 4 - 11　调查地区不同文化程度居民 2 周患病率比较(%)

受教育程度	农牧区	城镇	合计
未上过学	15.0	16.0	15.1
小学	10.6	11.4	10.8
初中	6.5	2.1	5.4
高中	3.0	2.1	2.5
技工学校	16.7	0.0	7.7
中专(中技)	9.1	3.3	4.9
大专及以上	15.4	4.5	6.9

(七) 不同在业状况之间比较

从在业状况分析,居民平均 2 周患病率从高到低依次为无业者、失业者和离退休人员,在校生 2 周患病率最低。无论在业状况如何,农牧区居民的 2 周患病率明显高于城镇居民,不难看出,2 周患病率与在业状况、经济条件、生活水平、文化程度、生活压力、劳动强度、生活习惯、生活方式等因素有关(表 4 - 12)。

表 4 - 12　调查地区不同在业状况居民 2 周患病率比较(%)

在 业 状 况	农牧区	城镇	合计
在业(包括灵活就业)	11.3	10.2	11.2
离退休	29.6	14.9	16.7
在校生	4.3	2.4	3.3
失业	22.9	7.2	15.1
无业	23.6	10.2	18.4

二、2 周患病时间及疾病种类

(一) 2 周患病时间

在本次调查的 2 周患病者中,62.3%为慢性病持续到 2 周内,其比例低于全国同期的 77.2%;31.2%为 2 周内新发疾病,高于全国同期比例。此外,6.5%为急性病 2 周前发病并持续到 2 周内。

在城镇居民 2 周患病者中,慢性病持续到 2 周内的比例为 65.4%,较农牧区高 3.6%,但两者分别低于全国城乡居民慢性病持续到 2 周内的同期比例 (80.4% 和 72.9%),基本接近我国西部地区同期平均水平。城镇居民 2 周内新发病比例较农牧区低 4.3%(表4－13)。

表 4－13　调查地区居民 2 周患病时间(%)

发 病 时 间	农牧区	城镇	合计
2 周内新发	31.8	27.5	31.2
急性病 2 周前开始发病	6.4	7.1	6.5
慢性病持续到 2 周内	61.8	65.4	62.3

(二) 不同疾病 2 周患病率

按照疾病种类划分,2 周内患病位居前 5 位的疾病分别是高血压病、急性鼻咽炎(普通感冒)、急性或慢性胃肠炎、类风湿关节炎、胆石症和胆囊炎,其中,前 3 种疾病的顺位与全国 2013 年 2 周所患疾病病种大致相同,但是,患病率和构成比均明显低于全国同期水平。尽管如此,前 5 位疾病依然是西藏调查地区城乡居民的常见病、多发病(表4－14)。

表 4－14　调查地区居民 2 周患病率(‰)及疾病顺位构成(%)

疾　　病	农牧区		城镇		合计	
	患病率	构成比	患病率	构成比	患病率	构成比
高血压病	30.4	27.7	17.2	20.4	28.2	26.7
急性鼻咽炎(普通感冒)	14.4	13.2	11.2	13.3	13.9	13.2
急、慢性胃肠炎	12.7	11.6	9.6	11.4	12.2	11.6
类风湿关节炎	7.1	6.5	8.4	10.0	7.3	6.9
胆石症和胆囊炎	5.8	5.3	5.2	6.2	5.7	5.4
体征、病状和不明确情况	4.4	4.0	0.8	0.9	3.8	3.6
肾炎和肾变病	3.7	3.3	3.6	4.3	3.7	3.5
其他消化系统疾病	3.8	3.4	0.4	0.5	3.2	3.0
其他类型心脏病	2.4	2.2	4.0	4.7	2.6	2.5
肺炎	2.9	2.7	0.4	0.5	2.5	2.4
其他运动系统疾病	1.6	1.4	1.6	1.9	1.6	1.5

疾　病	农牧区		城镇		合计	
	患病率	构成比	患病率	构成比	患病率	构成比
消化性溃疡	1.6	1.4	0.8	0.9	1.4	1.3
骨折	1.5	1.3	0.4	0.5	1.3	1.2
贫血	1.2	1.1	1.2	1.4	1.2	1.2
急性咽、喉、扁桃体和气管等上呼吸道感染	1.2	1.1	0.8	0.9	1.2	1.1
流行性感冒	1.1	1.0	1.6	1.9	1.2	1.1
结核病	0.8	0.7	2.0	2.4	1.0	1.0
其他原因	1.1	1.0	0.4	0.5	0.9	0.9
牙齿疾病	1.1	1.0	0.0	0.0	0.9	0.9
其他疾病(构成比<1%)	11.1	10.1	14.8	17.5	11.7	11.1

三、2周患病严重程度

疾病严重程度除被调查者描述相关情况之外,通过2周患病的天数、卧床天数、15～64岁在业人口休工天数和休工率等指标加以反映。

(一)2周患病严重程度

调查显示,在2周患病者中,21.0%的患者认为自己所患疾病严重,58.3%的患者认为一般,20.7%的患者认为不严重。其中,在城镇居民2周患病者中认为自己所患疾病严重所占比例低于农牧区2周患病者(表4-15)。

表4-15　调查地区2周患病严重程度及构成(%)

严重程度	城镇	农牧区	合计
不严重	20.9	20.6	20.7
一般	61.2	57.1	58.3
严重	17.9	22.3	21

(二)千人口2周患病天数

根据《2010中国卫生统计年鉴》定义:

每千人患病天数 =（调查前 2 周内病人患病天数之和／调查人数）×1 000

每千人休工天数 =（调查前 2 周内病人因病休工天数之和／调查人数）×1 000

每千人休学天数 =（调查前 2 周内学生因病休学天数之和／调查人数）×1 000

每千人卧床天数 =（调查前 2 周内病人因病卧床天数之和／调查人数）×1 000

调查地区城乡居民每千人口 2 周患病天数 888 天,城镇平均 507 天,农村平均 966 天(表 4 - 16)。无论城镇居民,还是农牧区居民,每千人 2 周患病天数远远低于全国同期水平。但这并不能说明调查地区居民所患疾病程度轻或恢复速度快。相反,不少居民,尤其是农牧区居民迫于经济压力,等不到病情痊愈就主动出院。

表 4 - 16　调查地区居民每千人口 2 周患病天数

比 较 项 目	农牧区	城镇	合计
患病天数	11 841	1 266	13 107
城乡人口数	12 256	2 496	14 752
千人口 2 周患病天数	966	507	888

进一步分析发现,在不同年龄组中,5～14 岁年龄组每千人口 2 周患病天数最短,25 岁以后随年龄的增长每千人口 2 周患病天数也随之增加,65 岁及以上每千人口 2 周患病天数最长(表 4 - 17)。

表 4 - 17　调查地区不同年龄段居民每千人口 2 周患病天数

调查人数和患病天数	年龄段(岁)							
	0～4	5～14	15～24	25～34	35～44	45～54	55～64	≥65
2 周患病天数	589	473	649	1 373	2 171	2 846	2 307	2 699
调查人数	1 381	1 921	1 791	2 514	2 322	2 308	1 263	1 252
每千人口 2 周患病天数	427	246	362	546	935	1 233	1 827	2 156

(三) 2 周患病卧床情况

调查地区居民 2 周患病平均卧床率为 2.1%,略低于全国同期的 2.79%;城乡居民因病卧床率分别为 1.2% 和 2.3%,两者卧床率均略低于全国同期水平(2.5% 和 3.07%)(表 4 - 18)。

表 4‑18　调查地区居民 2 周患病卧床率

2 周患病卧床率	农牧区	城镇	合计
卧病人数	286	29	315
城乡分别人数	12 256	2 496	14 752
卧病率(%)	2.3	1.2	2.1

从 2 周患者卧床天数来看,调查地区农牧区居民 2 周患病卧病天数长于城镇居民;调查地区城乡居民每千人口 2 周患病平均卧床天数不仅低于全国同期的平均天数(169 天),而且也分别低于全国同期的城乡居民 2 周患病卧床天数(156 天和 181 天)(表 4‑19)。

表 4‑19　调查地区不同年龄居民 2 周患病卧床天数

调查人数和卧床天数	农村	城市	合计
卧床天数	2 000	184	2 184
调查人数	12 256	2 496	14 752
2 周患病卧床天数	163	74	148

(四) 休工情况

数据显示,调查地区城乡居民 2 周患病休工率为 2.4%,与全国 2013 年水平(2.3%)相当;但是,西藏城镇居民休工率为 14.3%,不仅明显高于农牧区居民休工率(2.9%),也高于全国同期城市居民平均休工率(1.64%)。这可能与本次调查的城镇居民中包含部分党政机关和企事业单位工作人员有关。

调查地区居民 2 周患病平均休工天数为 206 天,其中,城市居民休工天数为 90 天,而农村居民为 229 天。从总体情况看,调查地区居民因病休工天数多于国家 2013 年调查天数(141 天),如城乡分别分析,城镇居民比全国休工天数少 4 天,农牧区居民则多 52 天(表 4‑20)。

表 4‑20　调查地区居民每千人口 2 周患病休工天数

调查人数和患病天数	农牧区	城镇	合计
休工天数	2 808	225	3 033
调查人数	12 256	2 496	14 752
每千人口 2 周患病休工天数	229	90	206

综上所述,农牧区2周患病休工率虽低于城镇,但每千人口2周患病休工天数多于城镇,表明城镇2周患病即便休工也能通过适当休息或治疗在较短时间内使身体恢复。而农牧区居民一旦因患病需要休工时,表明病情往往较复杂或已经较为严重。

第三节 居民慢性病患病情况

调查城乡居民慢性病患病情况旨在了解居民卫生服务需求。本次调查对象均为15岁及以上城乡居民。慢性病被定义为被调查者在调查前半年内被医生确诊,并时有发作而曾采取过治疗措施(如服药、理疗等)的"疾病"。包括慢性传染病和慢性非传染病。需要说明的是,通过问询调查获得的慢性病患病率通常低于流行病学调查结果。

一、15岁以上慢性病患病率

(一)慢性病患病率定义

对慢性病患病率的概念一般有两种阐释:①调查前半年内患病人数与15岁以上调查总人数之比;②调查前半年内患病例数与15岁以上调查总人数之比。本节慢性病患病率采用了概念①。

(二)总体情况

本次被调查的15岁以上城乡居民中,半年内各类慢性病的患病人数为749人,共计4 626例,经分别按发病人数和发病例数计算,调查地区居民慢性病总患病率分别为32.9%和40.6%。根据两种不同计算方法计算,调查地区15岁以上城镇居民慢性病总患病率分别为20.7%和25.4%,低于全国同期的26.3%和36.7%,而农牧区居民慢性病患病率分别为35.5%和43.8%(表4-21),高于全国同期农村居民慢性病患病率(22.7%和29.5%)。无论采用何种方法计算,调查地区居民慢性病总患病率均高于全国同期水平,尤其是农牧区更为明显,说明西藏农牧区居民的慢性病负担较重。

表4-21 调查地区居民慢性病患病率(%)

不同算法下的患病率	农牧区	城镇	合计
按患病人数计算慢性病患病率	35.5	20.7	32.9
按患病例数计算慢性病患病率	43.8	25.4	40.6

(三) 不同年龄段之间比较

无论是在城镇,还是在农牧区,慢性病患病率均随年龄的增长而增高,其中,65 岁及以上居民中慢性病总患病率达到 60% 以上,城、乡分别为 44.8% 和 64.2%。表明农牧区 65 岁及以上老年人的健康状况明显不如城镇老年人,与全国同期调查结果大致相同(表 4 - 22)。

表 4 - 22　调查地区不同年龄段居民慢性病患病率(%)

年龄段(岁)	农牧区	城镇	合计
15~24	11.0	4.5	10.0
25~34	20.4	9.0	18.6
35~44	34.2	16.1	31.1
45~54	45.4	25.1	41.6
55~64	57.6	35.0	53.0
≥65	64.2	44.8	60.6
合计	35.5	20.7	32.9

(四) 不同性别之间比较

从总体情况来看,在调查地区女性居民中慢性病患病率高于男性,与全国同期调查结果大致相同。其中,调查地区农牧区男、女性居民慢性病患病率高于城镇,其结果与全国同期调查结果完全相反,而在农牧区女性居民慢性病患病率高于男性,与全国调查结果相同;城镇男、女性之间无明显差别(表 4 - 23)。

表 4 - 23　调查地区不同性别居民慢性病患病率(%)

性别	农牧区	城镇	合计
男	31.0	20.9	29.3
女	39.6	20.4	36.0

二、主要慢性病患病率及其构成

(一) 高血压病患病率

1. 总体情况　通过调查,15 岁以上居民高血压病患病率为 15.7%,略高于国家同期水平(14.2%),其中,城镇 15 岁以上居民高血压病患病率为 9.6%,农牧区居民为 17.0%。结果显示,调查地区农牧区居民高血压病患病率明显高于城镇居民,且高出全国平均水平 4.8%,相反,城镇居民高血压病患病率低于全国同期水平(16.2%),后者可能与本次调查的范围及城镇居民样本量相对较少有关。

2. 不同性别年龄高血压病患病率　在本次调查的 15 岁以上居民中,高血压病患病率在男女之间无明显差异,但均高于全国同期男、女性居民高血压病患病率(男 13.6%、女 14.9%)。

如表 4-24 所示,被调查的 15 岁以上农牧区男、女性居民高血压病患病率明显高于城镇;从总体趋势来看,无论是在城镇,还是在农牧区,高血压病患病率随年龄增长而增高,尤其是超过 45 岁以上,这一趋势更加明显(表 4-24)。

表 4-24　调查地区不同性别、年龄高血压病患病率(%)

性别	户口性质	年龄段(岁)						合计
		15～24	25～34	35～44	45～54	55～64	≥65	
男	农牧区	3.4	6.6	13.1	21.4	34.4	41.0	16.5
	城镇	0.0	4.4	7.5	11.8	22.2	28.0	11.1
	合计	2.8	6.3	12.3	19.9	32.0	38.1	15.6
女	农牧区	2.4	4.3	11.5	24.8	33.6	42.6	17.4
	城镇	0.0	1.4	4.9	11.7	19.6	17.9	8.3
	合计	2.0	3.8	10.1	22.0	30.7	38.8	15.7
合计	农牧区	2.9	5.4	12.2	23.2	34.0	42.0	17.0
	城镇	0.0	2.7	6.0	11.7	20.8	23.0	9.6
	合计	2.4	5.0	11.2	21.0	31.3	38.5	15.7

本次调查结果与 2010 年古桑拉姆等报道的 15～89 岁西藏世居藏族农牧民 2 477 人的高血压病总患病率结果十分相近(总患病率 14.9%,其中女性 16.12%、男性 13.16%)。

3. 高血压病患者 2 周就诊情况　在调查地区居民中,高血压病患者 2 周就诊比例为 36.8%,其中城镇为 38.9%,略高于农牧区(36.5%);女性高血压病患者 2 周就诊比例为 43.0%,明显高于男性(28.5%)。

(二) 糖尿病患病率

在调查地区 15 岁以上居民中,糖尿病患病率为 4‰,均低于全国 2003 年(7‰)及同期调查水平(3.5‰)。

1. 城乡之间比较　在城镇居民中,男、女性糖尿病患病率分别为 17‰和 10‰,均明显高于农牧区男、女性患病率 3.0‰和 4‰。

2. 不同性别、年龄之间比较　调查地区城乡男、女性居民糖尿病患病率分别为 5.0‰ 和 4.0‰,其中,城镇男性居民糖尿病患病率较农牧区男性居民高出 14‰。从年龄上分析,无论是在城镇,还是在农牧区,45 岁以上居民糖尿病患病率呈逐年上升趋势(表 4-25)。

表 4-25　调查地区不同性别、年龄糖尿病患病率(‰)

| 性别 | 户口性质 | 年龄段(岁) | | | | | | 合计 |
		15~24	25~34	35~44	45~54	55~64	≥65	
男	农牧区	1.0	0.0	0.0	3.0	11	10	3.0
	城镇	0.0	0.0	6.0	35	51	17	17
	合计	1.0	0.0	1.0	8.0	19	11	5.0
女	农牧区	0.0	2.0	4.0	4.0	6.0	8.0	4.0
	城镇	0.0	0.0	0.0	8.0	7.0	18	4.0
	合计	0.0	2.0	3.0	5.0	6.0	10	4.0
合计	农牧区	1.0	1.0	2.0	4.0	8.0	9.0	3.0
	城镇	0.0	0.0	2.0	18	27	17	10
	合计	1.0	1.0	0.6	12	10	4.0	

三、其他慢性病患病率

在调查地区居民中其他常见的前 5 种慢性病分别是类风湿关节炎、急(慢)性胃肠炎、胆石症或胆囊炎、高血压病或其他类型心脏病,以上疾病占总患病率的 61.2%。除了上述慢性疾病之外,慢性阻塞性肺病(COPD)、慢性支气管炎、血液和造血器官疾病、慢性鼻咽炎(普通感冒)、骨折、下肢静脉曲张、先天异常、颈(腰)椎疾病、慢性咽喉炎、耳和乳突疾病、角膜疾病、贫血、皮肤病、青光眼、急性心肌梗死、寄生虫病、肾盂肾炎、运动系统疾病、肝脏肿瘤和甲状腺功能亢进等疾病的报告率也较高(表 4-26)。

表 4-26　调查地区居民多发慢性病患病率及其构成(%)

| 顺位 | 慢　性　病 | 农牧区 | | 城镇 | | 合计 | |
		患病率	构成	患病率	构成	患病率	构成
1	类风湿关节炎	5.4	17	3.3	17.1	5.0	17
2	急(慢)性胃肠炎	5.0	15.6	2.1	10.9	4.5	15

续　表

顺位	慢 性 病	农牧区		城镇		合计	
		患病率	构成	患病率	构成	患病率	构成
3	胆石症和胆囊炎	3.8	11.9	3.1	16.3	3.7	12.4
4	高血压病	3.1	9.7	1.2	6.2	2.8	9.3
5	其他类型心脏病	2.2	7.1	1.7	8.8	2.2	7.5
6	肾炎和肾变病	1.8	5.6	0.5	2.8	1.6	5.3
7	结核病	1.4	4.5	0.5	2.8	1.3	4.3
8	消化性溃疡	0.6	2	0.2	1.3	0.7	2.2
9	肺炎	0.7	2.2	0.2	1.3	0.6	2.1
10	其他消化系统疾病	0.6	1.9	0.5	2.8	0.6	2.0
11	体征、症状和不明确情况	0.6	1.7	0.4	2.1	0.5	1.8
12	慢性肝病和肝硬变	0.5	1.6	0.4	2.1	0.5	1.6
13	慢性风湿性心脏病	0.6	1.9	0.4	2.3	0.5	1.6
14	循环系统疾病	0.4	1.4	0.4	2.3	0.4	1.5
15	乙型肝炎	0.4	1.3	0.1	0.8	0.4	1.2
16	女性生殖器官疾病	0.3	1.0	0.1	0.8	0.3	1.0
17	运动系统疾病	0.3	0.9	0.2	1.0	0.3	0.9
18	眼及附属器疾病	0.3	0.9	0	0.3	0.2	0.8
19	神经系统疾病	0.2	0.8	0	0	0.2	0.7
20	缺血性心脏病	0.1	0.3	0.6	3.4	0.2	0.7
21	心绞痛	0.2	0.7	0.1	0.5	0.2	0.7
22	肺源性心脏病	0.2	0.6	0.1	0.8	0.2	0.6
23	慢性咽、喉、扁桃体和气管等上呼吸道感染	0.2	0.5	0.1	0.8	0.2	0.6
24	癫痫	0.2	0.5	0.2	1.0	0.2	0.6
25	泌尿系统结石	0.2	0.5	0	0.3	0.1	0.5
26	阑尾疾病	0.1	0.5	0	0.3	0.1	0.4
27	先天性心脏病	0.1	0.4	0.1	0.5	0.1	0.4
28	其他呼吸系统疾病（含急性下呼吸道感染）	0.1	0.4	0.1	0.5	0.1	0.4
29	白内障	0.1	0.5	0	0.3	0.1	0.4
30	甲型肝炎	0.1	0.3	0	0	0.1	0.3
31	其他	1.9	6	1.8	9.6	1.9	6.2

第四节　小　结

（1）调查地区居民在 5 个健康测量维度上自觉有问题的比例均远高于全国 2013 年城乡居民健康评价平均水平；5 个健康测量维度自觉有问题的比例随着年龄增长呈上升趋势，女性健康评价得分低于男性。

（2）调查地区居民 2 周患病率为 10.6%，远低于全国同期水平（24.1%）；城镇居民 2 周患病率低于农牧区居民；男性 2 周患病率低于女性；农牧区女性居民 2 周患病率高于城镇女性居民；在城镇居民 2 周患者中，慢性病持续至 2 周内的比例占 65.4%。

（3）2 周内所患疾病位居前 5 位的分别是高血压病、急性鼻咽炎（普通感冒）、急（慢）性胃肠炎、类风湿关节炎、胆石症和胆囊炎。其中，前 3 种疾病的顺位与全国 2013 年调查结果大致相同，但是患病率和构成比均明显低于全国同期水平。

（4）在调查地区城乡居民中，每千人口 2 周患病天数远低于同期全国水平；在不同年龄组中，5～14 岁年龄组每千人口 2 周患病天数最短，25 岁以上居民随年龄的增长每千人口 2 周患病天数随之上升，65 岁及以上每千人口 2 周患病天数最长；调查地区居民每千人口 2 周患病率、2 周内卧床率均略低于全国城乡同期水平，而休工天数却高于全国水平。

（5）调查地区 15 岁以上城镇居民慢性病总患病率低于全国同期水平，而农牧区居民慢性病患病率高于全国农村居民同期慢性病患病率。

（6）被调查的 15 岁以上居民中，不同性别之间高血压病患病率无明显差异，但均高于全国同期高血压病患病率，其患病率随年龄增长而增高，尤其是超过 45 岁以上这一趋势更加明显。

（7）调查地区 15 岁以上居民糖尿病患病率为 4.0%；城镇男性居民糖尿病患病率较农牧区男性居民高出 14‰；45 岁以上居民糖尿病患病率呈逐年上升趋势。

（8）在调查地区居民中患病率较高的前 5 种慢性疾病分别是类风湿关节炎、慢性胃肠炎、胆石症或胆囊炎、高血压病和其他类型心脏病，以上疾病占总患病率的 61.2%。

第五章
居民医疗服务需求和利用

本章通过对调查地区居民 2 周患病治疗、门诊服务利用及住院服务利用情况的了解，系统描述和反映居民的医疗服务需求、利用情况。

第一节　居民门诊服务利用情况

一、2 周就诊率及其概念

2 周就诊率是指每百人口（或每千人口）中 2 周内因病或身体不适寻求各级医疗机构治疗服务的人次数，是描述卫生服务利用情况、评价卫生服务社会效益和测算经济效益的重要指标之一。2 周患病治疗情况包括 2 周内就诊、延续 2 周前治疗、自我医疗和未采取任何治疗措施等情况。2 周就诊是指因疾病或损伤发生在 2 周内到医疗卫生机构就诊；延续 2 周前治疗指调查前 2 周发现病例在调查 2 周内正在延续 2 周前的治疗情况，主要是指如服药、理疗等；自我医疗指调查 2 周内就诊，自己进行了治疗；未治疗即 2 周内未采取任何治疗。

二、总体情况

本次被调查的 1 558 例患者中，57.1% 居民曾到医疗机构就诊过，这一比例远低于全国同期比例（84.4%）。其中，51.5% 的患者 2 周内就过诊，5.6% 为 2 周前就诊治疗延续至 2 周内；21.7% 采取了自我医疗；19.8% 的患者未采取任何治疗措施，其比例明显高于全国同期水平（表 5-1）。种种迹象表明，在调查地区居民中"小病扛、大病拖"的现象极为普遍，笔者认为，这主要与居民健康意识淡薄有关。

表 5-1　调查地区居民 2 周患病治疗情况及构成(%)

治疗情况	全国	西藏调查地区		
		城镇	农牧区	合计
就诊	84.4	55.4	57.4	57.1
2 周内就诊	37.2	46.9	52.2	51.5
2 周前就诊	47.2	8.5	5.2	5.6
未就诊	15.6	44.6	42.6	42.9
自我医疗*	14.1	30.8	20.3	21.7
未治疗	1.4	13.3	20.9	19.8

说明：*城镇、农牧区和合计分别有 1 个、20 个、21 个观察值缺失

三、差异分析

(一) 城乡之间比较

调查结果显示,调查地区居民 2 周就诊率为 9.9%,其中,城镇为 7.8%,农牧区为 10.4%,两者均低于全国同期水平,甚至低于我国西部地区农村同期水平。相比之下,调查地区农牧区居民就诊率略高于城镇,这与全国以及中、东、西部地区同期调查结果完全相反(表 5-2)。

表 5-2　调查地区居民 2 周就诊率及其比较

指　标	农牧区	城镇	合计
调查人口数(人)	11 897	2 855	14 752
就诊人数(人)	703	99	802
就诊人次数(人次)	1 237	223	1 460
2 周就诊率(%)	10.4	7.8	9.9
全国 2013 年 2 周就诊率(%)	12.8	13.3	13.0

(二) 性别之间比较

从性别来看,在 1 460 例 2 周患者中,男性 544 人次,女性 916 人次,表明调查地区城乡女性居民 2 周就诊率均高于男性;农牧区女性居民 2 周就诊率也较男性高出 3.5%,城镇女性较男性高 3.2%(表 5-3)。

表 5-3 调查地区不同性别居民 2 周就诊率

指标	调查总数(人)		就诊人次数(人次)		2 周就诊率(%)	
	男性	女性	男性	女性	男性	女性
农牧区	5 774	6 123	467	770	8.1	12.6
城镇	1 273	1 582	77	146	6.0	9.2
合计	7 047	7 705	544	916	7.7	11.9

(三)年龄之间比较

在不同年龄组中,4 岁之前 2 周就诊率较高,在 5~14 岁之间 2 周就诊率有所下降,14 岁以后 2 周就诊率开始上升,到 60 岁以上达到高峰,呈"√"形(图 5-1)这一特点与全国趋势大致相同。

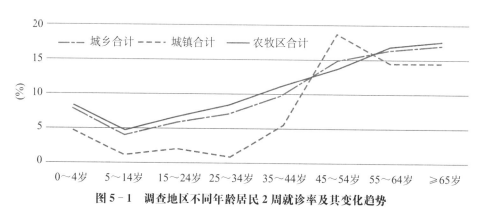

图 5-1 调查地区不同年龄居民 2 周就诊率及其变化趋势

在 34 岁之前,城镇居民的 2 周患病率明显低于农牧区居民,但到了 34 岁以后出现明显的拐点,上升幅度极为显著,45~54 岁一度达到高峰,并高出农牧区居民的 2 周患病率,到 65 岁以后又开始下降,低于农牧区居民(表 5-4)。

表 5-4 调查地区不同年龄居民 2 周就诊率(%)

年龄段(岁)	城镇	农牧区	合计
0~4	4.7	8.3	7.8
5~14	1.1	4.7	4.0
15~24	2.0	6.7	5.8
25~34	0.9	8.4	7.1

续　表

年龄段(岁)	城镇	农牧区	合计
35～44	5.5	11.2	9.9
45～54	18.8	13.6	14.7
55～64	14.5	16.8	16.3
≥65	14.5	17.6	16.9

(四) 不同文化程度之间比较

调查显示,未受过教育者2周就诊率最高(13.5%),其次为小学文化程度人群(10.2%)。在城镇,具有高中文化程度居民2周患病率低于农牧区,其他文化程度2周就诊率在乡镇居民之间无明显差别(表5-5)。

表 5 - 5　调查地区不同文化程度居民 2 周就诊率(%)

受教育程度	城镇	农牧区	合计
未上过学	15.6	13.2	13.5
小学	9.6	10.3	10.2
初中	1.3	6.3	4.8
高中及以上	1.5	8	3.5

(五) 2 周就诊者参保情况及比较

在农牧区,参加新型农村合作医疗的居民(参保率)为90.3%,而在城镇居民中参加新型农村合作医疗的居民(参保率)仅为7.6%;在2周就诊的城镇居民中,多数参加了城镇居民医疗保险;而党政机关和事业单位工作人员则参加了城镇职工医疗保险。此外,在2周就诊的城乡居民中,参加其他社会医保者仅占7%(表5-6)。

表 5 - 6　调查地区 2 周就诊者中参加不同医疗保险情况统计(%)

医 保 类 型	城镇	农牧区	合计
城镇职工医疗保险	32.7	0.3	4.7
城镇居民医疗保险	62.6	0.9	9.2
新型农村合作医疗	7.6	90.3	79.1
其他社会医保	0.9	3.9	7

（六）不同疾病 2 周就诊率

在本次调查中,2 周就诊位居前 5 位疾病依次为感冒、急(慢)性胃肠炎、高血压病、胆石症(胆囊炎)和类风湿关节炎。在城乡居民中,除了类风湿关节炎和高血压外,其他疾病的就诊顺位与 2 周内所患疾病顺位完全一致(表 5-7)。

表 5-7 调查人口 2 周就诊率前 10 位疾病

序号	农牧区		城镇		合计	
	疾病名称	就诊率(%)	疾病名称	就诊率(%)	疾病名称	就诊率(%)
1	感冒	15.2	感冒	13.1	感冒	15.0
2	急(慢)性肠炎	14.2	急(慢)性胃肠炎	13.1	急(慢)性胃肠炎	14.1
3	高血压病	12.9	类风湿关节炎	9.1	高血压病	12.2
4	胆石症(胆囊炎)	8.0	胆石症(胆囊炎)	9.1	胆石症(胆囊炎)	8.1
5	类风湿关节炎	6.1	高血压病	7.1	类风湿关节炎	6.5

四、2 周就诊及相关情况

（一）首选医疗机构

从调查地区居民 2 周就诊首选医疗机构情况来看,多数选择就近的基层医疗卫生机构[卫生室、卫生所社区卫生服务中心(站)或乡镇卫生院],占总数的 62.6%,其次为县级医院,其结果与全国同期调查结果相近。在城镇,患者首次就诊选择卫生室、街道卫生所、社区卫生服务中心(站)、个体诊所等基层医疗机构的比例均不足 30%,而选择县、地(市)级及以上医院的比例明显高于农牧区居民;在农牧区,患者首次就诊选择医疗机构依次为卫生室(诊所)及乡镇卫生院,选择县级及以上医疗机构的比例仅为 8.6%。不难看出,城乡居民在首选医疗机构上存在较大差异(表 5-8)。

表 5-8 调查地区城乡居民 2 周就诊医疗机构选择及比较(%)

首诊机构	城镇	农牧区	合计
诊所卫生室、站	29.3	32.3	31.9
卫生院、社区卫生服务中心	7.1	34	30.7
县级医院	27.3	25	25.3
地(市)级医院	14.1	4.8	6

首 诊 机 构	城镇	农牧区	合计
自治区级医院	13.1	1.4	2.9
其他	9.1	2.4	3.2

（二）就诊治疗方式

在调查地区城乡居民中，2周就诊过程中输液治疗的比例高达47.6%，且在城乡之间几乎无差异（$P>0.05$，其比例远高于全国同期比例（29.6%）；在城乡居民2周就诊者中，选择藏医、藏药诊治的占44.2%，高于全国选择中医中药的同期比例（10.8%）；在城镇居民中，选择藏医、藏药进行诊治的比例高达（40.4%），其比例高于农牧区（27.3%）（$P<0.05$）（表5-9）。以上情况说明，传统藏医、藏药在当地居民中受到推崇。

表5-9　调查地区居民2周就诊治疗方式选择（%）

治 疗 方 式	农牧区	城镇	合计
输液利用率	47.7	46.9	47.6
藏医利用率	39.3	79.6	44.2
藏医院就诊率	23.2	46.9	26.1
综合医院藏医科就诊率	16.1	32.7	18.2

（三）2周未就诊情况

2周未就诊是指2周内因病未去医疗机构就诊的例数与2周患病总例数之比，该指标主要反映了2周内卫生服务利用情况。

1. 城乡之间比较　本次调查城乡居民2周未就诊的比例为48.5%，远高于全国同期就诊比例（27.3%）。其中，城镇居民因病未去就诊的比例高于农牧区。

2. 不同性别之间比较　从总体情况来看，在调查地区居民中，男性居民2周未就诊比例高于女性居民，在城镇男性居民中2周未就诊的比例较农牧区居民高出近10%（表5-10）。

表5-10　调查地区不同性别居民2周因病未就诊比例（%）

性　　别	农牧区	城镇	合计
男性	50.3	59.5	51.5
女性	46.0	48.8	46.4

性　　别		农牧区	城镇	合计
合计	西藏	47.8	53.1	48.5
	全国	22.0	32.9	27.3

3. 不同年龄之间比较　调查结果显示,5 岁以下 2 周未就诊比例最低,65 岁以上所占比例最高,尤其是在农牧区居民中,2 周内因病未就诊的比例随年龄增高而增加,而在城镇居民中 15～54 岁居民 2 周未就诊比例均高于农牧区居民,但 55 岁以后农牧区居民该比例高于城镇居民(表 5 - 11)。

表 5 - 11　调查地区年龄别 2 周患病未就诊比例(%)

年龄段(岁)	城镇	农牧区	合计
0～4	0	25.3	23.9
5～14	33.3	28.6	28.9
15～24	57.1	36.3	37.9
25～34	81.3	45.0	48.1
35～44	68.4	49.8	52.5
45～54	52.1	50.6	50.9
55～64	44.1	54.7	53.2
≥65	43.8	56.8	55.2

(四) 2 周未就诊原因

根据患者报告,在 2 周未就诊的原因中,认为病情较轻的列首位,但其比例明显低于全国同期水平,在城镇居民中报告病情较轻的比例高于农牧区;其次为没有时间;经济困难位列第三,其比例明显高于全国同期比例。农牧区这一比例高于城镇,提示没有时间和经济困难构成调查地区镇乡居民有病而未就诊的重要原因(表 5 - 12)。

表 5 - 12　调查地区居民 2 周未就诊原因(%)

未就诊原因	全国 2013 年调查	城镇	农牧区	合计
病情较轻	69.8	35.1	26.7	27.8
经济困难	7.6	11.7	16.7	16.0

未就诊原因	全国 2013 年调查	城镇	农牧区	合计
就诊麻烦	5.2	2.1	5.2	4.8
没有时间	4.5	28.7	27.0	27.2
其他原因	13.0	22.4	24.3	24.1

(五) 2 周就诊医疗负担

2 周就诊医疗负担是指在 2 周内因病就诊产生费用中居民自己承担的部分〔不包括报销及(或)个人医疗账户中支出的部分〕。在调查地区 2 周就诊者中，797 人次平均个人负担就诊费 499.5 元，其中城镇居民平均负担 653.2 元，农牧区居民为 477.6 元。

(六) 2 周患病自我医疗

自我医疗是指 2 周因病未去医疗机构就诊，而是自行服药或采取其他措施对病伤进行治疗的情况。自我医疗比例是指每百名 2 周病例中采取自我医疗的例数。在调查地区居民中，2 周患病自我医疗比例为 37.2%，其中城镇居民自我医疗比例高于农牧区居民，城乡之间差异有统计学意义($P<0.05$)。自我医疗的方式几乎均为使用药物，在城乡居民不同性别之间自我医疗比例相近，无统计学意义($P>0.05$)。

第二节　居民住院服务利用情况

一、住院率

住院率是指 1 年内每百人中住院次数，即自调查之日前 12 个月内，每百名被调查者中住院次数，用每百人口(或每千人口)年住院人次数表示。该指标反映居民对医疗卫生机构住院服务的利用频率，是衡量卫生服务利用的重要指标之一，也是评价卫生服务社会效益和测算经济效益的关键指标。

(一) 整体情况

调查地区城乡居民总住院率为 6.7%，低于全国同期住院率。由此说明，调查地区居民对卫生服务的利用率较低(表 5-13)。

表 5 - 13　调查地区居民住院率统计

指　　标	农牧区	城镇	合计
调查人口总数(人)	11 897	2 855	14 752
住院人数(人)	749	111	860
住院人次数(人次)	861	127	988
住院率(%)	7.2	4.4	6.7
全国 2013 年住院率合计	9.0	9.1	9.0

(二) 城乡之间比较

调查显示,在城乡居民中,除了 55~64 岁年龄段外,其他所有年龄段农牧区居民住院率高于城镇居民,尤其是农牧区女性居民住院率高于城镇女性。

(三) 不同性别之间比较

调查结果显示,城乡女性居民住院率略高于男性(表 5 - 14),其结果与全国同期调查相反,但差别不明显。

表 5 - 14　调查地区不同性别年住院率(%)

性别	城镇	农牧区	合计
男性	4.0	5.4	5.2
女性	4.8	8.9	8.1

(四) 不同年龄之间比较

从图 5 - 2 可见,调查地区不同年龄段住院率与全国同期相比存在明显差异。调查地区 5~14 岁年龄段居民住院率最低,15~54 岁居民平均住院率变化

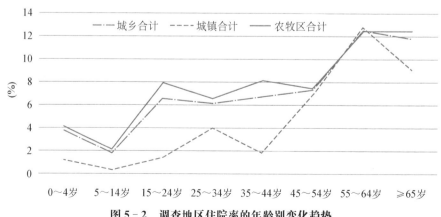

图 5 - 2　调查地区住院率的年龄别变化趋势

趋势平稳,55~64岁居民住院率最高。总体而言,调查地区45岁以上居民住院率随年龄增长而呈递增趋势(表5-15)。

表5-15 调查地区不同年龄城乡居民住院率统计(%)

年龄段(岁)	城镇	农牧区	合计
0~4	1.2	4.1	3.8
5~14	0.3	2.1	1.8
15~24	1.4	7.9	6.6
25~34	4.0	6.5	6.1
35~44	1.8	8.1	6.7
45~54	6.9	7.4	7.3
55~64	12.8	12.4	12.5
≥65	9.0	12.5	11.8

(五) 不同文化程度之间比较

在15岁以上不同文化程度居民中,"未上过学"的住院率最高,呈现出文化程度越低,住院率越高的特点(表5-16)。

表5-16 调查地区不同文化程度居民住院率比较(%)

受教育程度	城镇	农牧区	合计
未上过学	6.9	10.1	9.7
小学	5.0	6.3	6.0
初中	4.2	6.0	5.5
高中及以上	4.0	7.0	4.9

(六) 不同疾病住院率

调查地区居民因病住院的前5位的疾病为胆结症和胆囊炎、急(慢)性胃肠炎、高血压病、类风湿关节炎和骨折。可见胆道系统及胃肠道疾病依然是影响城乡居民健康的主要常见病和多发病。调查地区居民因病住院的前5位疾病与全国同期调查结果有所差别。此外,住院位列前5位疾病及其顺位在调查地区城乡居民之间也有所不同,在城镇依次为胆石症和胆囊炎、类风湿关节炎、糖尿病、急(慢)性胃肠炎和类心脏病,而在农牧区则依次为急(慢)性胃肠炎、胆石症和胆囊炎、高血压病、骨折和阑尾疾病(表5-17)。

表 5 - 17　调查地区居民不同疾病住院率及比较

序号	农牧区			城镇			合计		
	疾病名称	住院率(%)	构成比(%)	疾病名称	住院率(%)	构成比(%)	疾病名称	住院率(%)	构成比(%)
1	急(慢)性胃肠炎	10.0	8.4	胆石症和胆囊炎	13.3	11.7	胆石症和胆囊炎	9.4	8.0
2	胆石症和胆囊炎	8.9	7.5	类风湿关节炎	10.2	9.0	急(慢)性胃肠炎	9.4	8.0
3	高血压病	7.3	6.1	糖尿病	7.1	6.3	高血压病	6.4	5.5
4	骨折	5.7	4.8	急(慢)性胃肠炎	6.1	5.4	类风湿关节炎	5.7	4.9
5	阑尾疾病	5.6	4.7	其他类型心脏病	6.1	5.4	骨折	5.2	4.4
6	类风湿关节炎	5.1	4.3	阑尾疾病	3.1	2.7	阑尾疾病	5.2	4.4
7	肾炎和肾病变	4.4	3.7	其他消化系统疾病	3.1	2.7	肾炎和肾病变	4.1	3.5
8	肺炎	3.7	3.1	下肢静脉曲张	3.1	2.7	肺炎	3.4	2.9
9	结核病	3.3	2.8	子宫颈恶性肿瘤	3.1	2.7	其他类型心脏病	3.1	2.7
10	其他消化系统疾病	2.9	2.4	肠梗阻	2.0	1.8	结核病	2.8	2.4

二、住院治疗情况

从住院原因、住院医疗机构的选择、平均住院天数和住院治疗方式的选择 4 个方面对住院治疗情况进行综合描述。

(一) 住院原因及其构成

在调查地区居民住院原因中,因患疾病住院占首位,其次分别为正常分娩、损伤或中毒。住院原因及其构成与全国 2013 年调查结果大致相同,但不同的是调查地区因疾病或损伤住院的比例略低于全国平均水平(86.2%),而因正常分娩住院比例较全国同期高出 4.5%,这与近年来西藏自治区为了降低"两个死亡率",出台鼓励农牧区孕产妇到医院分娩的相关优惠政策有关。正是这一原因,在农牧区,分娩住院的患者比例高于城镇患者,而因疾病住院的患者比例低于城镇患者(表5-18)。

表5-18 调查地区居民住院原因及构成(%)

原因	城镇	农牧区	合计
疾病	79.3	74.6	75.2
损伤中毒	4.5	6.4	6.2
分娩	13.5	15.1	14.9
其他*	2.7	3.9	3.7

说明:*包括计划生育、健康体检、康复及其他原因

(二)住院医疗机构的选择

从调查地区城乡居民选择住院医疗机构情况来分析,绝大多数因病需要住院者多倾向于选择大医院,依次为县级医院、地(市)级医院或自治区级医院,只有少数居民选择乡镇卫生院/社区卫生服务中心(站)。这一情况不仅与调查地区居民首次就诊地选择有较大的差别,且与全国同期居民住院地选择存在明显差别。从城乡之间比较发现,农牧区居民需要住院时50%以上选择县级医院,其次为地(市)级医院,选择到自治区级医院住院的比例只有7.7%;而在城镇,一旦需要住院时多数优先选择自治区级医院,其比例明显高于农牧区居民(表5-19)。

表5-19 调查地区居民选择住院机构情况及构成(%)

住院单位	全国	城镇	农牧区	合计
卫生院/社区中心	21.0	6.3	11.1	10.5
县医院	51.6	27.9	53.8	50.5
地(市)医院	17.9	22.5	25.0	24.7
自治区级医院	7.3	36.9	7.7	11.5
其他	2.2	6.3	2.4	2.9

(三)平均住院天数

调查地区居民住院患者平均住院天数为18.46天,比全国同期住院天数(6.86天)多出1倍以上。其中,城镇居民患者平均住院天数(20.82天)略高于农牧区(18.11天),且在自治区级医院平均住院天数最长,高达25.87天,较全国2013同期同在级医院住院天数多出11.67天,依次为地(市)级医院(20.54天)、乡镇卫生院(18.95天)、县级医院(16.06天)和社区卫生服务中心(13.64

天）。不难看出，调查地区居民平均住院天数较长，这可能除了与患者病情复杂或较重、分娩待产时间较长及基层医疗机构床位较为宽松等因素有关外，还可能与当地医疗条件和技术水平有一定关系。

（四）治疗方式选择

在调查地区住院患者中，需要手术者占 19.8%，手术率低于全国 2013 年调查的水平（26.0%），其中城镇占 20.7%，农牧区占 19.6%，也均低于全国同期城乡居民住院手术率，与西部地区同期手术率（城市 22.6%，农村 21.7%）大致相同。此外，在住院治疗的患者中，采用藏医、藏药进行治疗的比例为 17.4%，该比例在城乡之间差异无统计学意义（$P < 0.05$），且与我国东部地区居民选择中医治疗同期比例相当（城市 18.7%，农村 15.4%）。

三、转归与出院

（一）出院原因

在出院病人中，病愈出院者占 72.2%，医生劝其出院者占 8.4%，病人自动出院者占 17.4%，其中，在城镇地区居民中自动出院者的比例略高于农牧区（表5‑20）。

表 5‑20　调查地区患者出院原因及构成（%）

出院原因	城镇	农牧区	合计
病愈出院	72.1	72.2	72.2
未愈，医生劝出院	7.2	8.5	8.4
自动出院	20.7	17.0	17.4
其他原因	0	2.3	2.0

（二）自动出院原因

在自动出院的原因中，因经济困难而要求出院的比例最高，这一现象在农牧区居民中尤为突出；其次，为患者认为自己所患疾病已痊愈或无望治愈。其中城镇居民中认为自己所患疾病已经治愈而要求出院的比例高于农牧区（表5‑21）。

表 5‑21　调查地区住院病人自动出院的原因及其构成（%）

自动出院的原因	城镇	农牧区	合计
久病不愈	8.7	14.5	13.6
认为病愈	30.4	24.2	25.2

自动出院的原因	城镇	农牧区	合计
经济困难	30.4	49.2	46.3
其他	30.4	12.1	15

四、应住院而未住院情况

应住院而未住院是指经医生诊断需住院而未住院的情况,即调查前1年内,被调查者在医疗卫生机构经诊断需要住院治疗而未住院次数,一般用未住院人次数占所有医生诊断需要住院人次数(%)来表示,同一种疾病需要连续多次住院计为1次。

(一) 总体情况

调查地区应住院而未住院者比例为6.0%,低于全国平均水平总体情况。

(二) 不同性别之间比较

调查地区女性患者应住院而未住院的比例高于男性(表5-22)。

(三) 城乡之间比较

农牧区居民应住院而未住院的比例高于城镇居民(表5-22)。

表5-22　调查地区不同性别应住院而未住院比例(%)

性　　别	城镇	农牧区	合计
男性	4.4	4.2	4.3
女性	3.0	7.6	7
西藏合计	3.6	6.4	6
全国2013年调查合计	17.6	16.7	17.1

(四) 应住院而未住院原因

从总体情况来看,在调查地区患者应住院而未住院的原因中,经济困难占首位,但其比例低于全国同期平均水平(43.2%),其次为其他原因和无有效措施(较全国同期高出6.4%)。经进一步分析发现,在未住院的原因中,农牧区主要为经济困难和其他原因,而在城镇依次分别为无有效措施、无床位和其他原因(表5-23)。

表 5 - 23　调查地区居民未住院原因及其构成(%)

应住院而未住院原因	城镇	农牧区	合计
没有必要	0.0	4.0	3.6
无有效措施	33.3	16.0	17.9
经济困难	0.0	36.0	32.1
无时间	0.0	8.0	7.1
无床位	33.3	8.0	10.7
其他原因	33.3	28.0	28.6

五、住院费用

(一)人均住院费用

在调查地区住院患者中,人(次)均住院费用为 9 434.4 元,较全国同期人(次)均住院费用高出 914.4 元;调查地区城镇住院患者人(次)均住院费均高于当地农牧区和全国同期城乡居民(次)均住院费,接近全国东部地区同期水平;农牧区患者日均住院费低于全国水平,而城镇患者日均住院费与全国城镇同期水平基本持平。由此看来,住院时间长是增加患者住院费用的主要原因(表 5 - 24)。

表 5 - 24　调查地区住院患者住院费用和住院自费费用(元)

费用该指标	农牧区	城镇	合计
次均住院费	8 839.0	13 451.7	9 434.4
住院费用中位数	4 000.0	8 600.0	4 250.0
日均住院费	525.9	830.4	565.3
日均费用中位数	322.2	533.3	333.3
人(次)均自付住院费	3 475.5	5 025.1	3 675.5
住院费中自付费中位数	1 000.0	1 880.0	1 000.0

(二)不同医疗机构人(次)均住院费用

调查结果显示,医院级别越高,人(次)均住院费用和人(次)均自付费越高(表 5 - 25)。总体而言,除了农牧区患者到自治区级医院住院产生的费用和个人负担的费用高于城镇患者外,人(次)均住院费用和人(次)均自付费城镇患者明显高于农牧区患者,且城镇患者既便在基层医疗机构住院所花费的人(次)均住院费亦高于全国同期、同级医疗机构人(次)均住院费用(2 901 元),接近我国中部地区城市水平(3 220 元),而调查地区农牧区这一费用低于全国同期农村水平(1 887 元)。

表 5 - 25　调查地区住院患者不同医疗机构住院费用和住院自费费用

医疗机构住院	人(次)均住院费(元)			人(次)均自付住院费(元)		
	农牧区	城镇	总计	农牧区	城镇	总计
乡镇卫生院/社区卫生服务中心	1 332.9	3 360.0	1 510.7	265.9	2 420.0	454.8
县级医院	6 281.0	10 808.8	6 604.4	2 322.9	2 737.1	2 352.5
地(市)级医院	12 241.3	7 962.4	11 736.7	4 333.1	3 659.2	4 253.6
自治区级医院	21 581.9	19 702.4	20 803.5	11 089.9	7 063.6	9 422.4
其他	10 417.8	16 343.0	12 076.8	7 751.1	11 221.4	8 722.8
合计	8 839.0	13 451.7	9 434.4	3 475.5	5 025.1	3 675.5

第三节　小　结

(1) 本次被调查者中 57.1% 的患者在 2 周内曾到医疗机构就诊过,其比例远低于全国同期比例(84.4%);调查地区居民 2 周就诊率为 9.9%,农牧区居民 2 周就诊率略高于城镇居民,但均低于全国同期水平;调查地区城乡居民总住院率为 6.7%,低于全国同期住院率;应住院而未住院者比例为 6.0%,低于全国平均水平。由此说明,调查地区居民对卫生服务的利用率较低。调查地区居民 2 周未就诊的主要原因为病情较轻,其次为没有时间和经济困难,后者在农牧区居民中所占比例高于城镇居民。

(2) 调查结果显示,居民文化程度越高,2 周就诊率越高,34 岁以上 2 周就诊率大幅度提高,45~54 岁达到高峰,城乡女性 2 周就诊率均高于男性。

(3) 在农牧区居民中新型农村合作医疗的参保率为 90.3%;在本次被调查的城镇居民中,城镇居民医疗保险的参保率高于城镇职工医疗保险的参保率。

(4) 调查地区 2 周就诊及住院前 5 位疾病的种类和顺位与全国同期调查结果有所差别。

(5) 调查地区居民 2 周就诊首选地多为就近的基层医疗卫生机构,但是,城乡居民在首选医疗机构上存在较大差异。

（6）在调查地区城乡居民中，2周就诊采用输液治疗的比例明显高于全国。除此之外，选择藏医、藏药诊治的比例高于全国同期选择中医、中药的比例，说明传统藏医、藏药治疗在当地居民中受到推崇。

（7）在调查地区居民2周就诊者中，个人负担的就诊费用较高。在住院患者中，人（次）均住院费用明显高出全国同期水平，城镇居民个人负担的门诊费用和人（次）均住院费均较农牧区居民重。

（8）在调查地区居民住院原因中，因疾病住院占首位，其次分别为正常分娩、损伤或中毒住院，其结果与全国同期调查结果相同，但是，调查地区因正常分娩住院的比例高于全国同期比例，这与近年来西藏自治区出台鼓励农牧区群众到医院分娩的相关优惠政策有关。

（9）从调查地区城乡居民选择住院医疗机构情况来分析，绝大多数倾向于选择大医院，这一情况不仅与调查地区居民首次就诊地选择有较大的差别，且与全国同期居民住院地选择存在明显差别。

（10）调查地区住院患者平均住院天数较全国同期多出1倍以上，其中，城镇患者平均住院天数略高于农牧区，这与当地居民疾病特点、医疗条件及技术水平有关。

（11）调查地区住院患者的手术率低于全国同期比例，在住院治疗的患者中，采用藏医、藏药进行治疗的比例相对较高。

（12）在调查地区患者应住院而未住院的原因中，经济困难所占比例最高，这一现象在农牧区尤为明显。调查地区医院级别越高，患者人（次）均住院费用和人（次）均自付费越高。

第六章
居民健康管理

本章将通过对调查地区居民吸烟、饮酒、体育锻炼、刷牙习惯、健康体检等生活方式和健康行为的的了解，重点描述和分析高血压病和糖尿病的健康管理现状。

第一节 居民慢病管理

一、高血压病的管理情况

（一）高血压患病情况

调查地区 15 岁及以上居民高血压报告率为 15.7%，其中，城镇居民为 9.6%，农牧区居民为 17.0%，农牧区居民高血压报告率高于城镇居民，差异有统计学意义（$\chi^2 = 69.18$，$P < 0.05$），这与全国同期结果相反。

如图 6-1 所示，调查地区居民高血压报告率随年龄增长呈增高趋势，尤其是 45 岁之后增速明显，并较全国同期水平高出 10%，提示 45 岁以上居民为高

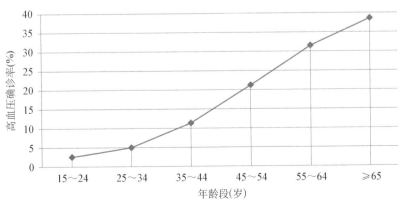

图 6-1 调查地区 15 岁及以上居民不同年龄段高血压报告率（%）

血压重点防控人群。

(二)高血压患者服药情况

在调查地区城乡居民高血压患者中,按医嘱每天服用降压药物的仅占 10.5%,其比例不到全国同期高血压患者的 1/7;已经确诊为高血压病,但从不服药者比例高达 13.5%,远高于全国同期比例(1.9%);偶尔或必要时服药的比例却高达 76% 以上。表明,调查地区高血压患者的健康管理有待加强(表 6-1)。

表 6-1   调查地区 15 岁以上高血压患者用药情况(%)

服药情况	农牧区	城镇	合计
按医嘱每天服用	10.7	8.1	10.5
偶尔或必要时服用	76.1	76.1	76.1
从不服药	13.2	15.7	13.5

从患者的学历来分析,学历越高,按医嘱每天服药的比例越高(表 6-2)。

表 6-2   调查地区高血压患者按学历服用降血压药物的频率及其比例(%)

用药情况	未上过学	小学	初中	高中	技工学校	中专(中技)	大专	本科及以上	合计
按医嘱每天服用	11.5	8.3	9.5	12.5	—	—	—	25.0	10.5
偶尔或必要时服用	76.6	74.8	68.3	50.0	100	100	100	75.0	76.0
从不服药	11.9	16.9	22.2	37.5	—	—	—	—	13.5

在高血压患者中,按医嘱每天服用降压药物的情况来看,在城镇不同性别患者之间存在差异,而在农牧区男、女患者之间无明显差异;在调查地区男性高血压患者中"从不服药"的比例高于女性患者;"偶尔或必要时服药"者在城乡之间、男女之间均无明显差别。就总体而言,调查地区高血压患者服药率明显低于全国同期男、女性平均服药率(97.4% 和 98.7%)(表 6-3)。可见,这正是西藏地区高血压并发症居高不下的重要原因之一。

表 6-3   调查地区城乡不同性别高血压患者用药情况(%)

服用降压药的情况	农牧区		城镇		合计	
	男性	女性	男性	女性	男性	女性
按医嘱每天服用	11.1	10.9	6.1	10.3	10.5	10.9

续　表

服用降压药的情况	农牧区		城镇		合计	
	男性	女性	男性	女性	男性	女性
偶尔或必要时服用	72.7	77.4	77.8	74.7	73.3	77.1
从不服用	16.2	11.7	16.1	14.7	16.2	12

(三) 近期测量血压情况

调查地区城乡居民最近一次测量血压是在"1个月内"和"3个月内"的比例相对较高,其次为"半年以前",而在"1周内"测量过血压的比例不足20%;在城镇居民中高血压患者"1周内"和"1个月内"测量过血压的比例高于农牧区患者,但在"半年内"和"半年前"测量过血压的比例在城乡居民中无明显差别(表6-4)。

表6-4　调查地区居民近期测量血压情况(%)

最近一次测量的血压时间	农牧区	城镇	合计
1周内	17.2	27.3	18.3
1个月内	27.4	31.8	27.9
3个月内	26.5	13.1	25.1
半年内	8.4	8.6	8.4
半年以前	20.5	19.2	20.3

(四) 调查当时患者血压状况

在调查地区城乡高血压患者中,调查当日血压处于正常水平的比例为17.6%(305人),其中,城镇比例较农牧区高出10%;调查当日在城乡高血压患者中不清楚自己血压是否正常的比例分别为27.4%和40.4%,在城乡之间差异有统计学意义($\chi^2=15.62$,$P<0.0001$),而在性别之间差异无统计学意义($\chi^2=1.29$,$P=0.53$)(表6-5)。

表6-5　调查地区高血压患者当日血压状况(%)

目前的血压是否正常	农牧区	城镇	合计
是	16.6	26.4	17.6
否	43.0	46.2	43.4
不清楚	40.4	27.4	39.0

（五）接受健康指导情况

调查地区城乡高血压患者中，在近 3 个月内接受过有关高血压病防治健康指导的比例为 58.8%，其中，城镇为 64.6%，农牧区为 58.1%。说明当地医疗卫生机构虽在城乡居民中开展了慢性病的健康教育，但效果究竟如何有待评估。

二、糖尿病的管理情况

（一）糖尿病患病情况

在调查地区 15 岁及以上城乡居民中报告确诊为糖尿病的患者为 4.0‰，其中，城镇为 10.0‰，农牧区为 3.0‰。城乡居民糖尿病报告率有统计学差异（$\chi^2=16.29$，$P<0.05$）。与全国同期比较，调查地区居民糖尿病报告率虽低于全国（3.5%），但是，35～44 岁居民糖尿病报告率开始上升，55～64 岁达到高峰，随后有所下降，但仍在高位徘徊。

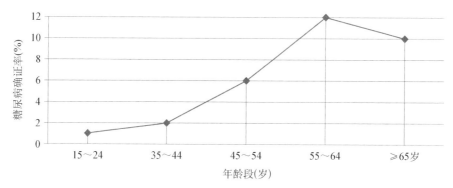

图 6-2　调查地区居民不同年龄段糖尿病报告率(‰)

（二）糖尿病患者服药情况

从调查地区糖尿病患者用药情况分析，按医嘱每天用药的比例仅为 15.5%，城镇患者用药情况好于农牧区，而在农牧区患者中"偶尔或必要时使用"以及"从不用药"所占比例高于城镇（表 6-6）。

表 6-6　调查地区糖尿病患者用药情况统计(%)

用 药 情 况	农牧区	城镇	合计
按医嘱每天使用	8.3	27.3	15.5
偶尔或必要时使用	72.2	68.2	70.7
从不服药	19.4	4.5	13.8

从调查地区糖尿病患者选择降糖药物类型来看,76.1%患者选择口服降糖药,然而,在农牧区患者中选择口服药或口服和注射药兼用者的比例高于城镇患者;而城镇患者选择注射用药的比例高于农牧区患者(表6-7)。

表6-7　调查地区糖尿病患者降糖药的使用情况(%)

用药选择	农牧区	城镇	合计
口服	83.3	68.3	76.1
注射	8.3	27.3	17.4
两者都用	8.3	4.5	6.5

第二节　居民健康管理

一、建立健康档案情况

在调查地区居民中建立健康档案(简称:建档)率为64.4%,其中,农牧区建档率为50.9%,城镇仅为17.3%。但是,在被调查者中明确告知未建档者占22.7%。此外,在被调查者中,12.6%的居民不清楚自己是否建档了。

二、健康体检情况

调查结果显示,在调查地区15岁及以上居民中,在过去12个月内做过健康体检的比例为45.7%。其中,城镇居民体检率明显高于农牧区居民;从年龄上分析,15~24岁和45~55岁年龄段体检比例分别为43.0%和50.5%,65岁及以上居民健康体检比例仅为41.0%,基本上呈"中间高、两边低"的特点;从受教育程度上分析,没上过学的居民做健康体检率最低,中专及以上学历居民健康体检率为70%以上。自2013年以来,在当地政府财政的支持下,居民健康体检在全区范围内广泛开展,且已纳入了当地政府普惠性民生项目。尽管如此,我们仍建议有关部门对近年来所开展的居民健康体检的准确性、可靠性,以及在带动居民建档立卡、慢性病管理和健康教育等方面发挥的作用进行评估,以此判断此项工作的有效性。

三、体育锻炼

体育锻炼是指每周至少1次主动参加体育训练或体育比赛(如田径、游泳、球类活动等),但因工作和生活需要坚持骑车或从事体力劳动等均不属于体育锻炼范畴。

　　本次调查结果显示,仅有10.3%的城乡居民主动参加体育锻炼,其中,城镇居民体育锻炼比例为26.8%,明显高于农牧区居民(6.9%),但在城乡不同性别居民之间无统计学差异(泊松χ^2为6.7,$P>0.05$)。

　　在调查地区城乡居民中,每周至少主动参加1次或1次以上体育训练或比赛者的比例仅为3.1%。由此看出,调查地区居民基本上很少主动参加体育锻炼或体育比赛;城镇居民主动参加体育锻炼情况略好于农牧区居民,不过农牧区居民则认为生产劳动就是最好的体育运动(表6-8和表6-9)。

表6-8　调查地区居民1周锻炼频次(%)

1周锻炼频率	农牧区	城镇	合计
≥6次	0.9	11.6	2.8
3~5次	1.7	6.0	2.4
1~2次	2.3	6.7	3.1
<1次	2.0	1.8	2.0
从不锻炼	93.1	73.8	89.7

表6-9　调查地区居民不同年龄段1周锻炼频次(%)

1周锻炼频率	年龄段(岁)						合计
	15~24	25~34	35~44	45~54	55~64	≥65	
≥6次	4.0	0.6	1.7	3.3	4.8	5.1	2.8
3~5次	5.1	0.8	1.4	2.0	2.7	4.2	2.4
1~2次	3.4	1.6	2.2	3.3	5.1	4.7	3.0
<1次	1.1	1.6	1.9	2.4	2.5	3.0	2.0
从不锻炼	86.5	95.3	92.8	89.0	84.9	3.0	89.7

　　在主动参加体育锻炼的居民中,锻炼强度为"轻度"所占比例最高,依次为"中度"和"重度";在城镇居民中,锻炼强度为"轻度"的比例大于农牧区,而在农牧区居民中体育锻炼强度为"中度"和"重度"的比例大于城镇居民,出现这一结果同样与相当一部分农牧区居民把"劳动"等同于体育锻炼的认识有关(表6-10)。

表 6 - 10   调查地区居民参加体育锻炼强度(%)

锻炼强度	农牧区	城镇	合计
轻度	60.4	77.5	68.1
中度	39.0	22.1	31.4
重度	0.6	0.4	0.5

调查地区居民平均每次锻炼时间约 45.7 分钟。经城乡之间比较,城镇居民每次体育锻炼时间较农牧区居民长;城镇女性居民锻炼时间长于男性,在农牧区男、女性居民锻炼时间没有明显差别(表 6 - 11)。

表 6 - 11   调查地区不同性别居民平均锻炼时间(分钟)

户口性质	性别	均值	标准差
农牧区	男	32.3	36.2
	女	32.7	35.0
	合计	32.5	35.5
城镇	男	55.6	47.4
	女	67.7	55.5
	合计	61.8	52.0
总计	男	43.0	43.3
	女	48.1	48.4
	合计	45.7	46.1

四、刷牙情况

在调查地区居民中,表示每天刷牙的比例为 71.8%,其中,每天刷 1 次牙的比例最高,其次为不刷牙,尤其是在农牧区居民中不刷牙的比例明显高于城镇居民;每天刷牙次数超过 2 次和每天刷牙次数少于 1 次的比例均低于 10%;在刷牙频次上城乡男、女居民之间差异无统计学意义(P>0.05)(表 6 - 12)。

表 6 - 12   调查地区居民刷牙情况(%)

每天刷牙次数	农牧区	城镇	合计
≥2 次	5.1	30.0	9.5

续　表

每天刷牙次数	农牧区	城镇	合计
1次	51.0	63.7	53.3
<1次	10.6	2.1	9.1
不刷牙	33.3	4.2	28.2

五、健康危险因素

(一) 吸烟情况

1. 居民吸烟率　吸烟者是指累计吸烟达 100 支,且目前仍在吸烟者。本次调查 15 岁及以上居民吸烟情况,总应答人数为 11 399 人,如果把每天吸烟和偶尔吸烟均视为吸烟,本次调查吸烟率为 14.2%,城乡居民吸烟率无明显差别(表6-13)。

表 6-13　调查地区 15 岁及以上居民吸烟率(%)

吸烟情况	农牧区	城镇	合计
每天吸	12.5	13.7	12.8
偶尔吸	1.3	2.0	1.4
不吸	86.2	84.3	85.8

2. 比较分析　从总体情况来看,调查地区男性居民吸烟率明显高于女性居民(表6-14);城镇居民男、女性吸烟率略高于农牧区男、女性吸烟率。

表 6-14　调查地区 15 岁及以上居民不同性别吸烟率(%)

吸烟情况	男	女	合计
每天吸	26.4	0.6	12.8
非每天吸	2.5	0.6	1.4
不吸	71.1	98.8	85.8

从调查地区吸烟者年龄分布来看,吸烟者的年龄主要分布在 15~54 岁之间,55 岁及以上居民中吸烟率有下降趋势(表6-15)。

表 6‑15　调查地区居民不同年龄段吸烟率(%)

	15～24 岁	25～34 岁	35～44 岁	45～54 岁	55～64 岁	≥65 岁	合计
每天吸	13.2	17.2	14.9	12.3	8.8	4.2	12.8
偶尔吸烟	1.8	1.6	1.4	1.5	1.3	0.8	1.4
不吸	85.0	81.1	83.7	86.2	89.9	95.0	85.8

　　调查地区吸烟者开始吸烟的平均年龄为 18.9 岁,城镇居民开始吸烟的年龄略早于农牧区居民,但两者差别并不明显。表 6‑16 所示,在 15 岁之前农牧区居民吸烟者的比例高于城镇,而 55 岁之后城镇居民吸烟比例又高于农牧区居民。

表 6‑16　调查地区城乡居民开始吸烟年龄(%)

	15～24 岁	25～34 岁	35～44 岁	45～54 岁	55～64 岁	≥65 岁
农牧区	18.4	29.6	23.3	19.0	6.9	2.8
城镇	6.7	28.5	22.5	21.5	12.4	8.4
合计	16.2	29.4	23.2	19.5	7.9	3.8

　　吸烟者平均每天吸烟量为 17.0 支,城镇居民平均每天吸烟量大于农牧区居民(表 6‑17)。男性居民吸烟量大于女性居民(表 6‑18)。

表 6‑17　调查地区城乡居民每天平均吸烟量(支)

	15～24 岁	25～34 岁	35～44 岁	45～54 岁	55～64 岁	≥65 岁	合计
农牧区	14.2	15.9	16.9	17.1	17.3	15.3	16.1
城镇	18.9	20.8	17.9	25.5	19.6	19.6	20.8
合计	14.6	16.8	17.1	18.8	18.0	17.1	17.0

表 6‑18　调查地区不同性性别居民平均每天吸烟量(支)

	15～24 岁	25～34 岁	35～44 岁	45～54 岁	55～64 岁	≥65 岁	合计
男	14.6	16.9	17.0	18.9	18.4	16.9	17.1
女	10.0	14.1	20.3	15.7	9.5	19.2	15.1
合计	14.6	16.8	17.1	18.8	18.0	17.1	17.0

（二）饮酒情况

本次调查了 15 岁及以上居民饮酒情况，调查重点包括饮酒频度和饮酒量。饮酒频度分为"不饮或偶尔饮酒""每周 1～2 次""每周至少 3 次（经常饮酒）"；饮酒量换算方法为：1 两 40 度及以上白酒＝2（单位）；1 两 40 度以下白酒＝1.5（单位）；1 斤葡萄酒＝5（单位）；1 瓶啤酒＝2（单位）；1 听啤酒＝1（单位）；1 斤黄酒＝6.5（单位）。

调查地区居民在过去 12 个月内饮酒者占 20.9％，其中，经常饮酒者（每周至少 3 次）占 37.7％；每周饮酒 1～2 次者占 30.3％；不到 1 次的占 32.0％。调查显示，在农牧区居民中经常饮酒者（33.4％）的比例高于城镇居民（4.3％）；男性经常饮酒者比例远高于女性；在男性饮酒者中，45～54 岁年龄组经常饮酒者比例最高，占男性饮酒者的 11.6％。从饮酒量上看，在饮酒者（每周饮酒至少 1 次）中，平均每次饮酒量为 9.8（单位），其中，城镇居民饮酒量为 11.1（单位），城镇居民饮酒量大于农牧区 9.6（单位）。

第三节　小　　结

（1）调查地区 15 岁及以上居民高血压报告率为 15.7％，其中，农牧区居民报告率较城镇居民高，差异有统计学意义。调查地区 45 岁以上居民高血压报告率呈上升趋势。

（2）调查地区 39％居民不清楚自己目前的血压状况；约 60％的居民虽近 3 个月内虽接受过有关高血压防治指导，但其比例低于全国 2008 年调查的 73.3％的水平。

（3）调查地区居民糖尿病报告率明显低于全国平均水平。相比之下，城镇居民糖尿病报告率明显高于农牧区居民，差异有统计学意义。调查显示 40～54 岁人群已成为糖尿病的高危人群。

（4）在本次被调查者中，城乡居民主动参加体育锻炼的比例较低，其中，农牧区居民比例更低。由于相当一部分农牧区居民把生产劳动视为体育锻炼，因此锻炼的频次及强度无法甄别。

（5）本次调查居民吸烟率为 14.2％，开始吸烟的平均年龄为 18.9 岁；城乡居民吸烟率大致相同，男性吸烟率明显高于女性；吸烟者年龄主要集中在 15～54 岁；吸烟者平均每天吸烟量 17.0 支，城镇居民每天平均吸烟量多于农牧区居民。

（6）调查地区居民,饮酒率为 20.9%,其中,经常饮酒者占 37.7%,农牧区居民经常饮酒率高于城镇居民,但城镇居民的饮酒量大于农牧区居民;男性经常饮酒率远高于女性;在 45～54 岁居民中经常饮酒者比例最高。

第七章
重点人群的健康状况调查

妇女、儿童和老年人的卫生服务需要与供给状况是我国卫生工作的重点,也是本次居民卫生服务调查的重要内容之一。通过对健康检查、生育状况、孕产期保健、分娩地点、分娩方式及费用负担等指标的分析,反映妇女卫生状况;通过对5岁以下儿童体检率、计划免疫状况、母乳喂养等情况的分析,反映儿童保健状况;同时,通过对老年人健康状况的自评和失能状况的调查,分析调查地区老年人的卫生服务需要情况。

第一节 孕产妇健康状况调查

一、总体情况

调查前1年内曾做过妇科健康检查的妇女总数为1 586人,占总调查妇女总数的31.1%,城镇妇女健康检查率高于农牧区妇女,城乡之间差异有统计学意义($P<0.000\ 1$)。

调查前1年内曾做过宫颈涂片检查的妇女共计642人,占调查妇女总数的12.6%,城镇妇女宫颈涂片检查率高于农牧区妇女,城乡之间差异有统计学意义($P<0.000\ 1$)。

调查前1年内曾做过乳腺检查的妇女总数为803人,占调查妇女总数的15.7%,城镇妇女乳腺检查率高于农牧区妇女,城乡之间差异有统计学意义($P<0.000\ 1$)(表7-1)。以上情况说明,调查地区城镇妇女的卫生保健状况优于农牧区,但3种检查率均在30%以下,总体情况并不乐观。

表 7 - 1　　调查地区 15～64 岁妇女健康检查情况

健康检查项目	农牧区		城镇		合计	
	检查人数	检查率(%)	检查人数	检查率(%)	检查人数	检查率(%)
妇科检查	1 080	26.1	506	52.7	1 586	31.1
宫颈涂片检查	446	10.8	196	20.4	642	12.6
乳腺检查	427	10.3	376	39.1	803	15.7

二、生育状况

在调查地区居民中报告有生育史的妇女为 1 680 名,平均生育 2.6(2.6±1.7)个活产儿,其中,农牧区孕龄妇女生育率高于城镇妇女。

三、产前检查

(一) 产前检查率

产前检查率是指怀孕期间接受过 1 次及以上产前检查的产妇人数与产妇总人数的比。本次调查对 15～64 岁共 1 150 名孕龄妇女孕期接受产前检查情况进行了汇总和分析。其中,农牧区孕龄妇女 1 021 人,城镇孕龄妇女 129人。经统计,产前检查率为 77.8%,其中,城镇和农牧区孕龄妇女孕期接受产前检查者分别占 96.1% 和 75.5%。就孕期检查次数来看,城镇孕产妇平均产前检查次数为 5.6±3.1 次,而农牧区孕产妇产前检查次数为 3.1±3.0 次。

按照世界卫生组织(WHO)推荐,怀孕期间应该至少接受 4 次产前检查,以此定义,本次调查产前检查符合标准率仅为 39.3%,城乡差异明显。按照我国孕产妇系统保健管理的相关规定,在城市地区孕产妇应至少接受 8次产前检查,农村地区孕产妇至少接受 5 次产前检查,按此标准衡量,本次调查地区孕产妇产前检查合格率仅为 29.6%。城乡间有显著差异(表7 - 2)。

表 7 - 2　调查地区孕产妇产前检查合格率(%)

不同标准	农牧区	城镇	合计
WHO 推荐标准	35.6	69.0	39.3
我国指南标准	25.5	62.0	29.6

（二）检查项目

本次对 2008～2013 年间怀孕的孕产妇接受 4 项产前检查情况进行了分析。在 4 项检查项目中,按照检查频次依次为 B 超检查、血压测量、尿检和抽血检查。

从表 7 - 3 可见,本次调查共有 895 名孕产妇接受了上述 4 项产前检查,其中,绝大多数孕产妇接受过 B 超检查和血压测量,特别是城镇孕产妇接受 B 超检查率高达 99.2%,农牧区为 93.9%;抽血检查率仅为 59.2%,其中农牧区孕产妇受检率更低。

表 7 - 3　调查地区城乡孕产妇产前检查及项目(%)

产前检查内容	农牧区	城镇	合计
抽血检查	56.8	74.2	59.2
血压测量	90.4	93.5	90.8
尿检查	75.7	82.9	76.7
B 超检查	93.9	99.2	94.6

四、产后访视

表 7 - 4 所示,调查地区城乡孕产妇产后访视次数普遍较少。

表 7 - 4　调查地区孕产妇产前检查和产后访视情况

内容	农牧区	城镇	合计
产前检查	3.1±3.0	5.6±3.1	3.4±3.1
产后访视	0.5±1.5	0.8±2.1	0.5±1.5

说明：数值为均值±标准差(次)

五、分娩地点

调查地区孕产妇选择到医疗卫生机构分娩的比例为 63.7%。在城镇孕产妇中选择住院分娩的比例为 82.6%,但仍有 11.1% 孕产妇选择在家自然分娩。在医疗机构的选择上,选择县级及以上医院分娩的比例最高,其次为妇幼保健院,选择街道卫生院分娩的比例最低;在农牧区,住院分娩率为 61.4%,仍有 38.2% 的孕产妇选择在家自然分娩。在选择到医院分娩者中,绝大多数孕产妇选择县级及以上医院,只有部分选择到乡镇卫生院和妇幼保健院(表 7 - 5)。

表7-5 调查地区孕产妇分娩地点选择情况

分娩场所	农牧区		城镇		合计	
	调查人数	构成比(%)	调查人数	构成比(%)	调查人数	构成比(%)
县级及以上医院	481	47.4	81	64.3	562	49.3
妇幼保健院	49	4.8	18	14.3	67	5.9
乡镇/街道卫生院	77	7.6	3	2.4	80	7.0
社区卫生服务中心	12	1.2	2	1.6	14	1.2
卫生室/站/所	4	0.4	0	0.0	4	0.4
家中	388	38.2	14	11.1	402	35.2
其他场所	4	0.4	8	6.3	12	1.1
合计	1 015	100	126	100	1 141	100

　　通过进一步分析发现,凡是在家分娩的基本上由家人帮助接生,只有少数孕产妇由乡镇卫生院医生或接生专员进行接生。由此看来,调查地区农牧区孕产妇在家分娩的现象依然较为普遍(表7-6)。

表7-6 调查地区孕产妇在家分娩情况

接生者	合计					
	调查人数	构成比(%)	调查人数	构成比(%)	调查人数	构成比(%)
乡级及以上医生	14	3.6	1	7.1	15	3.8
村医	17	4.4	0	0	17	4.3
专职接生员	3	0.8	0	0	3	0.8
非专职接生员	3	0.8	0	0	3	0.8
家人自接	339	88.3	13	92.9	352	88.4
其他接产	8	2.1	0	0	8	2
合计	384	100	14	100	398	100

六、分娩方式

(一) 分娩方式

2008～2013年,在调查地区孕产妇中,自然分娩(顺产)占93.1%,剖宫产占

6.9%。其中城镇孕产妇行剖宫产的比例高于农牧区孕产妇,而在农牧区自然分娩的比例高于城镇区(表7-7)。

表7-7　调查地区孕产妇分娩方式构成(%)

分娩方式	农牧区	城镇	合计
顺产	94.6	81.4	93.1
剖宫产	5.4	18.6	6.9

(二) 剖宫产动因

在所有实施剖宫产者中,78.9%都是在医生的建议下实施的(表7-8)。在农牧区孕产妇中主动要求实施剖宫产者的比例略高于城镇,但两者差异无统计学意义。

表7-8　调查地区孕产妇实施剖宫产的动因

剖宫产动因	农牧区		城镇		合计	
	调查人数	构成比(%)	调查人数	构成比(%)	调查人数	构成比(%)
主动要求	12	23.1	4	16.7	16	21.1
医生建议	40	76.9	20	83.3	60	78.9
合计	52	100.0	24	100.0	76	100.0

七、分娩费用

在调查地区住院分娩者中,自然分娩(顺产)所产生的平均费用为1 212元,而实施剖宫产的平均费用为7 414元,城镇分娩费用明显高于农村地区(表7-9)。

表7-9　调查地区孕产妇不同分娩方式与分娩费用比较

分娩方式	自然分娩			剖宫产			合计		
	农牧区	城镇	合计	农牧区	城镇	合计	农牧区	城镇	合计
均值(元)	876.46	4 299.06	1 212.01	6 298.18	9 971.38	7 414.09	1 168.52	5 354.37	1 638.07
标准差(元)	1 796.14	5 138.59	2 552.02	6 922.60	4 525.37	6 488.91	2 662.49	5 481.28	3 374.38

从调查结果来看,分娩选择医疗机构的级别越高,所产生的费用也就越高,这可能是农牧区孕产妇更多选择基层医疗机构分娩的重要原因之一。

表7-10   调查地区不同分娩地点的城乡别平均分娩费用

分娩方式	分娩地点	城乡别	分娩总费用(元) $\overline{X}\pm SD$	自付费部分(元) $\overline{X}\pm SD$
自然分娩	县级及以上医院	农牧区	1 442.2±2 248.6	365.5±905.8
		城镇	4 657.2±5 497.2	2 625.6±5 225.5
	妇幼保健院	农牧区	2 073.6±2 039.3	453.9±1 284.8
		城镇	6 675.0±5 055.5	1 296.9±1 177.9
	乡镇卫生院	农牧区	627.6±984.5	134.3±654.7
		城镇	1 000.0±866.0	66.7±115.5
	社区卫生服务中心	农牧区	1 191.7±1 845.1	266.7±578.9
		城镇	3 250.0±353.6	100.0±141.4
	村卫生室	农牧区	1 250.0±2 500.0	250.0±500.0
	家中	农牧区	158.5±691.9	107.2±475.9
		城镇	107.1±197.9	107.1±197.9
	其他地方	农牧区	133.3±230.9	133.3±230.9
		城镇	6 600.0±4 335.9	2 060.0±2 284.3
剖宫产	县级及以上医院	农牧区	7 140.0±7 608.0	2 808.6±5 029.1
		城镇	9 866.7±5 029.7	1 823.9±2 098.4
	妇幼保健院	农牧区	5 818.2±6 046.8	1 200.0±2 849.6
		城镇	9 356.5±910.0	1 000.0
	其他地方	农牧区	10 000.0	1 000.0
		城镇	12 000.0±3 000.0	2 266.7±642.9

八、出生体重

本次调查活产儿的平均出生体重为3 300克;低体重儿(出生体重<2 500克)的比例为2.7%,城乡之间未见明显差别。

第二节　5 岁以下儿童健康状况调查

一、基本情况

本次共调查 5 岁以下儿童 1 485 人,其中城镇 154 人、农牧区 1 331 人。调查地区 5 岁以下儿童年龄构成分布较为平均(表 7-11)。

表 7-11　调查地区 5 岁以下儿童年龄构成

年龄组	农牧区		城镇		合计	
	人数	构成比(%)	人数	构成比(%)	人数	构成比(%)
0 岁	245	18.4	30	19.5	275	18.5
1 岁	274	20.6	33	21.4	307	20.7
2 岁	279	21.0	36	23.4	315	21.2
3 岁	308	23.1	28	18.2	336	22.6
4 岁	225	16.9	27	17.5	252	17.0
合计	1 331	100	154	100	1 485	100

本次调查中,从城乡 5 岁以下儿童问卷代答情况来看,母亲代答的比例均超过 50%,父亲代答的比例较低,尤其是在城镇这一情况更为明显,甚至家庭其他成员代答率都超过父亲代答的比例(表 7-12)。

表 7-12　调查地区 5 岁以下儿童问卷代答情况

代答人	农牧区		城镇		合计	
	应答人数	构成比(%)	应答人数	构成比(%)	应答人数	构成比(%)
母亲	711	53.4	89	57.8	800	53.9
父亲	271	20.4	16	10.4	287	19.3
家庭其他成员	349	26.2	49	31.8	398	26.8
合计	1 331	100	154	100	1 485	100

在调查地区 5 岁以下儿童双亲中,父亲长期外出务工的比例高于母亲,其中在农牧区居民中,父亲或双亲长期外出务工的比例高于城镇(表 7-13)。

表 7 - 13　调查地区 5 岁以下儿童双亲外出务工情况

双亲在外务工情况	农牧区		城镇		合计	
	应答人数	构成比(%)	应答人数	构成比(%)	应答人数	构成比(%)
父亲	303	23.2	10	14.7	313	22.7
母亲	75	5.7	6	8.8	81	5.8
父母双方	62	4.7	3	1.9	65	4.4

调查地区 5 岁以下儿童与父母在一起生活的比例为 82.4%；其次是与祖父母在一起生活，还有极少数儿童与哥哥、姐姐或其他亲戚等在一起生活（表 7 - 14）。

表 7 - 14　调查地区 5 岁以下儿童跟随大人生活情况

儿童跟随生活情况	农牧区		城镇		合计	
	应答人数	构成比(%)	应答人数	构成比(%)	应答人数	构成比(%)
父母	1 102	82.8	121	78.6	1 223	82.4
祖父母	209	15.7	33	21.4	242	16.3
哥哥/姐姐	6	0.5	0		6	0.4
亲戚	13	1.0	0		13	0.9
其他	1	0.1	0		1	0.1
合计	1 331	100	154	100	1 485	100

二、儿童体检率

儿童体检率是指 5 岁以下儿童有过 1 次及以上体检的比例。本次城乡儿童体检达标率分别按"421"和"321"标准进行计算。"421"是指城市儿童在 1 岁以下应体检 4 次、1~2 岁应体检 2 次，2~3 岁应体检 1 次；"321"是指农村的儿童在 1 岁以下应体检 3 次、1~2 岁应体检 2 次，2~3 岁应体检1 次。

调查结果显示，3 组年龄段儿童总体检率均在 30% 以下，除 2~3 岁年龄段体检达标率稍高外，其他两个年龄段体检达标率极低，但各年龄段之间差别无统计学意义。从城乡比较来看，城镇儿童体检率及体检达标率均远高于农牧区儿童（表 7 - 15）。

表 7 - 15 调查地区 1～3 岁儿童体检率及体检达标率(%)

城乡年龄段		农牧区	城镇	合计
体检率	<1 岁	24.9	50.0	27.6
	1～2 岁	25.9	72.7	30.9
	2～3 岁	24.0	50.0	27.0
达标率	<1 岁	4.1	3.3	4.0
	1～2 岁	6.2	24.2	8.1
	2～3 岁	24.0	50.0	27.0

本次调查对 5 岁以下儿童的身高和体重受检情况进行了统计分析,其结果是城镇受检率高于农村(表 7 - 16)。

表 7 - 16 调查地区 5 岁以下儿童身高、体重检查率(%)

年龄段	体重			身高		
	农牧区	城镇	合计	农牧区	城镇	合计
0 岁	78.7	93.3	81.6	73.8	93.3	77.6
1 岁	76.1	100.0	81.9	74.6	100.0	80.9
2 岁	82.1	100.0	85.9	82.1	100.0	85.9
3 岁	81.5	94.7	84.0	81.5	94.7	84.0
4 岁	83.3	94.7	86.6	81.3	94.7	85.1
合计	80.2	96.8	83.9	78.7	96.8	82.7

三、计划免疫接种情况

(一) 计划免疫建卡率

根据家长的报告,调查地区 89.3% 的 5 岁以下儿童建有计划免疫卡,其中城镇儿童建卡略高于农牧区,但城乡之间无统计学差异(表 7 - 17)。

表 7 - 17 2013 年调查地区 5 岁以下儿童计划免疫建卡情况

是否建卡	农牧区	构成比(%)	城镇	构成比(%)	合计	构成比(%)
是	1 188	89.3	146	94.8	1 334	89.8
否	124	9.3	7	4.6	131	8.8

是否建卡	农牧区	构成比(%)	城镇	构成比(%)	合计	构成比(%)
不知道	19	1.4	1	0.6	20	1.4
合计	1 331	100	154	100	1 485	100

(二) 计划免疫接种率

通过查看计划免疫卡、询问家长及查看划痕等方式,了解卡介苗、百白破、脊髓灰质炎、麻疹和乙肝疫苗即"五苗"的接种情况。调查发现儿童"五苗"接种率参差不齐,其中卡介苗接种率最高,而百白破接种率最低。总体而言,城镇儿童的"五苗"接种率略高于农牧区儿童,尤其是百白破的接种率差异较为明显(表7-18)。

表7-18　2013年调查地区5岁以下儿童计划免疫接种率(%)

疫苗	农牧区	城镇	合计
卡介苗	91.9	92.9	92.0
百白破疫苗	67.8	80.8	69.1
脊髓灰质炎疫苗	71.3	82.9	72.5
麻疹疫苗	83.6	87.6	84.0
乙肝疫苗	76.0	78.2	76.2

除卡介苗外,百白破、乙肝和脊髓灰质炎疫苗平均接种次数在2.7次左右,与国家标准存在一定的距离。相比之下,麻疹疫苗的接种情况优于其他疫苗(表7-19)。

表7-19　调查地区5岁以下儿童计划免疫五苗接种情况(卡介苗外)

疫苗种类	农牧区(次)	城镇(次)	总计(次)
百白破疫苗	2.6±1.2	2.8±1.0	2.6±1.2
脊髓灰质炎疫苗	2.8±1.3	2.9±1.0	2.8±1.3
含麻疹成分的疫苗	1.6±1.1	1.7±0.9	1.6±1.1
乙肝疫苗	2.6±0.8	2.7±0.7	2.6±0.8

说明:数值均为均值±标准差

(三) 对疫苗接种工作的满意度

城乡居民对所在医疗卫生机构为儿童提供计划免疫接种服务总体表示满意,其中,城镇居民的满意度高于农牧区居民(表7-20)。

表 7 - 20   调查地区居民对开展计划免疫服务的满意度

满意度	农牧区		城镇		合计	
	应答人数	构成比(%)	应答人数	构成比(%)	应答人数	构成比(%)
满意	1 054	81.0	142	95.3	1 196	82.5
一般	179	13.8	6	4.0	185	12.8
不满意	68	5.2	1	0.7	69	4.8
合计	1 301	100	149	100	1 450	100

四、母乳喂养情况

调查显示,调查地区 90%以上 5 岁以下儿童是母乳喂养,农牧区母乳喂养率高于城镇,差异有统计学意义。

调查地区 5 岁以下儿童纯母乳喂养持续时间平均在 6 个月以上,农牧区儿童纯母乳喂养持续的时间长于城镇儿童(表 7 - 21)。

辅食添加是指在母乳喂养的同时适量添加其他营养素,包括动物蛋白(肉、蛋、鱼、虾等)、植物蛋白(豆类及其制品)、碳水化合物(米、面及其制品,如点心、饼干等)、水果蔬菜(包括新鲜果汁及罐头食品)。本次调查结果显示,调查地区儿童辅食添加开始时间多在出生后的第 3 个月,辅食添加开始时间在城乡间无明显差异(表 7 - 21)。

表 7 - 21   调查地区 5 岁以下儿童母乳喂养和辅食添加情况

项　目	农牧区		城镇		总计	
	均值	标准差	均值	标准差	均值	标准差
纯母乳喂养持续月数	6.4	7.4	5.9	6.0	6.3	7.3
辅食添加开始月份	3.4	3.1	3.4	3.1	3.4	3.1

第三节　老年人群健康状况调查

一、数量及性别

在本次调查的城乡居民中,老年人数量为 1 811 人,占调查人口总数的 12.3%。在被调查的老年人中,男性比例略低于女性,性别比为 0.79:1。在农牧区老年人中女性比例明显高于男性,而在城镇老年人中女性比例略高于男性(表 7 - 22)。

表 7 - 22　调查地区老年人群性别构成(%)

性别	农牧区	城镇	合计
男性	42	49	42
女性	58	51	56
男女性别比	0.73∶1	0.96∶1	0.79∶1

二、年龄构成

被调查的老年人中,60～69 岁所占比例最高,其次为 70～79 岁,80 岁以上仅占 11.3%。从年龄上看,城乡之间无明显差异(表 7 - 23)。

表 7 - 23　调查地区老年人群年龄构成(%)

年龄段(岁)	农牧区	城镇	合计
60～69	56.3	61.3	57.3
70～79	32.0	29.1	31.5
≥80	11.7	9.6	11.3

三、婚姻状况

从调查地区老年人婚姻状况来看,已婚者比例为 63.5%,在农牧区老年人中,丧偶者的比例高于城镇老年人(表 7 - 24)。

表 7 - 24　调查地区老年人群婚姻状况构成(%)

婚姻状况	农牧区	城镇	合计
未婚	5.5	3.8	5.2
已婚	60.5	76.5	63.5
丧偶	32.9	18.9	30.3
离婚	0.7	0.6	0.7
其他	0.3	0.3	0.3

四、失能状况

(一) 行走失能

调查地区老年人中,长期卧床的占 5.3%;不能独立行走的占 6.2%;不能独自出门的占18%。在农牧区老年人中行走失能的比例高于城镇。

（二）听力失能

在调查地区老年人中,听力严重障碍者(听不清楚)占11.4%;听力轻度障碍者(需别人提高声音说话)占31.5%。农牧区老年人听力失能比例较城镇的老年人高13.4%。

（三）语言失能（说话困难）

在被调查者中,19.7%的老年人说话困难。农牧区老年人语言失能的比例较城镇的老年人高4.1%。

（四）视力失能

在被调查者中,视力障碍者占45.9%,其中,15.4%的老年人自觉视力极度困难。农牧区老年人视力失能的比例较城镇的老年人高12.7%(表7-25)。

表 7-25　调查地区老年人失能状况统计(%)

失 能 情 况		农牧区	城镇	合计
行动方面	长期卧床,有人帮助才能坐起	5.5	4.2	5.3
	没人帮助,不能行走	6.6	4.8	6.2
	没人帮助,不能独自出门	20.3	8.2	18.0
听力方面	很难听清楚	12.1	8.5	11.4
	需要别人提高声音说话	33.4	23.6	31.5
视力方面	没有或轻度困难	36.3	48.9	38.7
	自觉中度困难	46.8	42.2	45.9
	自觉极度困难	17.0	8.8	15.4
语言方面	说话有困难	20.5	16.4	19.7
生活方面	饮食、生活起居有困难	26.4	15.9	24.4

五、生活状况

（一）经济来源

调查地区城乡老年人的经济来源有所不同。在城镇,老年人的主要经济来源依次为自己或配偶、子女或孙辈;而在农牧区,依次为子女或孙辈、自己或配偶(表7-26)。

表 7-26　调查地区老年人群主要经济来源构成(%)

主要经济来源	农牧区	城镇	合计
自己或配偶	12.0	55.5	20.3
子女和亲戚	81.6	33.9	72.5
社会救济	5.9	7.0	6.1
其他	0.6	3.6	1.2

(二) 自理能力

调查前 30 天内,调查地区老年人的饮食起居面临中度及以上困难的占 24.4%,其中城镇老年人所占比例高于农牧区。由于调查地区部分老年人的生活自理能力较差,往往需要他人帮助和照顾。经过分析,在城镇需要照顾的老年人中,56.6% 是由子女或孙辈照顾,其余分别由配偶和其他人照顾;而在农牧区,绝大多数是由子女或孙辈照顾,其余则分别由配偶和其他人照顾(表 7-27)。

表 7-27　调查地区为老年人提供照顾情况(%)

照顾人	农牧区	城镇	合计
配偶	7.4	24.9	9.8
子女	81.7	56.6	78.2
孙辈	3.3	4.2	3.4
其他人	7.6	14.3	8.6

第四节　小　　结

(1) 在调查地区女性居民中,接受过妇科健康检查的女性占 31.1%,城镇妇女健康检查率高于农牧区妇女;做过宫颈涂片检查者占 12.6%,城镇妇女健康检查率高于农牧区妇女;曾做过乳腺检查的妇女占 15.7%,城镇妇女检查率高于农牧区妇女。以上 3 种情况,在城乡之间差异有统计学意义。

(2) 调查地区育龄妇女平均生育 2.6(2.6±1.7)个活产儿,其中,农牧区孕龄妇女生育率高于城镇妇女。

(3) 调查地区妇女产前检查率为 77.8%,在所有检查项目中,B 超检查率最高。结果显示,城镇孕龄妇女受检率高于农牧区妇女。参照我国孕产妇系统保健管理的相关规定,调查地区妇女产前检查合格率仅为 29.6%,且城乡间差异有统计学意义。

(4) 调查地区住院分娩的比例为 63.7%,城镇地区住院分娩率明显高于农牧区。在农牧区孕产妇中,仍有 38.2%选择在家中分娩。

(5) 调查地区自然分娩比例为 93.1%,剖宫产仅为 6.9%,城镇孕产妇剖宫产比例高于农牧区,而在农牧区孕产妇中自然分娩的比例高于城镇。本次调查活产儿的平均出生体重为 3 300 克,城乡之间无统计学差异。

(6) 从本次调查结果来看,3 个年龄段的儿童总体检率均在 30%以下,除 2~3岁年龄段体检达标率稍高外,其他 2 个年龄段体检达标率极低。城镇儿童体检率、体检达标率、身高和体重的检查率均高于农牧区儿童。

(7) 调查地区 5 岁以下儿童计划免疫建卡率为 89.3%;调查地区儿童"五苗"接种率参差不齐,其中卡介苗接种率最高,而百白破疫苗接种率最低;城镇儿童的"五苗"接种率略高丁农牧区儿童。

(8) 调查地区 5 岁以下儿童 90%以上为母乳喂养,农牧区母乳喂养率高于城镇;纯母乳喂养持续时间平均约 6 个多月,农牧区儿童纯母乳喂养持续的时间长于城镇儿童;调查地区儿童辅食添加开始时间多在出生后第 3 个月。

(9) 在本次调查的城乡居民中,男性比例略低于女性;被调查的老年人中,60~69 岁所占比例最高,已婚者占 63.5%,农牧区老年人丧偶的比例高于城镇老年人。

(10) 被调查的老年人中,长期卧床者占 5.3%;不同程度听力障碍者占 42.9%;语言障碍者占 19.7%;不同程度视力障碍者占 61.3%。以上失能现象农牧区老年人比例较城镇老年人高。

(11) 调查地区 24.4%的老年人在调查前 30 天内生活不能自理,其中,78.2%的老年人由子女照顾。

卫生系统反应性是用来衡量公众对卫生系统提供服务的期望。本次调查所指反应性除了包括就诊花费时间、医务人员与患者的沟通、咨询或投诉的便利程度和就医环境等指标外,同时还包括患者对医生的信任度和对医疗服务的满意度。

第一节　患者对门诊服务的满意度

在被调查的 1 558 名患者中,802 人(51.5%)在调查前 2 周内因病(伤)就过诊,现分析其对门诊服务的满意度。

一、患者对候诊时间的满意度

患者对候诊时间的满意度较高,其中,农牧区患者的满意度高于城镇患者(表 8 - 1)。

表 8 - 1　调查地区居民对候诊时间的满意度(%)

满意度	农牧区	城镇	合计
短或很短	71.50	60.60	70.20
一般	15.4	12.1	15.0
长或者很长	13.10	27.30	14.90

二、患者对就诊环境的满意度

从患者对医疗机构就医设施和环境的满意度来看,认为"好"或"很好"所占比例超过 80％,除了城镇患者对满意度选项中认为"一般"的比例略高于农牧区患者外,其他选项结果在城乡之间没有明显差异(表 8 - 2)。

表 8 - 2 调查地区患者对就诊环境的满意度(%)

评价	农牧区	城镇	合计
很好	43.2	42.4	43.1
好	43.7	40.4	43.3
一般	12.1	17.2	12.7
差	1.0	0	1.0

三、患者对医务人员解释问题态度的满意度

从患者对医务人员解释相关问题态度的满意度来看,认为"好"或"很好"的比例达到 87.5％,其中,农牧区患者认为"很好"的比例超过城镇;而在城镇患者中认为"好"和"一般"的比例略高于农牧区患者。

表 8 - 3 调查地区患者对医务人员解释问题态度的满意度(%)

满意度	农牧区	城镇	合计
很好	48.1	40.4	47.2
好	39.6	45.5	40.3
一般	11.1	14.1	11.5
差或者很差	1.1	0	1.0

四、患者对医务人员介绍病情及治疗方案的满意度

从患者对医务人员病情或治疗方案介绍的满意度来看,认为"好"或"很好"的比例达到 87.2％,其中,农牧区患者认为"很好"的比例高于城镇;而在城镇患者中认为"差或很差"的比例均略高于农牧区(表 8 - 4)。

表 8 - 4 调查地区患者对医务人员病情及治疗方案介绍的满意度(%)

满意度	农牧区	城镇	合计
很好	46.9	42.4	46.3
好	41.0	40.4	40.9

续　表

满意度	农牧区	城镇	合计
一般	10.8	14.1	11.2
差或者很差	1.2	3.0	1.5

五、患者对医务人员倾听意见耐心程度的满意度

从患者对医务人员倾听意见耐心程度的满意度来看,认为"好"或"很好"的比例为 87.9%,其中,在农牧区患者中认为"很好"的比例高于城镇;而城镇患者认为"好"的比例大于农牧区(表 8-5)。

表 8-5　调查地区患者对医务人员倾听意见耐心程度的满意度(%)

评价	农牧区	城镇	合计
很好	51.4	37.4	49.7
好	36.0	53.5	38.2
一般	11.8	8.1	11.4
差或者很差	0.7	1.0	0.7

六、患者对医务人员的信任度

调查地区门诊就诊患者在对"您对此次诊治过程中对医务人员的信任程度如何"一项的应答结果是"很信任"的患者超过 5 成,其中,农牧区患者表示"很信任"的比例较城镇患者高出 10%,而在表示"信任"者中,城镇患者的比例较农牧区患者高出 10%(表 8-6)。

表 8-6　调查地区患者对医务人员的信任度(%)

信任度	农牧区	城镇	合计
很信任	54.3	44.4	53.1
信任	38.5	49.5	39.8
一般	7.0	6.1	6.9
很不信任	0.2	0	0.2

七、患者对门诊费用的满意度

在门诊就诊者中,认为门诊费用"一般"的比例超过5成,认为门诊费用贵的接近30%;农牧区患者认为门诊费用"一般"的比例略高于城镇患者,而城镇患者认为门诊费用贵的比例明显高于农牧区患者(表8-7)。

表8-7　调查地区患者对门诊费用的满意度(%)

满意度	农牧区	城镇	合计
不贵	19.1	13.1	18.4
一般	53.8	46.5	52.9
贵	27.1	40.4	28.7

八、患者对门诊服务的满意度

调查地区患者对医疗机构门诊服务的满意度均较高,且城乡患者的认可度高度一致(表8-8)。

表8-8　调查地区患者对门诊服务的满意度(%)

满意度	农牧区	城镇	合计
满意	83.6	83.8	83.6
一般	14.6	14.1	14.5
不满意	1.9	2.0	1.9

九、患者对门诊服务不满意的原因

在患者对门诊服务不满意的原因中,农牧区患者认为医务人员"技术水平低"的比例超过了5成,而城镇患者则认为"服务态度差"和"医疗费用高"超过5成以上(表8-9)。

表8-9　调查地区患者对门诊服务不满意的原因(%)

满意度	农牧区	城镇	合计
技术水平低	53.8	—	46.7
设备条件差	7.7	—	6.7
服务态度差	30.8	50.0	33.3
医疗费用高	7.7	50.0	13.3

第二节　患者对住院服务的满意度

本次被调查者中，860人在调查前1年内曾住过院，其中，农牧区患者749人（87.1％），城镇患者111人（12.9％）。通过对住院患者的调查，分析患者对住院服务的满意度。

一、患者对住院环境的满意度

调查地区住院患者对医院住院环境表示"很满意"和"好"的比例超过90％，且在城乡患者中对其满意度无明显差异（表8-10）。

表8-10　调查地区患者对住院环境的满意度（％）

满意度	农牧区	城镇	合计
很好	57.6	52.3	55.0
好	35.4	36.9	35.2
一般	7.0	7.7	7.4
差或者很差	1.1	3.6	2.4

二、患者对医务人员解释问题的满意度

从调查地区住院患者对住院期间医务人员解释相关问题的满意度来看，表示"很好"的比例超过50％，其中，农牧区患者表示高度满意的比例略高于城镇患者，但城乡之间无明显差异（表8-11）。

表8-11　调查地区患者对医务人员解释问题的满意度（％）

满意度	农牧区	城镇	合计
很好	53.9	50.5	53.5
好	38.5	40.5	38.7
一般	6.2	7.2	6.3
差或者很差	1.4	1.8	1.5

三、患者对医务人员解释病情及治疗方案的满意度

从住院患者对医务人员解释病情或治疗方案的满意度来看,认为"很好"或"好"的比例高达93.1%,且城乡患者对此问题的反映高度一致。表明调查地区患者对住院期间医务人员解释病情及治疗方案的态度表示高度认可(表8-12)。

表8-12　调查地区患者对医务人员解释病情及治疗方案的满意度(%)

满意度	农牧区	城镇	合计
很好	50.4	49.5	50.3
好	42.9	42.3	42.8
一般	5.7	6.3	5.7
差或者很差	1.0	1.8	1.2

四、患者对医务人员倾听意见耐心程度的满意度

从调查地区患者对医务人员倾听意见的评价来看,认为"很好"或"好"的比例高达93.0%,其中,在农牧区患者中认为"很好"的比例高于城镇;而城镇患者认为"好"的比例略高于农牧区(表8-13)。

表8-13　调查地区患者对医务人员倾听意见的满意度(%)

满意度	农牧区	城镇	合计
很好	51.5	46.8	50.9
好	41.8	44.1	42.1
一般	6.0	7.2	6.2
差或者很差	0.7	1.8	0.8

五、患者对医务人员的信任度

住院患者对"您对此次诊治过程中对医务人员的信任程度如何"一项的应答结果是"很信任"的接近60%,其中,农牧区患者比例高出城镇患者近15%,而在城镇患者中表示"信任"的比例高于农牧区患者(表8-14)。

表 8-14　调查地区患者对医务人员的信任度(%)

满意度	农牧区	城镇	合计
很信任	60.6	46.8	53.7
信任	35.1	43.2	39.2
一般	4.0	8.1	6.1
很不信任	0.3	1.7	1.0

六、患者对住院费用的满意度

在调查地区城乡住院患者中,认为住院费用"贵"的比例均较高,其中,城镇患者中认为住院费用"贵"的比例超过 50% 以上,明显高于农牧区患者,而在农牧区患者中认为住院费用"一般"或"不贵"所占比例高于城镇患者,表明城镇患者的医疗负担较重(表 8-15)。

表 8-15　调查地区患者对住院费用的满意度(%)

满意度	农牧区	城镇	合计
不贵	25.1	12.6	23.5
一般	39.1	34.2	38.5
贵	35.8	53.2	38.0

七、患者对住院服务的满意度

调查地区住院患者对住院期间服务的满意度较高,其满意度与门诊服务满意度基本一致,城镇患者对住院服务表示"不满意"所占比例高于农牧区患者(表 8-16)。

表 8-16　调查地区患者对住院服务的满意度(%)

满意度	农牧区	城镇	合计
满意	82.5	75.7	81.6
一般	15.6	14.4	15.5
不满意	1.9	9.9	2.9

八、患者对住院服务不满意的原因

住院患者对住院服务"不满意"的原因中,"服务态度差"位居首位,其后依次为"技术水平低"和"医疗费用高"。其中农牧区患者对"技术水平低"和"医疗费用高"表示不满的比例明显高于城镇,而城镇患者对"服务态度差"反应较为强烈。

有趣的是,城镇患者认为门诊费用高,而农牧区患者则认为住院费用高,两者差异明显(表 8-17)。

表 8-17　调查地区患者对住院服务不满意的原因(%)

满意度	农牧区	城镇	合计
技术水平低	42.9	18.2	32.0
服务态度差	21.4	54.5	36.0
医疗费用高	35.7	9.1	24.0
提供其他加价项目服务	—	18.2	8.0

第三节　居民对医患关系的理解及对看病就医的评价

一、居民对医患关系的理解与表述

在本次调查过程中,重点询问了居民对医患关系的理解及总体评价。结果显示,在 4 147 名被调查的居民中,把医患关系表述为如同朋友、父母与子女、上下级和师生之间关系分别位居前 4 位。其中,在农牧区居民中把医患关系表述为父母与子女、朋友、上下级和师生关系者居多;而在城镇居民中表述为朋友、上下级、父母与子女和其他。显然,调查地区城乡患者对医患关系的理解和表述存在一定差异(表 8-18)。

表 8-18　调查地区居民对医患关系的理解与表述(%)

感知的医患关系	农牧区	城镇	合计
父母与子女	32.6	17.4	29.1
师生	11.0	6.8	10.0
朋友	30.1	30.0	30.1

感知的医患关系	农牧区	城镇	合计
工作伙伴	4.9	3.3	4.1
战友	0.3	0	0.2
上下级	13.0	22.0	17.5
买卖关系	5.8	8.0	6.9
其他	2.4	11.9	7.2

二、居民对"看病难"的评价

"看病难,看病贵"始终是我国居民反应最强烈的问题之一。随着我国医疗卫生体制改革的不断深入,各级政府在解决广大人民群众"看病难,看病贵"这一民生问题上想尽了办法,采取了不少措施,西藏也不例外。在调查地区居民中认为与5年前相比"看病难"的问题"有改善""大幅度改善"的比例分别达到51.1%和38.2%。其中,在农牧区居民中认为得到"大幅度改善"的比例明显高于城镇;而在城镇居民中,认为"略有改善"和"没有改善"的比例高于农牧区,甚至有4.1%的城镇居民则认为"看病难"的问题还在"恶化"(表8-19)。

表8-19　调查地区居民对"看病难"的评价(%)

对"看病难"的评价	农牧区	城镇	合计
大幅改善	41.8	26.4	38.2
略有改善	49.0	58.2	51.1
没有变化	8.2	11.3	8.9
略有恶化	1.0	3.5	1.6
大幅恶化	0.1	0.6	0.2

三、居民对"看病贵"的评价

通过调查发现,调查地区城乡居民的总体评价与5年前相比,医药费用"略有下降"的比例最高,其次为"没有变化""略有增加"和"大幅度下降"。但是,在城乡居民中,对"看病贵"的评价和看法不尽相同。农牧区居民认为与5年前相比医药费用"略有下降"的比例最高,其后依次为"没有变化"和"大幅度下降";而在城镇居民中,认为医疗费用"略有增加"的比例最高,其次为"略有下降""没有变化"和"大幅度增加",其中"略有增加"和"大幅度增加"两者的比例之和达到50%。可见,部分城镇居民认为医药费用"有增无减"(表8-20)。

表8-20　调查地区居民对"看病贵"的评价(%)

对"看病贵"评价	农牧区	城镇	合计
大幅下降	18.5	7.8	16.0
略有下降	39.9	22.6	35.9
没有变化	24.2	19.7	23.2
略有增加	14.6	35.2	19.4
大幅增加	2.8	14.7	5.5

第四节　小　结

(1) 在1558名被调查者中,51.5%的居民曾在调查前2周内因病伤就过诊。调查地区门诊患者对候诊时间的满意度较高,尤其是农牧区患者的满意度高于城镇患者。

(2) 从调查地区门诊、住院患者对医疗机构就医设施和环境、医务人员解释问题、介绍病情或治疗方案、倾听患者意见的满意度较高。

(3) "服务态度差""技术水平低"和"医疗费用高"是患者对医疗机构服务不满意的主要原因,其中,农牧区患者对"技术水平低"和"医疗费用高"表示不满的比例明显高于城镇,而城镇患者对"服务态度差"的反应更为强烈。

(4) 调查显示,患者形容医患关系如同朋友、父母与子女、上下级或师生之间关系分别位居前4位。但是,城乡患者对医患关系的理解和表述有所不同。

(5) 调查地区农牧区居民认为与5年前相比,"看病难"的问题已得到"大幅度改善",而在城镇居民中,认为"略有改善"和"没有改善"的比例高于农牧区居民,甚至少数城镇居民认为看病难的问题还在"恶化"。

(6) 通过调查发现,患者认为门诊、住院费用的负担仍较重。其中,城镇患者认为门诊费用高,农牧区患者认为住院费用高。

第九章
医务人员问卷调查

本次问卷调查对象包括全区 7 个地(市)(拉萨市区各级医疗机构除外)的医院和 CDC,以及所辖样本县医院和 CDC、部分社区卫生服务中心和乡镇卫生院的调查当日在岗卫生技术人员。通过采用匿名自填式问卷调查方法,由所在单位医疗机构负责统一收集,由参与现场调查的项目组成员逐一审核、整理、汇总。

本部分内容包括被调查对象的个人基本情况、工作状况(对工作的认识、工作与家庭关系、相关热点问题等),以及工作态度(工作满意度、工作投入和离职意愿)。通过对上述指标的分析,反映调查地区医务人员的基本情况、执业状况、工作压力和工作态度,并为制定政策、改善管理、稳定队伍提供必要依据。

第一节　医务人员基本情况

本节重点介绍本次被调查的医务人员来源、数量、性别、年龄、婚姻状况、专业、学历、职称、民族、职业资格等基本情况。

一、调查规模

本次共计调查 1 079 名医务人员,有效应答人数为 1 013 人,约占当年全区医务人员总数的 8.7%。

二、分布特点

按地(市)划分,日喀则地区医务人员所占比例最高(23.3%),其次为昌都和那曲,阿里最少(6.5%)。按机构类别划分,地(市)级医院、县级医院、地(市)级妇幼保健院的医务人员占所有被调查者的 82.1%,其中,地(市)级医院占 46.3%、县级医院占 35.8%;基层医疗机构(含社区卫生服务中心、乡镇卫生院) 仅占 17.9%。由此不难看出,调查地区医务人员的分布呈现以城镇为中心的特 点(表 9 - 1)。

表 9 - 1　调查地区医务人员分布情况

合计	地(市)							机构类型				
	拉萨	日喀则	山南	林芝	昌都	那曲	阿里	社区卫生服务中心	乡镇卫生院	地(市)级医院	县级医院	地(市)级妇幼保健院
人数 1 013	101	236	141	110	183	176	66	35	146	408	363	61

说明:地(市)级医院指地(市)级人民医院;县级医院指县医院;地(市)级妇幼保健院指地(市)所在妇幼保健院

三、基本情况

(一) 性别结构

在被调查的医务人员中,男性占 31.4%,女性占 68.6%,性别比为 1:2.18 (男性为 1),医务人员性别比例差异明显。按地(市)划分,林芝地区女性比例最 高,其次为日喀则,拉萨最低;按机构类别划分,地(市)、县两级医院(以下简称: 医院)中女性医务人员的比例高于基层医疗机构,其中,地(市)级妇幼保健院女 性所占比例最高,而社区卫生服务中心的比例最低。

尽管在不同地区、不同医疗机构中医务人员的性别构成有所不同,但调查地 区女性医务人员的总数远远超出男性,亦高于 5 年前全区男、女性医务人员比例 (1:1.45)(表 9 - 2)。

表 9 - 2　调查地区医务人员性别结构

分　类	项　目	男性		女性		性别比
		人数	%	人数	%	
	拉萨	37	36.6	64	63.4	1.73
	日喀则	63	26.7	173	73.3	2.75
地(市)	山南	50	35.5	91	64.5	1.82
	林芝	21	19.1	89	80.9	4.24
	昌都	62	33.9	121	66.1	1.95

续　表

分　类	项　目	男性		女性		性别比
		人数	%	人数	%	
	那曲	63	35.8	113	64.2	1.79
	阿里	22	33.3	44	66.7	2.00
	合计	318	31.4	695	68.6	2.18
医院	地(市)级医院	139	34.1	269	65.9	1.93
	县级医院	101	27.8	262	72.2	2.60
	地(市)级妇幼保健院	12	19.7	49	80.3	4.08
基层卫生服务机构	社区卫生服务中心	14	40.0	21	60.0	1.50
	乡镇卫生院	52	35.6	94	64.4	1.81

（二）年龄结构

调查地区医务人员平均年龄为 34.7 岁。按地(市)划分,山南地区医务人员的平均年龄最大,其次为阿里、那曲、昌都和日喀则地区,林芝地区医务人员的平均年龄最小。由此说明,近几年来林芝地区的医务人员增量快于其他地(市);按机构类别划分,县及县级以上医院医务人员的平均年龄大于基层医疗机构,其中,地(市)级妇幼保健院医务人员年龄最大。这与近年来西藏自治区加强基层医疗体系建设和鼓励应届大学毕业生到基层工作的相关政策牵引的结果有关(表 9-3)。

从年龄构成来看,35 岁以下占 56.1%,45 岁及以上占 14.7%,与 2008 年全区卫生人员数据比较,35 岁以下所占比例高出 22.6%,而 45 岁及以上所占比例降低了 21.7%(图 9-1、图 9-2)。这"一增一减"说明了这几年调查地区医务工作者增速进一步加快。在社区卫生服务中心、乡镇卫生院和县级医院在岗医

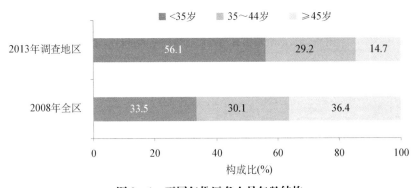

图 9-1　不同年份医务人员年龄结构

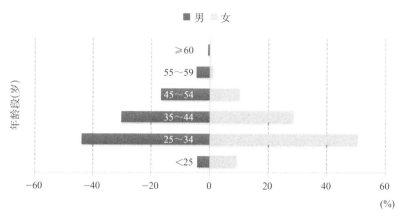

图 9 - 2　调查地区医务人员年龄结构

务人员中 35 岁以下医务人员比例分别为 74.3%、67.1% 和 66.9%；在地(市)级医院和地(市)级妇幼保健院中 45 岁及以上所占比例分别为 20.8% 和 26.2%(图 9 - 3,表 9 - 3)。

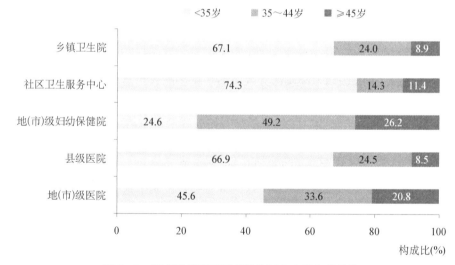

图 9 - 3　调查地区不同医疗机构医务人员年龄结构

表 9 - 3　调查地区医务人员年龄结构

分　类	项　目	平均年龄	<35 岁		35～44 岁		≥45 岁	
			人数	%	人数	%	人数	%
	拉萨	33.5	62	61.4	27	26.7	12	11.9
地(市)	日喀则	34.0	141	59.8	63	26.7	32	13.6
	山南	37.6	59	41.8	49	34.8	33	23.4

续表

分　类	项　目	平均年龄	<35 岁		35～44 岁		≥45 岁	
			人数	%	人数	%	人数	%
医院	林芝	32.9	65	59.1	36	32.7	9	8.2
	昌都	34.2	110	60.1	46	25.1	27	14.8
	那曲	35.3	94	53.4	55	31.3	27	15.4
	阿里	35.7	37	56.1	20	30.3	9	13.6
	合计	34.7	568	56.1	296	29.2	149	14.7
	地(市)级医院	37.4	186	45.6	137	33.6	85	20.8
	县级医院	32.3	243	66.9	89	24.5	31	8.5
	地(市)级妇幼保健院	39.4	15	24.6	30	49.2	16	26.2
基层卫生服务机构	社区卫生服务中心	31.7	26	74.3	5	14.3	4	11.4
	乡镇卫生院	32.0	98	67.1	35	24.0	13	8.9

从以上结果来看,调查地区医务人员的年龄呈现出 2 个特点:医务人员的年龄普遍较轻;医疗机构级别越低,医务人员的年龄越小。这可能与以下因素有关:首先,西藏医疗卫生系统进入了退休的高峰期,特别是"64 号文件"的效应开始显现;其次,近几年高校应届大学毕业生充实到基层工作的政策效应已经显现;最后,调查地区医疗卫生技术人员"青黄不接"的矛盾逐步凸显,这点在访谈过程中也得到印证。

某地区人民医院妇幼保健院负责人谈到:"当前由于多数大学毕业生必须首先安排到基层,并且要签订合同,致使地区难以招到新的专业医技人员,也无法从基层调来专业技术人员。"

又如某地区藏医院负责人所说:"医务人员出现严重断层现象,老一辈的医生临到了退休的年龄,青年医生无法接替。"

(三) 婚姻状况

在调查地区医务人员中,已婚者占 75.1%,未婚者占 21.3%。按地(市)划分,阿里和山南两地医务人员已婚比例高于其他地(市),拉萨和林芝两地已婚比例最低;按机构类别划分,越是基层,已婚者比例越低(表 9-4)。

表 9 - 4　调查地区医务人员婚姻状况

分类	项目	未婚		已婚		离婚		丧偶		其他	
		人数	%	人数	%	人数	%	人数	%	人数	%
地(市)	拉萨	27	26.7	68	67.3	2	2.0	3	3.0	1	1.0
	日喀则	56	23.7	173	73.3	6	2.5	1	0.4	0	0.0
	山南	14	9.9	124	87.9	0	0.0	3	2.1	0	0.0
	林芝	31	28.2	75	68.2	3	2.7	0	0.0	1	0.9
	昌都	49	26.8	131	71.6	2	1.1	0	0.0	1	0.6
	那曲	35	19.9	133	75.6	5	2.8	2	1.1	1	0.6
	阿里	4	6.1	57	86.4	3	4.6	1	1.5	1	1.5
	合计	216	21.3	761	75.1	21	2.1	10	1.0	5	0.5
医院	地(市)级医院	55	13.5	340	83.3	9	2.2	3	0.7	1	0.3
	县级医院	87	24.0	263	72.5	9	2.5	1	0.3	3	0.8
	地(市)级妇幼保健院	9	14.8	46	75.4	1	1.6	4	6.6	1	1.6
基层卫生服务机构	社区卫生服务中心	13	37.1	21	60.0	1	2.9	0	0.0	0	0.0
	乡镇卫生院	52	35.6	91	62.3	1	0.7	2	1.4	0	0.0

（四）学历结构

在调查地区医务人员中,具有硕士研究生学历的占 1.3％,大学本科占 28.4％,大学专科占 43.4％(图 9-4)。按地(市)划分,在林芝地区医务人员中具有大专及以上学历者所占比例最高(87.2％),其次为山南、拉萨、那曲、昌都、阿里地区,日喀则地区最低(61.1％);按机构类别划分,以本科学历医务人员所占比例由高往低排序,依次为社区卫生服务中心、地(市)级医院、县级医院、乡镇卫生院和地(市)级妇幼保健院;以大学专科学历医务人员所占比例由高往低排序,依次为基层医疗机构、县级医院、地(市)级医院和地(市)级妇幼保健院(表 9-5)。调查地区医务人员学历层次与2004年相比,硕士研究生学历比例提高了 1.2％,本科提高 20.3％,大专提高 29.2％(图 9-4)。

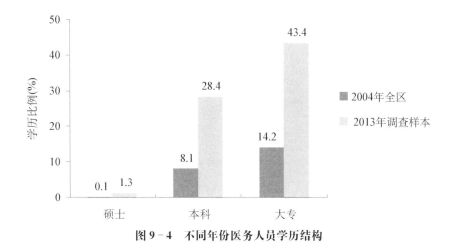

图 9-4   不同年份医务人员学历结构

近 10 年来,包括调查地区在内的全区医务人员学历层次提高速度较快,尤其是大专学历的医务人员比例大幅度攀升,表明全区医务人员的学历层次稳步提升,学历结构正在得到优化。但同时也要看到,具有本科及以上学历的人数不到全区医务人员总数的 1/3,而且,中专学历所占比例也超过两位数以上,在地(市)级妇幼保健院甚至达到 44.3％,提示在西藏提高医务人员学历层次任重而道远。

（五）职称结构

在本次进行的医务人员调查中有效应答者为 1 013 人,由于本次调查未包含拉萨各大医院,故在调查地区地(市)医务人员中具有高级专业技术职称的只有 3 人(0.3％),中级职称人员占 20.8％,其余依次为初(师)级、无职称、士级和副高职称人员,可见调查地区医务人员专业技术职务层级较低(图 9-5、图 9-6)。按

表 9 - 5 调查地区医务人员学历结构

分类	项目	硕士研究生 人数	硕士研究生 %	本科 人数	本科 %	大专 人数	大专 %	中专/中技 人数	中专/中技 %	技工学校 人数	技工学校 %	高中 人数	高中 %	初中及以下 人数	初中及以下 %
地(市)	拉萨	3	3.0	43	42.6	34	33.7	19	18.8	0	0.0	0	0.0	2	2.0
	日喀则	2	0.9	57	24.2	85	36.0	90	38.1	0	0.0	0	0.0	2	0.9
	山南	1	0.7	54	38.3	61	43.3	25	17.7	0	0.0	0	0.0	0	0.0
	林芝	3	2.7	34	30.9	59	53.6	12	10.9	0	0.0	0	0.0	2	1.8
	昌都	2	1.1	41	22.4	88	48.1	43	23.5	1	0.6	5	2.7	3	1.6
	那曲	1	0.6	45	25.6	83	47.2	29	16.5	0	0.0	4	2.3	14	8.0
	阿里	1	1.5	14	21.2	30	45.5	16	24.2	0	0.0	3	4.6	2	3.0
	合计	13	1.3	288	28.4	440	43.4	234	23.1	1	0.1	12	1.2	25	2.5
医院	地(市)级医院	8	2.0	139	34.1	167	40.9	89	21.8	0	0.0	3	0.7	2	0.5
	县级医院	2	0.6	100	27.6	187	51.5	57	15.7	0	0.0	7	1.9	10	2.8
	地(市)级妇幼保健院	0	0.0	10	16.4	20	32.8	27	44.3	1	1.6	1	1.6	2	3.3
基层卫生服务机构	社区卫生服务中心	2	5.7	13	37.1	12	34.3	8	22.9	0	0.0	0	0.0	0	0.0
	乡镇卫生院	1	0.7	26	17.8	54	37.0	53	36.3	0	0.0	1	0.7	11	7.5

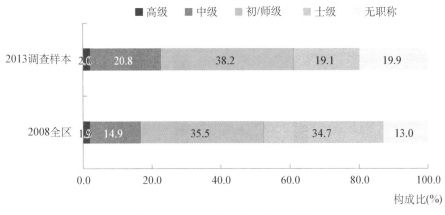

图 9 - 5　不同年份医务人员职称结构

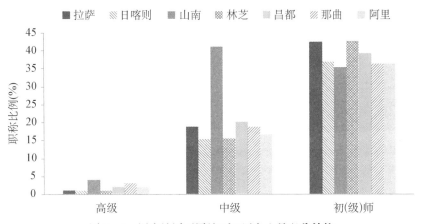

图 9 - 6　调查地区不同地(市)医务人员职称结构

地(市)划分,在山南地区医务人员中,中级及以上职称的比例最高(45.4%),而林芝和日喀则的比例最低(图 9 - 6,表 9 - 6);按机构类别划分,在地(市)级医院医务人员中,中级和副高及以上专业技术职称的比例分别为 36.5% 和 3.7%,而初级职称人员比例高达 41.7%。在县级医院,初级及以下职称的比例高达87.1%,具有副高职称的仅为 0.6%。在地(市)级妇幼保健院中,中级职称人员占 21.3%,初级职称人员占 49.2%。在社区卫生服务中心和乡镇卫生院医务人员中初级职称人员所占比例分别为 48.6% 和 26.7%,而无职称人员所占比例分别为 17.1% 和 47.3%(图 9 - 7,表 9 - 6)。

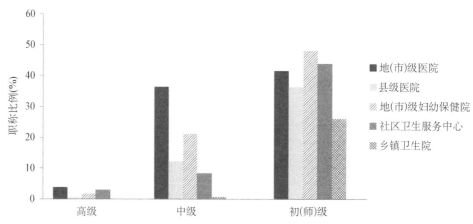

图 9-7 调查地区不同医疗机构医务人员职称结构

与 2008 年全区卫生技术人员的职称结构比较发现,本次调查地区副高及以上职称的比例无明显变化,而中级、初级及无职称的比例分别增加了 5.9%、2.7% 和 6.9%,而士级职称比例降低了 15.6%(图 9-5)。

据了解,调查地区医务人员职称层次之所以较低与职称外语考试通过率低或论文条件达不到相应要求有关。

某地区藏医院负责人谈到:

"一来职业注册考试题目对于本单位医生和护士较难,希望相关机构在考试的分数上给予照顾。二来职称考试分数较高,论文要求高。2011 年我院参加职称考试的 4 名医护人员中仅有 1 人过了线,但由于(晋升)还需要论文,最终还是没达到要求。"

某县人民医院负责人说:"单位卫技人员少,工作繁忙;员工学习时间严重不够。"

某县卫生服务中心负责人说:"因为是西部地区,所以学习条件差;再说考试是统考,所以通过的人数也少。没有时间看书而且也没有电,今年就开始通电了,所以稍微好点了。"

某卫生服务中心负责人说:"对老医生来说,文化程度低是主要原因。新来的工作人员报是报,但他们大部分没时间看书,就很难通过考试。"

某乡卫生院负责人说:"大部分原因是没时间看书,另外考试也很难。我是初级职称,想升中级职称。因为我的语文基础差,政治考试也是用汉语,就很难考上,参加了 3 次考试,还是没考上。"

某地区藏医院负责人谈到:"卫技人员的任职资格(职称、执业注册)一是

表9-6 调查地区医务人员职称结构

分类	项目	正高		副高		中级		师/初级		士级		无职称	
		人数	%	人数	%	人数	%	人数	%	人数	%	人数	%
地(市)	拉萨	1	1.0	0	0.0	19	18.8	43	42.6	18	17.8	20	19.8
	日喀则	0	0.0	2	0.9	36	15.3	87	36.9	60	25.4	51	21.6
	林芝	1	0.7	5	3.6	58	41.1	50	35.5	16	11.4	11	7.8
	昌都	0	0.0	1	0.9	17	15.5	47	42.7	33	30.0	12	10.9
	那曲	0	0.0	3	1.6	37	20.2	72	39.3	23	12.6	48	26.2
	山南	0	0.0	6	3.4	33	18.8	64	36.4	29	16.5	44	25.0
	阿里	1	1.5	0	0.0	11	16.7	24	36.4	14	21.2	16	24.2
	合计	3	0.3	17	1.7	211	20.8	387	38.2	193	19.1	202	19.9
医院	地(市)级医院	2	0.5	14	3.4	149	36.5	170	41.7	51	12.5	22	5.4
	县级医院	0	0.0	2	0.6	45	12.4	132	36.4	86	23.7	98	27.0
	地(市)级妇幼保健院	0	0.0	1	1.6	13	21.3	30	49.2	10	16.4	7	11.5
基层卫生服务机构	社区卫生服务中心	0	0.0	0	0.0	3	8.6	17	48.6	9	25.7	6	17.1
	乡镇卫生院	0	0.0	0	0.0	1	0.7	39	26.7	37	25.3	69	47.3

有学历要求,二是有工作年限要求,三是还需下基层。(比如我们地区一般副主任医师,除需要在地方长期工作外,还必须到县里基层工作1年以上)。但这些要求对于我院来说困难比较大,首先医院本身就较缺人,因进修出去的人较多,如此还需相关人员下到基层一两年,医院面临的困难就较大。这样就直接影响职称注册这一方面的情况。"

(六)民族结构

在调查地区医务人员中,藏族占76.2%,汉族占23.1%,其他民族占0.7%,可见,藏族已成为调查地区医疗技术队伍的主体。按地(市)划分,在日喀则、那曲和阿里地区医务人员中,藏族所占比例将近90%,而在昌都地区医务人员中藏族所占比例不到50%;按机构类别划分,在基层医疗卫生机构中藏族医务人员比例较县及以上医院高出10.1%。藏族医务人员在乡镇卫生院中的比例较社区卫生服务中心高出19.8%(表9-7)。从调查地区医务人员总数和基层医务人员分布两个维度来分析,目前已初步形成了一支以藏族为主体的医务工作者队伍,这是确保西藏各级医疗机构,尤其是基层医疗机构正常运转和得以发展的基石。

表9-7　调查地区医务人员民族结构

分　类	项　目	藏族		汉族		其他	
		人数	%	人数	%	人数	%
地(市)	拉萨	68	67.3	33	32.7	0	0.0
	日喀则	209	88.6	23	9.8	4	1.7
	山南	107	75.9	31	22.0	3	2.1
	林芝	86	78.2	24	21.8	0	0.0
	昌都	89	48.6	94	51.4	0	0.0
	那曲	155	88.1	21	11.9	0	0.0
	阿里	58	87.9	8	12.1	7	0.7
	合计	772	76.2	234	23.1	7	0.7
医院	地(市)级医院	269	65.9	133	32.6	6	1.5
	县级医院	301	82.9	61	16.8	1	0.3
	地(市)级妇幼保健院	49	80.3	12	19.7	0	0.0
基层卫生服务机构	社区卫生服务中心	24	68.6	11	31.4	0	0.0
	乡镇卫生院	129	88.4	17	11.6	0	0.0

（七）专业结构

表9-8所示，调查地区医务人员中临床医生占63.6%，护理人员占30.8%，医护之比为1∶0.48，公共卫生人员占5.6%。按地（市）划分，在拉萨医务人员中临床医生所占比例最高，而昌都最低。不同地（市）医护之比从高到低依次为山南、昌都、那曲、阿里、日喀则和林芝，拉萨市的医护比最低（1∶0.28）；按机构类别划分，地（市）级医院医护比相对较高（1∶0.57），社区卫生服务中心最低（1∶0.26）。

表9-8　调查地区医务人员专业结构

分　类	项　目	临床医生		护理人员		公共卫生		医护比
		人数	%	人数	%	人数	%	
地（市）	拉萨	74	73.3	21	20.8	6	5.9	0.28
	日喀则	151	64.0	73	30.9	12	5.1	0.48
	山南	89	63.1	50	35.5	2	1.4	0.56
	林芝	71	64.6	34	30.9	5	4.6	0.48
	昌都	102	55.7	57	31.2	24	13.1	0.56
	那曲	114	64.8	56	31.8	6	3.4	0.49
	阿里	43	65.2	21	31.8	2	3.0	0.49
	合计	644	63.6	312	30.8	57	5.6	0.48
医院	地（市）级医院	254	62.3	145	35.5	9	2.2	0.57
	县级医院	235	64.7	118	32.5	10	2.8	0.50
	地（市）级妇幼保健院	37	60.7	16	26.2	8	13.1	0.43
基层卫生服务机构	社区卫生服务中心	23	65.7	6	17.1	6	17.1	0.26
	乡镇卫生院	95	65.1	27	18.5	24	16.4	0.28

调查地区不同医疗机构医护之比均远低于全国平均水平（2013年我国医院医护之比为1∶1）。由此说明，在西藏调查地区医护比例倒置现象极为严重，这与长期以来形成的"重医轻护"的传统观念、高等医学院校在招生结构及现行用人机制上存在的弊端分不开。与此同时，在访谈过程中，医疗机构负责人普遍反映医技人员严重匮乏。

某县卫生服务中心负责人谈到："我院大部分是临床专业的，医技方面的人才缺的最多。"

某地区人民医院负责人也谈到："每年我院都在打报告但是分不到人员,本地的大学毕业生留不到地区,必须先安排到基层工作两三年才有可能调到地区。由于乡里没有配备相关设备,他们只能当全科医生,所学专业长期无法施展,等调动到了地区相关的工作一下无法及时开展。这些问题我院向当地地委、组织部反映过,但是目前仍然没有解决问题。"

某乡卫生院负责人也谈到："希望以后人才培养方面一定要切合西藏的实际。这个问题我曾经在政协会议上提过。现在我就举个例子,妇产科专科医生的培养。妇产科是很受重视,但是呢,为什么在学校培养的时候,妇幼医师才培养几个班? 整个西藏自治区有 74 个县,有多少个乡镇,如果按照那个来分配招生数量,我认为根本问题就解决了。现在这样突击扩招,说要培养相关专业医护人员前去进修一下,尤其是妇产科,根本就没有远期目标,应对性举措太多了。我们整个西藏人才培养上面就是存在这个问题,这是我自己的观点……"

(八) 执业资格获得情况

在本次被调查的医务人员中,已经获得执业医师资格和执业助理医师的分别占 32.9% 和 11.7%;获得中医执业医师资格和执业助理医师资格的分别占 3.8% 和 1.1%;注册护士占 23.6%,其他占 27.1%。按地(市)划分,在拉萨市医务人员中持有执业医师资格和执业助理医师资格的比例最高,山南和那曲地区仅次于拉萨,其次依次为林芝、昌都、阿里和日喀则。在山南和林芝地区医务人员中注册护师所占比例最高,分别为 29.8% 和 29.1%,其次依次为阿里、昌都、那曲、日喀则,拉萨比例最低(18.8%)。按机构类别划分,在不同医疗机构中,持有执业医师资格和执业助理医师资格的比例以地(市)级医院最高,其次为社区卫生服务中心、地(市)级妇幼保健院、县级医院和乡镇卫生院。注册护师在地(市)级医院中所占比例最高(29.9%),其次为县级医院、地(市)级妇幼保健院、乡镇卫生院、社区卫生服务中心(表 9-9)。

调查发现,在调查地区医务人员中持有执业助理医师的比例与 5 年前全区平均水平相比下降了 24.5%,而执业医师、注册护师和其他人员比例分别提高了 6.0%、5.6% 和 8.0%。尽管如此,目前西藏地区医务人员获得执业资格的比例仍较低,致使在不少地方、不少医疗机构中"无证上岗"现象仍较为突出,这点应引起相关部门的高度重视,积极施策。

某地区人民医院负责人坦言："我院和其他地区医院一样,大多医务人员没有执业资格,原则上是不能上岗的。但部分没有资格的医务人员是我院骨干,目前有七八名医生没有资格,但就技术方面他们还是能很好地胜任医院的医务工作。由于人力资源短缺问题是我院发展的瓶颈,实在没办法,还是需要他们工作。"

表9-9　调查地区医务人员执业资格获得情况

分类	项目	执业医师		执业助理医师		中医执业医师		中医执业助理医师		注册护师		其他	
		人数	%	人数	%	人数	%	人数	%	人数	%	人数	%
地(市)	拉萨	46	45.5	7	6.9	10	9.9	1	1.0	19	18.8	18	17.8
	日喀则	55	23.3	31	13.1	11	4.7	6	2.5	46	19.5	87	36.9
	山南	57	40.4	10	7.1	8	5.7	0	0.0	42	29.8	24	17.0
	林芝	33	30.0	18	16.4	1	0.9	0	0.0	32	29.1	26	23.6
	昌都	60	32.8	23	12.6	4	2.2	2	1.1	46	25.1	48	26.2
	那曲	69	39.2	14	8.0	3	1.7	1	0.6	37	21.0	52	29.6
	阿里	13	19.7	15	22.7	1	1.5	1	1.5	17	25.8	19	28.8
	合计	333	32.9	118	11.7	38	3.8	11	1.1	239	23.6	274	27.1
医院	地(市)级医院	171	41.9	32	7.8	15	3.7	1	0.3	122	29.9	67	16.4
	县级医院	96	26.5	55	15.2	12	3.3	6	1.7	81	22.3	113	31.1
	地(市)级妇幼保健院	24	39.3	8	13.1	0	0.0	1	1.6	12	19.7	16	26.2
基层卫生服务机构	社区卫生服务中心	15	42.9	4	11.4	3	8.6	0	0.0	3	8.6	10	28.6
	乡镇卫生院	27	18.5	19	13.0	8	5.5	3	2.1	21	14.4	68	46.6

说明：其他中包括药师(士)、技师(士)和无资质者

　　某县医院负责人谈到:"我院虽然医生多,但有执业医师资格证的很少,请求上级部门尽快解决这方面难题,还请批予副高职称待遇2名。"

　　某乡卫生院负责人说:"现在我院员工都没有执业资格证。乡卫生院跟地区医院相比,地区医院人才比较多,相互之间有竞争,诊治患者的经验丰富……由于乡卫生院看病也就一些常见病,这边工作人员学习也不怎么积极,加之考试内容与工作接触内容不一样,所以考试很多不及格。"

(九) 工作年限

　　调查地区医务人员从事本专业工作平均年限为12.3年,从事本专业工作年限在10年以内的占49.1%,10~20年的占33.0%,20年以上的占18.0%。

　　按地(市)划分,从事本专业工作20年以上者中,山南地区的比例最高(25.5%),林芝地区最低(12.7%)。在10~20年者中林芝地区比例最高(40.9%),昌都地区最低(30.1%);10年以内者中昌都地区的比例最高(54.6%),山南地区最低(36.2%)。以上数据表明,在全区各级医疗机构中,山南地区医务人员的稳定性优于其他地(市),这可能与该地区地理位置、自然环境、交通条件、政策环境等因素有关。

　　按机构类别划分,地(市)级妇幼保健院医务人员连续工作时间10~20年及超过20年以上的比例最高,而在社区卫生服务中心68.6%医务人员的工作时间在10年以内(表9-10)。

表9-10　调查地区医务人员工作年限情况

分　类	项　目	10年以下		10~20年		20年以上	
		人数	%	人数	%	人数	%
地(市)	拉萨	53	52.5	31	30.7	17	16.8
	日喀则	126	53.4	70	29.7	40	17.0
	山南	51	36.2	54	38.3	36	25.5
	林芝	51	46.4	45	40.9	14	12.7
	昌都	100	54.6	55	30.1	28	15.3
	那曲	85	48.3	56	31.8	35	19.9
	阿里	31	47.0	23	34.9	12	18.2
	合计	497	49.1	334	33.0	182	18.0
医院	地(市)级医院	139	34.1	168	41.2	101	24.8
	县级医院	234	64.5	93	25.6	36	9.9
	地(市)级妇幼保健院	13	21.3	31	50.8	17	27.9

续　表

分　类	项　目	10 年以下		10～20 年		20 年以上	
		人数	%	人数	%	人数	%
基层卫生服务机构	社区卫生服务中心	24	68.6	6	17.1	5	14.3
	乡镇卫生院	87	59.6	36	24.7	23	15.8

（十）兼职情况

被调查人员中,26.3％的医务人员同时兼有不同的行政职务,其中,兼任院级(含中心主任/副主任)领导职务者占 7.4％,兼任科室(副)主任者占 13.6％,兼任护士长者占 5.2％。按地(市)划分,阿里和那曲地区医务人员兼职比例最高,而林芝地区的比例最低;按机构类别划分,地(市)级妇幼保健院和地(市)级医院的兼职比例分别高达 29.5％和 29.4％,其次为乡镇卫生院(25.3％)、县级医院(23.1％)、社区卫生服务中心(20.0％)(表 9－11)。

表 9－11　调查地区医务人员行政工作兼职情况

分　类	项　目	院长/中心主任		科室/副主任		护士长		无管理职务	
		人数	%	人数	%	人数	%	人数	%
地(市)	拉萨	12	11.9	5	5.0	4	4.0	80	79.2
	日喀则	19	8.1	39	16.5	10	4.2	168	71.2
	山南	8	5.7	27	19.2	8	5.7	98	69.5
	林芝	5	4.6	5	4.6	2	1.8	98	89.1
	昌都	8	4.4	23	12.6	10	5.5	142	77.6
	那曲	16	9.1	28	15.9	13	7.4	119	67.6
	阿里	7	10.6	11	16.7	6	9.1	42	63.6
	合计	75	7.4	138	13.6	53	5.2	747	73.7
医院	地(市)级医院	8	2.0	80	19.6	32	7.8	288	70.6
	县级医院	22	6.1	44	12.1	18	5.0	279	76.9
	地(市)级妇幼保健院	5	8.2	11	18.0	2	3.3	43	70.5
基层卫生服务机构	社区卫生服务中心	6	17.1	0	0.0	1	2.9	28	80.0
	乡镇卫生院	34	23.3	3	2.1	0	0.0	109	74.7

四、小结

（1）截至 2013 年底，每千人卫生技术人员数 3.75，每千人医生数 1.67，每千人护（师）士数 0.77，表明西藏自治区卫生技术人员总量不足，加之西藏地大人稀、卫生服务半径大、交通不便、信息不畅等各种因素叠加，使得原本紧张的卫生人力资源更加紧缺。

（2）调查地区医务人员平均年龄为 34.7 岁，其中 35 岁以下占 56.1%，明显高于全国 5 年前的比例。通过对调查地区医务人员的调查，发现 3 个特点：其一，调查地区医务人员较为年轻；其次，医疗机构级别越低，医务人员年龄越小；其三，医务人员"青黄不接"的状况逐步凸显。

（3）在调查地区医务人员中，具有硕士研究生学历的仅占 1.3%，大学本科学历者占 28.4%，而大学专科学历者占 43.4%。具有高级专业技术职称的只有 3 人（0.3%），中级职称人员占 20.8%，其后分别为初（师）级、士级和副高职称人员。可见调查地区医务人员专业技术职务层次较低。

（4）通过对调查地区医务人员民族和性别比例分析发现，藏族人员占 76.2%，女性医务人员占 68.6%。由此可见，调查地区医务人员的构成、分布和性别呈出某些固有的特点。

（5）在西藏的卫生技术队伍不断壮大的过程中，不仅队伍年轻化趋势明显，而且其层次和水平偏低，医护比例严重失调。

（6）由于调查地区医务人员职称考试及职业资格考试通过率均较低，致使现有医疗卫生技术人员的职称层次偏低，同时，部分医务人员"无证上岗"的现象依然较为突出。

（7）在 10 多年的实践中，西藏自治区党委、政府从资金投入和人力资源配置上向基层医疗卫生机构倾斜，使得基层医疗条件明显改善，能力也有不同程度的提升。然而，调查地区医务人员的数量、分布、结构、层次、能力等存在不同程度的问题，这已成为影响基层卫生事业发展的制约性因素。

第二节　医务人员对本职工作的认识及评价

本节通过对医务人员的调查，了解和分析被调查地区医务人员对本职工作的感受、工作与家庭的关系、工作状况的总体评价。

一、对本职工作的认识及评价

对本职工作的评价主要从工作意义和工作负荷两方面进行。本次调查采用第五次国家卫生服务调查制订的《医务人员调查表》,其中,对本职工作的认识及评价涉及 9 个题目,分别为工作意义 3 个题目和工作负荷 6 个题目。按 Likert 五点计分法:"非常不符合"计 1 分,"比较不符合"计 2 分,"不能确定"计 3 分,"比较符合"计 4 分,"非常符合"计 5 分。

按照得分高低将其分为低、中、高 3 个层级,其中,工作意义层级由低向高分为低(3~5 分)、中(6~10 分)和高(11~15 分);工作负荷层级同样由低向高分为低(6~10 分)、中(11~20 分)和高(21~30 分)。

(一)总体认识及评价

1. 对工作意义的认识及评价　对工作意义的调查涉及 3 个题目:"我的工作对他人的生活或幸福产生较大影响""我的工作完成得好坏对很多人产生影响"和"我的工作很有意义,非常重要"。调查结果显示,83.2%的医务人员认为自己所从事的工作很有意义,其比例略高于全国 5 年前平均水平(80.8%);认为工作意义一般的比例为 15.8%。说明调查地区绝大多数医务人员对本职工作和所从事的职业表示高度认可(表 9 - 12)。

2. 对工作负荷的认识及评价　对工作负荷的调查涉及 6 个题目:"我的工作需要我集中注意力""我觉得工作对我的能力有很多要求""我有很多任务需要完成""我的工作需要我付出很多时间和精力""单位给我安排了很多工作"和"我经常无法按时完成工作任务"。调查结果显示,调查地区 85.8%的医务人员表示工作负荷重,这一比例也高于全国 5 年前平均水平(79.8%)(表 9 - 12)。

表 9 - 12　调查地区医务人员对本职工作的认识及评价(%)

项目	低	中	高
工作意义	1.0	15.8	83.2
工作负荷	1.1	13.1	85.8

(二)比较分析

1. 不同机构之间比较　县级及以上医院医务人员选择"工作意义较大"和"工作负荷重"项的比例高于基层医疗卫生机构医务人员。

按不同医疗机构分析,地(市)级妇幼保健院医务人员选择"工作意义大"和"工作负荷重"的比例最高,而社区卫生服务中心的比例最低。

调查地区医务人员选择"工作负荷重"项的比例高于全国 5 年前水平[地

(市)级医院 78.5％,社区卫生服务中心 73.9％〕(表9－13)。而社区卫生服务中心医务人员选择"工作意义大"的比例低于全国同类机构平均水平(79.0％)。

表 9－13　调查地区不同医疗机构医务人员对本职工作的认识及评价(%)

机　构　类　型	工作意义			工作负荷		
	小	一般	大	轻	一般	重
地(市)级医院	1.2	12.0	86.8	0.7	11.3	88.0
县级医院	0.6	19.0	80.4	0.8	14.1	85.1
地(市)级妇幼保健院	0.0	4.9	95.1	1.6	8.2	90.2
社区卫生服务中心	0.0	25.7	74.3	0.0	20.0	80.0
乡镇卫生院	2.1	20.6	77.4	2.7	16.4	80.8

2. 不同地(市)之间比较　拉萨市医疗机构医务人员选择"工作意义大"的比例最高(88.1％),昌都地区次之(87.4％),阿里地区最低(74.2％);那曲地区医务人员选择"工作负荷重"的比例高达 90.3％,山南地区次之(89.4％),日喀则地区最低(78.8％)(表9－14)。

表 9－14　调查地区不同地(市)医务人员对本职工作的认识及评价(%)

地(市)	工作意义			工作负荷		
	小	一般	大	轻	一般	重
拉萨	1.0	10.9	88.1	1.0	11.9	87.1
日喀则	1.3	21.6	77.1	1.7	19.5	78.8
山南	0.7	14.2	85.1	0.0	10.6	89.4
林芝	0.0	12.7	87.3	0.9	12.7	86.4
昌都	1.6	10.9	87.4	2.7	8.7	88.5
那曲	1.1	15.3	83.5	0.0	9.7	90.3
阿里	0.0	25.8	74.2	0.0	19.7	80.3

3. 不同专业之间比较　按专业类别划分,医务人员选择"工作意义大"和"工作负荷重"的比例分别为 84.0％和87.0％,其比例均高于护理人员和公共卫生人员。

调查地区医务人员选择"工作意义大"和"工作负荷重"项的比例高于全国 5年前的平均水平(工作意义:医生 81.5％、护士 79.4％;工作负荷:医生

81.9%、护士 75.6%）（表 9 - 15）。

表 9 - 15　调查地区不同专业医务人员对本职工作的认识及评价（%）

专 业 类 型	工作意义			工作负荷		
	小	一般	大	轻	一般	重
临床医生	1.4	14.6	84.0	0.9	12.1	87.0
护理人员	0.3	16.4	83.3	1.6	13.8	84.6
公共卫生人员	0.0	26.3	73.7	0.0	21.1	79.0

4. 不同职称之间比较　具有高级技术职称的医务人员选择"工作意义大"的比例最高（90.0%），无职称医务人员的比例最低（75.7%），但两者比例均高于全国 2008 年的平均水平。从调查地区情况来看，职称级别越高，选择"工作意义大"和"工作负荷重"的比例越高（表 9 - 16）。

表 9 - 16　调查地区不同职称医务人员对本职工作的认识及评价（%）

职称	工作意义			工作负荷		
	小	一般	大	轻	一般	重
高级	0.0	10.0	90.0	0.0	0.0	100.0
中级	0.5	12.3	87.2	0.0	7.6	92.4
初（师）级	1.3	13.4	85.3	1.0	14.5	84.5
士级	0.5	17.6	81.9	2.6	12.4	85.0
无职称	1.5	22.8	75.7	1.0	18.3	80.7

5. 不同年龄段之间比较　如表 9 - 17 所示，45 岁及以上医务人员选择"工作意义大"的比例最高，其次为 35～44 岁年龄段的人员，而 35 岁以下最低；35～44 岁年龄段的医务人员选择"工作负荷重"的比例最高，35 岁以下的最低，但两项比例均高于全国 2008 年的平均水平。调查结果表明，随着年龄的增长，医务人员对本职工作意义的认识越深。

表 9 - 17　调查地区不同年龄段医务人员对本职工作的认识及评价（%）

年龄段	工作意义			工作负荷		
	小	一般	大	轻	一般	重
<35 岁	1.4	17.8	80.8	1.8	15.0	83.3
35～44 岁	0.3	13.5	86.2	0.3	9.5	90.2
≥45 岁	0.7	12.8	86.6	0.0	13.4	86.6

6. 不同性别之间比较　　不同性别医务人员对"工作意义"的认识差异不大，而男性医务人员认为"工作负荷重"的比例较女性高出 4.2%。

调查地区不同性别医务人员认为"工作意义大"和"工作负荷重"的比例均高于全国 2008 年的平均水平(表 9-18)。

表 9-18　调查地区不同性别医务人员对本职工作的认识及评价(%)

性别	工作意义			工作负荷		
	小	一般	大	轻	一般	重
男性	1.6	14.8	83.7	0.9	10.4	88.7
女性	0.7	16.3	83.0	1.2	14.4	84.5

二、对工作的感受及评价

工作感受主要从"对提高个人能力的帮助作用"和"工作压力感"两个方面来进行描述。对工作感受的调查共涉及 8 个题目，回答项采用 6 级计分："非常不符合"计 1 分，"比较不符合"计 2 分，"有点不符合"计 3 分，"有点符合"计 4 分，"比较符合"计 5 分，"非常符合"计 6 分。根据各维度所涉及条目的平均分将其分为低、中、高 3 个程度。

(一) 基本情况

1. 工作对提高个人能力的帮助作用　　工作"对提高个人能力的帮助作用"调查涉及 4 个题目，分别是"工作对我来说是一个学习和成长的过程""通过工作,我的知识和技能在逐步提高""在工作中我可以尝试一些新事物,积极挖掘自身潜能"和"现在的工作对我个人成长没有任何帮助"。调查结果显示,77.2% 的被调查者认为工作对提高个人能力帮助较大,21.9% 认为帮助一般(表 9-19)。

表 9-19　调查地区医务人员对工作的感受及评价(%)

项　　目	小	一般	大
工作对提高个人能力的帮助作用	0.9	21.9	77.2
工作压力感	7.3	42.0	50.7

2. 工作压力感　　"工作压力感"调查涉及 4 个题目，分别是"总体来说,我感觉工作压力很大""总体来说,我感到工作的紧张程度很高""我因为工作而难以入睡"和"我因为工作而紧张不安"。调查显示,50.7% 的被调查者认为工作压力大,42.0% 的人认为一般,仅有 7.3% 的人认为压力不大(表 9-19)。

（二）比较分析

1. 不同机构之间比较　从表9-20所示,不同医疗机构医务人员对"工作对提高个人能力帮助作用"的感受不尽相同,其中,社区卫生服务中心医务人员对"工作对提高个人能力的帮助大"认同度最高,其次为地(市)级医院,县级医院最低;相反,县级及以上医院的医务人员感到"工作压力大"的比例较基层医疗机构医务人员高18.1%。其中,地(市)级医院医务人员认为"工作压力大"的比例最高,其次为县级医院,社区卫生服务中心医务人员比例最低,差异具有统计学意义($P<0.001$)。这与地(市)级医院作为本地区医疗、急救和保健中心,承担着较繁重的医疗工作有关。该问题在访谈过程中也得到印证。

表9-20　调查地区不同医疗机构医务人员对工作的感受及评价(%)

机构类型	工作对提高个人能力的帮助作用			工作压力感*		
	小	一般	大	小	一般	大
地(市)级医院	0.3	18.4	81.4	6.9	31.4	61.7
县级医院	0.8	26.2	73.0	7.2	43.0	49.9
地(市)级妇幼保健医院	0.0	24.6	75.4	13.1	60.7	26.2
社区卫生服务中心	0.0	8.6	91.4	14.3	62.9	22.9
乡镇卫生院	3.4	23.3	73.3	4.8	56.2	39.0

* Kruskal-Wallis检验：$\chi^2=38.380$，$P<0.001$

某地区藏医院负责人谈到:"按照国家民族(医)医院床位与人员配置比例,……我院的人员结构并不是很合理,且数量严重不足,因此,工作压力很大。"

调查发现,县级医院除了业务量较小外,限于自身的业务能力和水平,绝大部分急(危)重症患者转诊至上级医疗机构,所以,县级医院医务人员的工作压力感就没有地(市)级医院大。社区卫生服务中心的服务对象多为常见病和慢性病患者,且每天接诊的患者数量有限,处置方法较为简单,因此,这些医务人员的工作压力感并不大。

2. 不同地(市)之间比较　如表9-21所示,在不同地(市)中,拉萨市医务人员自觉"工作对提高个人能力的帮助作用大"的比例最高(93.1%),其次为山南地区(81.6%),阿里地区最低(62.1%),不同地(市)之间差异具有统计学意义($P<0.05$)。在对"工作压力感"的感受方面,山南地区医务人员自觉"工作压力"大的比例最高,其次为那曲地区,昌都地区最低。通过关键知情者的反映,调查地区医务人员之所以感到"工作压力大"是因为各级医疗机构"空编"或"缺编"

现象较为严重。

表9-21　调查地区不同地(市)医务人员对工作的感受及评价(%)

地(市)	工作对提高个人能力的帮助作用①			工作压力感②		
	小	一般	大	小	一般	大
拉萨	0.0	6.9	93.1	9.9	40.6	49.5
日喀则	2.1	27.1	70.8	9.3	47.5	43.2
山南	0.0	18.4	81.6	4.3	34.0	61.7
林芝	0.0	20.0	80.0	3.6	41.8	54.6
昌都	1.6	22.4	76.0	10.9	47.0	42.1
那曲	0.0	21.6	78.4	6.3	35.0	58.0
阿里	1.5	36.4	62.1	1.5	43.9	54.6

* ①Kruskal-Wallis 检验：$\chi^2=16.692$，$P=0.011$；②Kruskal-Wallis 检验：$\chi^2=20.180$，$P=0.003$

正如某地区妇幼保健院负责人所言："我院现有的 59 人编制是 1985 年核定的,随着社会和地区的经济发展,现有编制数,已无法满足当前人民群众对医疗服务的要求,人员严重紧缺。"

某县卫生服务中心负责人提到："我们这个医院是综合的,不分内科、外科等。为什么没有分开,是因为我们人手和房屋都不够。"

某县医院负责人谈到："本单位人员紧缺很严重,无法派人参加继续教育与培训;如要抽人参加继续教育与培训的话,医院无法开展正常工作。因为单位人员编制本来就不够,再抽人到驻村工作队,严重影响单位的正常工作秩序。现在,我们单位的医护人员一人顶两三人的工作,也没有了休息的时间。"

3. 不同专业之间比较　临床医生对"工作对提高个人能力的帮助作用"和"工作压力大"的认同比例高于护理人员和公共卫生专业人员,其中,"工作压力"大小程度在不同专业医务人员之间存在差异($P<0.001$)(表9-22)。

表9-22　调查地区不同专业医务人员对工作的感受及评价(%)

专业类型	工作对提高个人能力的帮助作用			工作压力感*		
	小	一般	大	小	一般	大
临床医生	0.9	19.9	79.2	6.7	39.1	54.2
护理人员	0.6	24.0	75.3	8.3	42.6	49.0
公共卫生人员	1.8	33.3	64.9	8.8	70.2	21.1

* Kruskal-Wallis 检验：$\chi^2=16.409$，$P<0.001$

4. 不同职称之间比较　调查地区不同职称医务人员对"工作对提高个人能力的帮助作用"和"工作压力"的感受有所不同,呈现专业技术职称层次越高,认为"作用大"和"压力大"的比例越高的特点。其中,"工作压力感"大小程度在不同职称医务人员之间存在差异($P<0.001$)(图9-8,表9-23)。

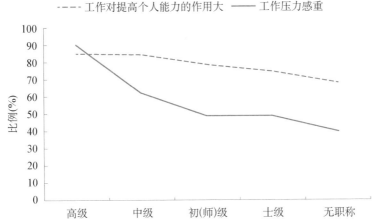

图9-8　调查地区不同职称医务人员对工作的感受及评价(%)

表9-23　调查地区不同职称医务人员对工作的感受及评价(%)

职称	工作对提高个人能力的帮助作用			工作压力感*		
	小	一般	大	小	一般	大
高级	0.0	15.0	85.0	0.0	10.0	90.0
中级	1.0	14.7	84.4	6	31.3	62.1
初(师)级	0.5	20.7	78.8	7.0	43.9	49.1
士级	1.0	24.4	74.6	8.3	43.0	48.7
无职称	1.5	30.2	68.3	8.4	51.5	40.1

* Kruskal-Wallis 检验: $\chi^2=24.128$, $P<0.001$

5. 不同年龄段之间比较　调查地区医务人员对"工作对提高个人能力的帮助作用"和"工作压力感"的感受有所不同,且差异有统计学意义($P<0.05$)。其中,"工作对提高个人能力的帮助作用"呈现随着年龄的增长,医务人员认为"作用大"的比例越高的特点。在工作压力方面,35～44岁年龄段的医务人员认为"工作压力大"的比例最高,其次为45岁及以上者,35岁以下者工作压力感最小(表9-24)。不难理解,35～44岁年龄段的医务人员正处于事业黄金期,也是各级各类医疗机构中的业务骨干和中坚力量,因此,他们自觉责任和压力大也就不足为奇了。

表 9-24　调查地区不同年龄段医务人员对工作的感受及评价(%)

年龄段	工作对提高个人能力的帮助作用①			工作压力感②		
	小	一般	大	小	一般	大
35 岁以下	1.2	25.5	73.2	8.6	44.4	47.0
35~44 岁	0.3	20.3	79.4	5.1	39.2	55.7
45 岁及以上	0.7	11.4	87.9	6.7	38.3	55.0

* ①Kruskal-Wallis 检验：$\chi^2=8.285$，$P=0.016$；②Kruskal-Wallis 检验：$\chi^2=6.615$，$P=0.037$

6. 不同性别之间比较　表 9-25 示，调查地区不同性别医务人员对"工作对提高个人能力的帮助作用"一项的认同度高度一致。但对"工作压力"项的认同度存在差异($P<0.05$)，提示男性医务人员的工作压力大于女性。

表 9-25　调查地区不同性别医务人员对工作的感受及评价(%)

性别	工作对提高个人能力的帮助作用			工作压力感*		
	小	一般	大	小	一般	大
男性	1.3	21.7	77.0	5.0	38.4	56.6
女性	0.7	22.0	77.3	8.4	43.6	48.1

* Kruskal-Wallis 检验：$\chi^2=5.969$，$P=0.015$

三、工作对家庭的影响

每个人在社会生活中都扮演着多重角色，其中，在工作和家庭生活中所扮演的角色无疑是人生最重要的。如果工作和家庭之间发生冲突，人会感到巨大压力，长此以往，必然影响个人的身心健康和工作热情。医疗卫生技术人员也不例外，尤其是临床一线医务人员由于职业特点和工作性质，要处理好工作和家庭工作的关系尤为困难。

工作对家庭的影响形式分为 3 种：时间冲突、行为冲突和压力冲突，3 个维度各包括 3 个题目，共涉及 9 个问题。各小题采用 1~5 级计分，得分越高表明工作对家庭的影响越大。将 9 个题目得分相加，总分在 15 分及以下为"低影响"，16~30 分为"中度影响"，31 分及以上定为"高度影响"。3 个维度得分相加在 5 分及以下为"低影响"，6~10 分为"中度影响"，11 分及以上为"高影响"。

时间冲突涉及 3 个题目："我的工作阻碍我参加家庭活动比我想象的多""我花在工作上的时间必然影响我参与家庭活动的时间"和"由于我必须把时间花在工作上，我常错过家庭活动"。

行为冲突涉及的题目是："解决工作中问题的方法,不能帮助我解决我的家庭问题""在用解决工作中问题的方法解决家庭问题时,总是适得其反"和"在工作中令我有出色表现的方法,不能帮我成为一个好的父母或配偶"。

压力冲突涉及的题目为："当我下班后,我经常疲累得提不起劲去参与家中的活动""下班后我经常感到心力交瘁,妨碍我对家中作出贡献"和"由于工作压力有时就算回到家也不愿意多干自己喜欢的事情"。

(一)总体情况

调查地区绝大多数医务人员(96.3%)认为工作对家庭有影响,其中,61.6%的人认为工作对家庭的影响很大,34.7%的人认为有一定的影响,仅有3.7%的人认为影响较小;从工作对家庭影响的表现形式来看,61.3%的被调查者认为工作时间挤占了家庭的生活时间,57.1%的被调查者认为工作压力影响了自己履行家庭的责任,55.2%被调查者则认为工作和家庭之间发生严重的冲突。由此表明,工作给医务人员家庭生活带来了不同程度的影响。详见表9-26。

表9-26　调查地区医务人员工作对家庭的影响及其表现形式(%)

项　　目	低	中	高
工作对家庭的影响	3.7	34.7	61.6
时间冲突	5.4	33.3	61.3
行为冲突	6.5	38.3	55.2
压力冲突	6.5	36.4	57.1

(二)比较分析

1. 不同机构之间比较　"工作对家庭的影响"在各级各类医疗机构医务人员中表现形式和程度存在差异($P \leqslant 0.001$)。除了地(市)级妇幼保健院医务人员表示"压力冲突"不大之外,其3种表现形式在其他医疗机构医务人员中呈现出医院机构级别越高影响程度越大的特点。此外,在医院医务人员中,"工作对家庭的影响"程度大于基层医疗机构医务人员;对社区卫生服务中心医务人员的影响大于乡镇卫生院医务人员(图9-9~图9-12)。

2. 不同地(市)之间比较　"时间冲突"在不同地(市)医务人员中存在差异($P < 0.01$)。从"工作对家庭的影响"程度及3种表现形式来看,山南地区医务人员中对其反应较为突出(表9-27、表9-28)。

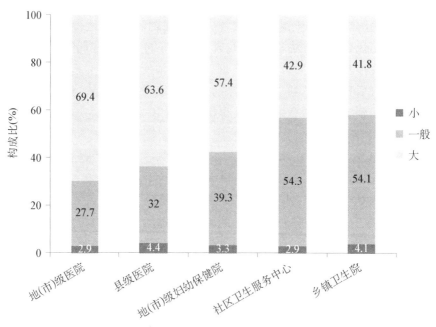

图 9 - 9   调查地区不同医疗机构医务人员工作对家庭的影响及程度

Kruskal-Wallis 检验：$\chi^2 = 27.486$，$P = 0.001$

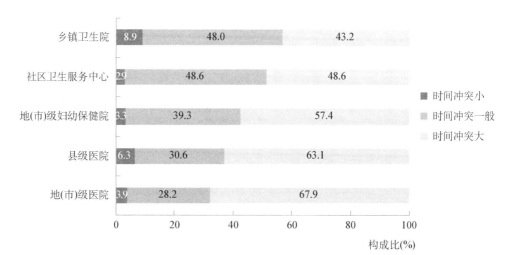

图 9 - 10   调查地区不同医疗机构医务人员工作对家庭的影响(时间的冲突)程度

Kruskal-Wallis 检验：$\chi^2 = 22.298$，$P < 0.001$

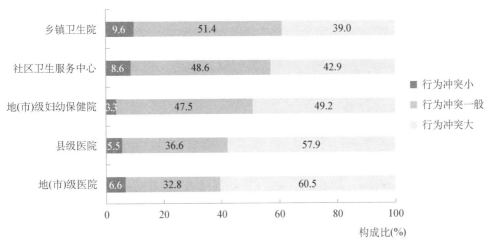

图 9 - 11　调查地区不同医疗机构医务人员工作对家庭的影响(行为冲突)程度

*Kruskal-Wallis 检验：$\chi^2 = 17.761$，$P < 0.001$

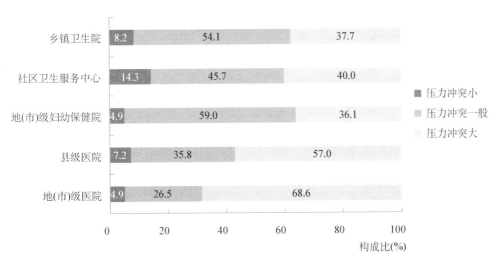

图 9 - 12　调查地区不同医疗机构医务人员工作对家庭的影响(压力冲突)程度

*Kruskal-Wallis 检验：$\chi^2 = 42.220$，$P < 0.001$

表 9-27　调查地区不同地(市)医务人员工作对家庭的影响及程度(%)

地(市)	小	一般	大
拉萨	2.0	43.6	54.5
日喀则	3.0	35.2	61.9
山南	4.3	24.1	71.6
林芝	6.4	31.8	61.8
昌都	6.6	38.3	55.2
那曲	1.7	30.7	67.6
阿里	0.0	47.0	53.0

表 9-28　调查地区不同地(市)医务人员工作对家庭影响的表现形式及程度(%)

地(市)	时间冲突*			行为冲突			压力冲突		
	小	一般	大	小	一般	大	小	一般	大
拉萨	5.0	34.7	60.4	12.9	34.7	52.5	5.9	35.6	58.4
日喀则	4.7	32.2	63.1	5.5	43.2	51.3	4.2	44.9	50.9
山南	5.7	22.7	71.6	4.3	33.3	62.4	6.4	29.1	64.5
林芝	8.2	30.9	60.9	6.4	41.8	51.8	8.2	31.8	60.0
昌都	8.7	41.5	49.7	8.2	37.7	54.1	9.3	40.4	50.3
那曲	3.4	26.7	69.9	6.3	32.4	61.4	5.7	31.3	63.1
阿里	0.0	56.1	43.9	1.5	48.5	50.0	7.6	33.3	59.1

* Kruskal-Wallis 检验：$\chi^2 = 20.764$，$P = 0.002$

3. 不同专业之间比较　"工作对家庭的影响"及其 3 种表现形式对不同专业医务人员家庭的影响程度存在差异($P \leqslant 0.05$)。临床医生对"时间冲突"的反应较为强烈,而护理人员对"行为冲突"和"压力冲突"反映较为强烈,相比之下,工作对公共卫生人员家庭的影响并不明显(表 9-29、表 9-30)。

表 9-29　调查地区不同专业医务人员工作对家庭的影响及程度(%)

专业类型	小	一般	大
临床医生	3.6	34.8	61.7
护理人员	2.2	32.7	65.1
公共卫生人员	12.3	43.9	43.9

* Kruskal-Wallis 检验：$\chi^2 = 8.511$，$P = 0.014$

表 9-30　调查地区不同专业医务人员工作对家庭影响的表现形式及程度(%)

专业类型	时间冲突①			行为冲突②			压力冲突③		
	小	一般	大	小	一般	大	小	一般	大
临床医生	6.5	30.2	63.3	7.1	37.3	55.6	6.4	36.5	57.1
护理人员	2.2	36.5	61.2	4.5	37.8	57.7	5.8	32.7	61.5
公共卫生人员	10.5	50.9	38.6	10.5	52.6	36.8	12.3	56.1	31.6

＊①Kruskal-Wallis 检验：$\chi^2＝9.959$，$P＝0.007$；②Kruskal-Wallis 检验：$\chi^2＝7.123$，$P＝0.028$；
③Kruskal-Wallis检验：$\chi^2＝13.717$，$P＝0.001$

4. 不同职称之间比较　"工作对家庭的影响"及其3种表现形式对不同职称医务人员家庭的影响程度存在差异($P\leqslant0.001$)，除了"压力冲突"在中级职称医务人员中所占比例略高之外，"行为冲突"和"时间冲突"与职称级别呈正相关(表9-31、表9-32,图9-13)。

表 9-31　调查地区不同职称医务人员工作对家庭的影响及程度(%)

职称	小	一般	大
高级	0.0	20.0	80.0
中级	1.0	25.6	73.5
初(师)级	4.1	32.6	63.3
士级	4.7	35.3	59.6
无职称	5.0	48.5	46.5

Kruskal-Wallis 检验：$\chi^2＝26.217$，$P＝0.000\,1$

表 9-32　调查地区不同职称医务人员工作对家庭影响的表现形式及程度(%)

职称	时间冲突①			行为冲突②			压力冲突③		
	小	一般	大	小	一般	大	小	一般	大
高级	0.0	15.0	85.0	5.0	25.0	70.0	5.0	30.0	65.0
中级	2.8	25.6	71.6	4.3	28.0	67.8	2.4	31.3	66.4
初(师)级	5.9	29.7	64.3	7.5	38.2	54.3	7.8	32.8	59.4
士级	5.2	33.7	61.1	5.7	43.0	51.3	6.2	38.9	54.9
无职称	7.9	49.5	42.6	7.9	46.0	46.0	8.9	47.0	44.1

①Kruskal-Wallis 检验：$\chi^2＝32.793$，$P＝0.000\,1$；②Kruskal-Wallis 检验：$\chi^2＝17.503$，$P＝0.002$；
③Kruskal-Wallis 检验：$\chi^2＝18.369$，$P＝0.001$

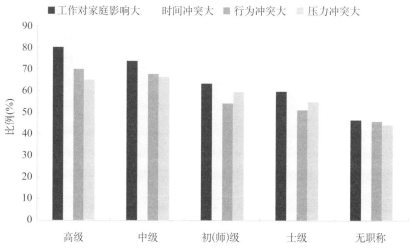

图9-13　调查地区不同职称医务人员工作对家庭的影响程度及表现形式

5. 不同年龄段之间比较　"工作对家庭的影响"及其影响形式在不同年龄段医务人员家庭的影响存在差异($P \leqslant 0.05$),3种影响形式均在35~44岁年龄段最明显,其次是45岁及以上年龄段,35岁以下年龄段影响最小(表9-33、表9-34)。

表9-33　调查地区不同年龄段医务人员工作对家庭的影响及程度(%)

年龄段	小	一般	大
<35岁	4.1	38.9	57.0
35~44岁	3.0	28.7	68.2
≥45岁	3.4	30.2	66.4

* Kruskal-Wallis检验:$\chi^2 = 8.437$,$P = 0.015$

表9-34　调查地区不同年龄段医务人员工作对家庭影响的表现形式及程度(%)

年龄段	时间冲突			行为冲突*			压力冲突		
	小	一般	大	小	一般	大	小	一般	大
<35岁	6.0	35.7	58.3	7.2	43.5	49.3	7.6	36.8	55.6
35~44岁	4.4	30.1	65.5	6.8	30.4	62.8	5.4	34.5	60.1
≥45岁	5.4	30.2	64.4	3.4	34.3	62.4	4.7	38.9	56.4

* Kruskal-Wallis检验:$\chi^2 = 13.157$,$P = 0.001$

6. 不同性别之间比较　表9-35和表9-36所示,"工作对家庭的影响"程度及3种影响形式均表现为对男性医务人员家庭影响更为明显。

表9-35   调查地区不同性别医务人员工作对家庭的影响及程度(%)

性别	小	一般	大
男性	2.5	32.7	64.8
女性	4.2	35.5	60.3

表9-36   调查地区不同性别医务人员工作对家庭影响的表现形式及程度(%)

性别	时间冲突			行为冲突			压力冲突		
	小	一般	大	小	一般	大	小	一般	大
男性	5.0	28.3	66.7	6.3	37.4	56.3	0.5	34.3	60.7
女性	5.6	35.5	58.9	6.6	38.7	54.7	7.2	37.4	55.4

四、对工作状态的评价

本部分主要了解和分析医务人员的工作强度、收入水平,并对医患关系、执业环境、社会地位等热点问题的评价。

(一) 工作强度

1. 总体情况   工作超时、加班、值夜班对医务工作者来说可谓"家常便饭"。调查地区医务人员平均每周工作时间为48.3小时,超出劳动法规定的工作时间(劳动法规定每周工作时间为40小时),而调查地区27.4%的医务人员每周工作时间超过56小时。被调查者每月平均值夜班数为7.1次(表9-37)。

2. 比较分析

(1) 不同机构之间比较:"工作强度"在不同类别机构医务人员中存在差异($P \leqslant 0.001$)。地(市)级医院医务人员"平均每周工作时间"最长、超时工作比例最高、"每月值夜班次数"最多;其他类别医疗机构医务人员平均每周工作时间不同程度超出了国家法定劳动时间;地(市)级妇幼保健院医务人员平均周工作时间基本上在国家法定劳动时间范围内。表明调查地区医务人员工作超时现象较为普遍(表9-37、表9-38)。

表9-37   调查地区不同医疗机构医务人员的工作强度及比较

工 作 强 度	全部	地(市)级医院	县级医院	地(市)级妇幼保健院	社区卫生服务中心	乡镇卫生院
平均每周工作时(小时)[①]	48.3	50.1	49.1	41.0	43.0	45.7
每月值夜班次数(次)[②]	7.1	7.8	7.0	3.7	4.4	7.2

* ①Kruskal-Wallis 检验:$\chi^2 = 35.912$,$P < 0.001$;②Kruskal-Wallis 检验:$\chi^2 = 42.551$,$P < 0.001$

表9-38 调查地区不同医疗机构医务人员的工作强度及比较(%)

机 构 类 型	平均每周工作时间(小时)①			每月值夜班次数(次)②		
	≤40	41～56	≥57	≤4	5～7	≥8
地(市)级医院	30.6	37.3	32.1	30.2	18.9	51.0
县级医院	34.2	36.6	29.2	39.1	19.0	41.9
地(市)级妇幼保健医院	63.9	27.9	8.2	73.8	3.3	23.0
社区卫生服务中心	40.0	51.4	8.6	82.9	11.4	5.7
乡镇卫生院	34.3	43.2	22.6	43.2	24.0	32.9
合计	34.8	37.8	27.4	39.7	18.5	41.9

* ①Kruskal-Wallis 检验: $\chi^2=28.586$, $P<0.001$; ②Kruskal-Wallis 检验: $\chi^2=58.253$, $P<0.001$

(2) 不同地(市)之间比较: 不同地(市)医务人员"平均周工作时间"由长到短依次为拉萨、山南、林芝、阿里、那曲、日喀则和昌都地区; 超时工作所占比例从高到低依次为拉萨、日喀则、山南、林芝、昌都、那曲和阿里地区(表9-39、9-40)。

"平均每月值夜班次数"在不同地(市)医务人员之间同样存在差异($P\leqslant$ 0.01), 阿里和拉萨医务人员值夜班次数最多, 其次依次为山南、那曲和日喀则地区, 昌都和林芝地区最少(表9-39、表9-40)。

表9-39 调查地区不同地(市)医务人员的工作强度及比较

工作强度	拉萨	日喀则	山南	林芝	昌都	那曲	阿里
平均每周工作时间(小时)	50.8	46.9	50.1	49.8	46.6	48.2	48.5
每月值夜班次数(次)*	8.3	7.1	7.5	5.8	6.2	7.2	8.4

* Kruskal-Wallis 检验: $\chi^2=21.607$, $P=0.001$

表9-40 调查地区不同地(市)医务人员的工作强度及比较(%)

地(市)	平均每周工作时间(小时)			每月值夜班次数(次)*		
	≤40	41～56	≥57	≤4	5～7	≥8
拉萨	28.7	37.6	33.7	33.7	11.8	54.5
日喀则	33.1	47.5	19.5	41.1	19.9	39.0
山南	34.0	36.9	29.1	30.5	21.3	48.2
林芝	35.5	29.1	35.5	44.6	21.8	33.6
昌都	35.5	42.1	22.4	50.3	18.0	31.7

地(市)	平均每周工作时间(小时)			每月值夜班次数(次)		
	≤40	41～56	≥57	≤4	5～7	≥8
那曲	37.5	29.6	33.0	36.4	16.5	47.2
阿里	40.9	30.3	28.8	34.9	18.2	47.0

* Kruskal-Wallis 检验：$\chi^2 = 20.109$，$P = 0.003$

（3）不同专业之间比较："平均每月值夜班次数"在不同专业医务人员之间存在差异（$P < 0.05$）。护理人员"平均每月值夜班次数"≥8 次的比例最高，"平均每周工作时间"亦最长，其次为医生，相比之下，公共卫生人员工作强度较低（表 9-41、表 9-42）。

表 9-41　调查地区不同专业医务人员的工作强度及比较

工 作 强 度	医疗	护理	公共卫生
平均每周工作时间(小时)	48.1	49.5	44.8
平均每月值夜班次数(次)	7.1	7.0	7.6

表 9-42　调查地区不同专业医务人员的工作强度及比较(%)

专业类型	平均每周工作时间(小时)			平均每月值夜班次数(次)*		
	≤40	41～56	≥57	≤4	5～7	≥8
临床医生	36.5	35.7	27.8	39.9	19.4	40.7
护理人员	31.4	40.4	28.2	36.5	17.0	46.5
公共卫生人员	33.3	47.4	19.3	54.4	15.8	29.8

* Kruskal-Wallis 检验：$\chi^2 = 6.394$，$P = 0.041$

（4）不同职称之间比较：在各级职称医务人员中，"平均每周工作时间"差别并不明显。然而，高级职称医务人员每月值夜班次数明显多于其他职称的医务人员（表 9-43、表 9-44）。

表 9-43　调查地区不同职称医务人员的工作强度及比较

工 作 强 度	高级	中级	初(师)级	士级	无职称
平均每周工作时间(小时)	48.2	47.1	48.9	49.4	47.5
每月值夜班次数(次)	11.3	6.8	7.3	6.7	6.9

表 9 - 44　调查地区不同职称医务人员的工作强度及比较(%)

职称	平均每周工作时间(小时)			每月值夜班次数(次)		
	≤40	41~56	≥57	≤4	5~7	≥8
高级	35.0	35.0	30.0	35.0	15.0	50.0
中级	38.9	38.4	22.8	41.2	17.1	41.7
初(师)级	33.9	36.2	30.0	37.0	18.9	44.2
士级	29.5	40.4	30.1	39.4	17.6	43.0
无职称	37.1	38.1	24.8	44.1	20.3	35.6

(二) 收入现状

1. 总体情况　截至 2013 年底,调查地区医务人员月收入超过 5 000 元的占 30.0%,3 000 元及以下占 20.5%,2 000 元及以下占 10.9%。但需要指出的是所有医务人员在填报个人收入时均较为保守,故本次调查结果与实际收入之间可能存在一定的出入(表 9 - 45)。

表 9 - 45　调查地区不同机构医务人员的收入水平及比较(%)

机构类型	平均每月收入					
	≤1 000 元	1 001~2 000 元	2 001~3 000 元	3 001~4 000 元	4 001~5 000 元	>5 000 元
地(市)级医院	1.0	3.4	5.6	17.2	21.8	51.0
县级医院	4.1	3.9	14.9	34.7	28.9	13.5
地(市)级妇幼保健院	0.0	0.0	3.3	18.0	32.8	45.9
社区卫生服务中心	20.0	2.9	14.3	37.1	5.7	20.0
乡镇卫生院	13.0	25.3	8.9	36.3	8.2	8.2
总计	4.4	6.5	9.6	27.0	22.5	30.0

* Kruskal-Wallis 检验：$\chi^2 = 216.806$, $P < 0.001$

2. 比较分析

(1) 不同机构之间比较:"收入水平"在不同医疗机构医务人员中存在差异($P < 0.001$)。其中,地(市)级医院医务人员的平均月收入超过 5 000 元者比例

最高,其次为地(市)级妇幼保健院;而社区卫生服务中心、县级医院、乡镇卫生院多数医务人员月平均收入在3 001～4 000元之间,其中,乡镇卫生院医务人员月收入2 000元及以下者占25.3%(表9-45)。这与近几年来调查地区乡镇卫生院吸纳一定数量"公益性岗位"人员有关。

县级医院医务人员每周工作时间虽较地(市)级妇幼保健院多8.1小时,但月收入反而比地(市)级妇幼保健医院低,这可能与县级医院医务人员除工资之外没有其他收入或"公益性岗位"人员(收入较低)占一定比例有关。

(2) 不同地(市)之间比较:"收入水平"在不同地(市)医务人员之间存在差异(P<0.05),那曲和山南地区医务人员平均月收入大于5 000元以上者比例最高,其后依次为阿里、昌都、拉萨、日喀则和林芝地区,这与调查地区基础工资标准及所在医院经济效益等因素有关(表9-46)。

表9-46　调查地区不同地(市)医务人员的收入水平及比较(%)

地(市)	平均每月收入					
	≤1 000元	1 001～2 000元	2 001～3 000元	3 001～4 000元	4 001～5 000元	>5 000元
拉萨	7.9	10.9	23.8	25.7	7.9	23.8
日喀则	3.8	11.4	9.3	28.4	24.6	22.5
山南	2.8	3.6	6.4	17.7	20.6	48.9
林芝	20.0	2.9	14.3	37.1	5.7	20.0
昌都	5.5	4.9	9.8	32.2	20.8	26.8
那曲	4.6	6.3	0.6	10.8	29.0	48.9
阿里	7.6	1.5	4.6	24.2	34.9	27.3

* Kruskal-Wallis检验:$\chi^2 = 16.575$,$P = 0.011$

(3) 不同专业之间比较:"收入水平"在不同专业医务人员中存在差异(P≤0.001)。临床医生和护理人员月平均收入大于5 000元者所占比例达到或接近30%,而公共卫生人员月平均收入在3 001～4 000元之间的比例最高(表9-47)。

表9-47　调查地区不同专业医务人员的收入水平及比较(%)

专业类型	平均每月收入					
	≤1 000元	1 001～2 000元	2 001～3 000元	3 001～4 000元	4 001～5 000元	>5 000元
临床医生	3.4	6.5	10.3	26.9	21.4	31.5

续 表

专业类型	平均每月收入					
	≤1 000 元	1 001～2 000 元	2 001～3 000 元	3 001～4 000 元	4 001～5 000 元	>5 000 元
护理人员	4.2	5.8	7.7	26.6	27.2	28.5
公共卫生人员	17.5	10.5	12.2	29.8	8.8	21.1

* Kruskal-Wallis 检验：$\chi^2 = 13.574$，$P = 0.001$

(4) 不同职称之间比较：不同职称医务人员"收入水平"存在差异（$P < 0.001$）。高级职称医务人员月平均收入均超过 5 000 元，而在无职称者中月收入低于 2 000 元者占 31.7%，由此说明，月平均收入与职称级别呈正相关（表 9 - 48）。

表 9 - 48　调查地区不同职称医务人员的收入水平及比较

职　称	平均每月收入(%)					
	≤1 000 元	1 001～2 000 元	2 001～3 000 元	3 001～4 000 元	4 001～5 000 元	>5 000 元
高级	0.0	0.0	0.0	0.0	0.0	100.0
中级	1.0	1.4	2.4	12.3	18.5	64.5
初(师)级	1.0	3.6	6.2	32.6	28.7	27.9
士级	3.1	9.3	16.1	38.9	20.2	12.4
无职称	16.3	15.4	18.3	22.8	18.3	8.9

* Kruskal-Wallis 检验：$\chi^2 = 253.838$，$P < 0.001$

(三) 对医患关系的评价

1. 基本情况　调查地区医务人员认同医患关系为"工作伙伴"关系的比例最高，其次为"战友""朋友""父母与子女""老师与学生""上下级"等关系，而"买卖关系"比例最低（表 9 - 49）。

表 9 - 49　调查地区医务人员对 7 种类型医患关系的理解(%)

项　　目	不同意	一般	同意
父母与子女关系	8.1	20.1	71.8
老师与学生关系	9.6	21.1	69.3

续　表

项　目	不同意	一般	同意
朋友关系	7.3	16.1	76.6
工作伙伴关系	6.7	13.5	79.8
战友关系	7.2	13.4	79.4
上下级关系	42.8	17.2	40.0
买卖关系	70.9	12.9	16.2

2. 比较分析

(1) 不同机构之间比较：不同医疗机构医务人员对医患之间为"上下级关系"持不同观点，其中，地(市)级妇幼保健院医务人员"不同意上下级关系"的比例最高，社区卫生服务中心医务人员比例最低($P<0.01$)(表9-50)。

(2) 不同地(市)之间比较：不同地(市)医务人员对医患关系的表述持不同的观点，其差异有统计学意义($P<0.05$)。在那曲地区医务人员中认同医患之间为"战友"关系，而不认同"上下级关系"和"买卖关系"的比例最高；在山南地区医务人员中认同医患之间为"工作伙伴关系""父母与子女""老师与学生"关系的比例高于其他地区医务人员；在日喀则地区医务人员中，认同医患之间为"朋友"关系的比例高于其他地区(表9-51)。

(3) 不同专业之间比较：表9-52所示，在临床医生和公共卫生人员中认同医患之间为"父母与子女""老师与学生"和"上下级"关系的比例相当，且高于护理人员；认同医患之间为"战友""朋友""工作伙伴"关系的比例从高到低依次为临床医生、护理人员和公共卫生人员；在临床医生中不认同医患之间为"买卖关系"的比例最高，而护理和公共卫生人员比例大致相同，且低于临床医生组。

(4) 不同职称之间比较：调查结果显示，中级职称医务人员认同医患之间为"父母与子女""老师与学生""工作伙伴"关系的比例最高；在士级职称的医务人员中认同医患之间为"朋友关系"而不认同"买卖关系"的比例最高；在高级职称的医务人员中，认同医患之间为"战友关系"的比例最高，相反，认同为"上下级"关系的比例则最低(表9-53)。

(四) 对执业环境满意度的评价

1. 总体情况　在被调查者中，54.5%医务人员对当前的医疗"执业环境"表示满意，32.5%表示一般，13.0%表示不满意。从总体情况来看，调查地区医务人员当前执业环境满意度较高(表9-54)。

表9-50 调查地区不同医疗机构医务人员对医患关系的理解(%)

机构类型	父母与子女关系			老师与学生关系			朋友关系			工作伙伴关系		
	不同意	一般	同意	不同意	一般	同意	不同意	一般	同意	不同意	一般	同意
地(市)级医院	9.6	21.8	68.6	11.3	22.3	66.4	7.1	15.2	77.7	5.2	13.2	81.6
县级医院	5.5	19.8	74.7	7.4	19.8	72.7	7.2	16.8	76.0	5.2	14.3	80.3
地(市)级妇幼保健院	9.8	11.5	78.7	6.6	26.1	67.2	3.3	29.5	67.2	4.9	11.5	83.6
社区卫生服务中心	11.4	17.1	71.4	14.3	22.9	62.9	2.9	20.0	77.1	11.4	11.4	77.1
乡镇卫生院	8.9	20.6	70.6	10.3	18.5	71.2	11.0	10.3	78.8	14.4	13.7	71.9

机构类型	战友关系			上下级关系*			买卖关系		
	不同意	一般	同意	不同意	一般	同意	不同意	一般	同意
地(市)级医院	7.1	13.5	79.4	47.1	15.4	37.5	71.3	12.5	16.2
县级医院	6.3	11.0	82.6	38.3	17.6	44.1	65.8	13.5	20.7
地(市)级妇幼保健院	4.9	11.5	83.6	59.0	23.0	18.0	78.7	14.8	6.6
社区卫生服务中心	5.7	8.6	85.7	31.4	34.3	34.3	74.3	8.6	17.1
乡镇卫生院	11.0	21.2	67.8	38.4	14.4	47.3	78.1	13.0	8.9

* Kruskal-Wallis检验: $\chi^2=15.949$, $P=0.003$

表 9 - 51　调查地区不同地（市）医务人员对医患关系的理解（%）

地（市）	父母与子女关系			老师与学生关系			朋友关系			工作伙伴关系		
	不同意	一般	同意	不同意	一般	同意	不同意	一般	同意	不同意	一般	同意
拉萨	9.9	18.8	71.3	15.8	18.8	65.4	3.0	18.8	78.2	9.9	14.9	75.3
日喀则	8.9	17.0	74.2	9.3	20.3	70.3	8.9	11.9	79.2	6.4	15.3	78.4
山南	3.6	21.3	75.2	2.1	19.9	78.0	11.8	24.6	63.6	3.6	10.6	85.8
林芝	8.2	24.6	67.3	11.8	24.6	63.6	5.5	22.7	71.8	12.7	13.6	73.6
昌都	10.4	18.0	71.6	14.2	18.0	67.8	10.9	12.6	76.5	6.0	14.2	79.8
那曲	5.1	22.7	72.2	6.3	22.7	71.0	6.3	21.0	72.7	3.4	13.6	83.0
阿里	13.6	22.7	63.6	9.1	28.8	62.1	16.7	13.6	69.7	10.6	9.1	80.3

地（市）	战友关系			上下级关系*			买卖关系		
	不同意	一般	同意	不同意	一般	同意	不同意	一般	同意
拉萨	5.9	15.8	78.2	28.7	23.8	47.5	70.3	11.9	17.8
日喀则	8.1	16.5	75.4	37.7	18.6	43.6	66.1	14.4	19.5
山南	4.3	10.6	85.1	40.4	13.5	46.1	67.4	13.5	19.2
林芝	7.3	14.6	78.2	47.3	17.3	35.5	75.5	11.8	12.7
昌都	13.1	10.9	76.0	49.2	20.2	30.6	70.5	12.6	16.9
那曲	3.4	10.8	85.8	50.0	13.6	36.4	80.7	10.8	8.5
阿里	6.1	16.7	77.3	43.9	10.6	45.5	63.6	16.7	19.7

* Kruskal-Wallis 检验：$\chi^2 = 15.652$，$P = 0.016$

表 9 - 52　调查地区不同专业医务人员对医患关系的理解（%）

专业类型	父母与子女关系			老师与学生关系			朋友关系			工作伙伴关系		
	不同意	一般	同意	不同意	一般	同意	不同意	一般	同意	不同意	一般	同意
临床医生	7.8	19.3	73.0	9.6	19.9	70.5	6.8	14.3	78.9	6.7	12.1	81.2
护理人员	8.7	22.4	68.9	9.0	24.7	66.4	8.7	17.6	73.7	5.1	16.7	78.2
公共卫生人员	8.8	17.5	73.7	12.3	15.8	71.9	5.3	28.1	66.7	15.8	12.3	71.9

专业类型	战友关系			上下级关系			买卖关系		
	不同意	一般	同意	不同意	一般	同意	不同意	一般	同意
临床医生	6.7	12.3	81.0	43.9	16.0	40.1	71.9	13.0	15.1
护理人员	7.7	14.1	78.2	41.4	18.9	39.7	69.2	12.8	18.0
公共卫生人员	10.5	22.8	66.7	38.6	21.1	40.4	68.4	12.3	19.3

表9-53　调查地区不同职称医务人员对医患关系的理解(%)

职称	父母与子女关系			老师与学生关系			朋友关系			工作伙伴关系		
---	不同意	一般	同意	不同意	一般	同意	不同意	一般	同意	不同意	一般	同意
高级	20.0	15.0	65.0	30.0	5.0	65.0	10.0	15.0	75.0	15.0	10.0	75.0
中级	6.2	17.5	76.3	8.5	19.0	72.5	5.2	18.0	76.8	6.2	10.9	82.9
初(师)级	9.6	19.6	70.8	8.0	23.3	68.7	7.2	14.7	78.0	5.9	14.0	80.1
士级	7.3	20.2	72.5	10.9	20.7	68.4	7.8	12.4	79.8	7.8	11.9	80.3
无职称	6.9	24.3	68.8	10.4	21.3	68.3	8.9	20.3	70.8	6.9	17.3	75.7

职称	战友关系			上下级关系			夫妻关系		
---	不同意	一般	同意	不同意	一般	同意	不同意	一般	同意
高级	15.0	0.0	85.0	40.0	15.0	45.0	50.0	25.0	25.0
中级	7.1	10.9	82.0	45.0	15.6	39.3	69.2	16.1	14.7
初(师)级	7.8	12.9	79.3	43.9	17.3	38.8	71.3	11.1	17.6
士级	4.7	16.1	79.3	41.5	16.1	42.5	76.2	8.8	15.0
无职称	7.9	15.8	76.2	40.1	19.8	40.1	68.8	15.8	15.4

表9-54　调查地区不同医疗机构医务人员对执业环境满意度的评价(%)

机构类型	好	一般	差
地(市)级医院	47.8	32.4	19.9
县级医院	56.2	34.2	9.6
地(市)级妇幼保健院	45.9	37.7	16.4
社区卫生服务中心	62.9	25.7	11.4
乡镇卫生院	70.6	28.1	1.4
总计	54.5	32.5	13.0

* Kruskal-Wallis检验：$\chi^2 = 29.149$，$P < 0.001$

2. 比较分析

(1) 不同机构之间比较：不同医疗机构医务人员对执业环境的评价存在差异($P < 0.001$)。在本次调查中,调查地区乡镇卫生院医务人员认为执业环境"好"的比例最高,其次为社区卫生服务中心、县级医院、地(市)级医院和地(市)级妇幼保健院,但从总体来,本次被调查的不同医疗机构医务人员认为"执业环境好"的比例高于5年前全国水平[地(市)级医院(14.6%)、县级医院(27.6%)、社区卫生服务中心(27.6%)、乡镇卫生院(22.4%)](表9-54)。

(2) 不同地(市)之间比较：不同地(市)医务人员对执业环境满意度评价结果有所差别,其中,日喀则地区医务人员对执业环境的满意度最高,其他依次为山南、拉萨、那曲、昌都、阿里和林芝地区(表9-55)。

表9-55　调查地区不同地(市)医务人员对执业环境满意度的评价(%)

地(市)	好	一般	差
拉萨	54.5	30.7	14.9
日喀则	61.4	32.2	6.4
山南	58.9	29.8	11.4
林芝	45.5	38.2	16.4
昌都	50.8	32.2	16.9
那曲	53.4	30.1	16.5
阿里	48.5	39.4	12.1

(3) 不同专业之间比较：调查地区公共卫生人员对执业环境的满意度最高,其比例较护理人员和临床医生高出13.0%和10.1%(表9-56)。尽管如此,调

查地区临床医生和护理人员对执业环境的满意度仍高于 5 年前全国水平(医生:
18.8%,护士:22.9%)。

表 9 - 56   调查地区不同专业医务人员对执业环境满意度的评价(%)

专业类型	好	一般	差
临床医生	54.8	32.0	13.2
护理人员	51.9	33.3	14.7
公共卫生人员	64.9	33.3	1.8

(4) 不同职称之间比较:不同职称医务人员对执业环境的满意度存在差异
(P<0.001)。总体而言,职称级别越低,对执业环境满意度越高(表 9 - 57),这
与 5 年前全国情况大致相同。此外,调查地区不同职称医务人员执业环境的满
意度高于 5 年前全国水平(高级职称 16.3%、中级职称 19.0%、初级职称
18.6%、士级职称 24.6%、无职称 29.1%)。

表 9 - 57   调查地区不同职称医务人员对执业环境满意度的评价(%)

职称	好	一般	差
高级	35.0	25.0	40.0
中级	52.1	28.4	19.4
初(师)级	49.6	34.9	15.5
士级	59.1	36.3	4.7
无职称	63.9	29.2	6.9

＊Kruskal-Wallis 检验:$\chi^2=20.755$,$P=0.000$

(五) 患者满意度和信任度的自我评价

1. **总体情况**   表 9 - 58 所示,从调查地区医务人员对"患者对其提供服务
的满意程度"和"患者对其提供服务的信任程度"评价发现,87.7%的医务人员认
为患者对自己的服务表示"满意",与 2013 年全国水平相比高出 2.5%,认为"满
意度一般"的占 9.3%,仅有 3.0%的医务人员认为"患者对自己的服务表示不
满意"。

在信任度方面,61.1%的医务人员认为"患者对自己信任",而 32.1%的医
务人员认为"一般",仅有 6.8%的医务人员认为"患者对自己不信任"。认为"患
者对自己信任的比例高出全国同期水平 13.2%,而"不信任"的比例较全国同期
水平低 2.9%(图 9 - 14、图 9 - 15)。同时发现,调查地区 78.9%的医务人员认
为与 5 年前相比,患者对医务人员的信任度有所提高。

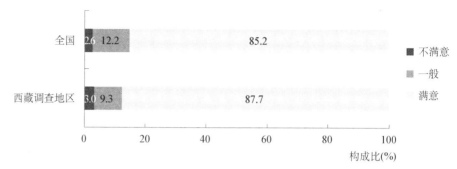

图9-14 全国和调查地区医务人员对患者对其服务满意度的自我评价及比较

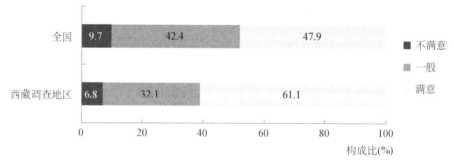

图9-15 全国和调查地区医务人员对患者对其信任度的自我评价

总之,调查地区医务人员表示患者对其服务的"满意度"和患者对其的"信任度"均高于2013年的全国水平(图9-14,图9-15)。

2. 比较分析

(1)不同机构之间比较:表9-58显示,在对"患者满意度"的调查中发现,乡镇卫生院医务人员认为"患者满意"的比例最高,其次为地(市)级妇幼保健院、地(市)级医院、社区卫生服务中心和县级医院。

表9-58 调查地区不同医疗机构医务人员对患者满意度及信任度的自我评价(%)

机 构 类 型	患者的满意度			患者的信任度			近年来患者对其信任度的变化		
	满意	一般	不满意	信任	一般	不信任	提高了	没有变化	降低了
地(市)级医院	87.8	10.8	1.5	60.3	34.3	5.4	75.7	17.9	6.4
县级医院	85.4	9.1	5.5	58.4	32.8	8.8	78.5	19.0	2.5
地(市)级妇幼保健院	90.2	8.2	1.6	72.1	27.9	0.0	78.7	16.4	4.9
社区卫生服务中心	88.6	8.6	2.9	71.4	28.6	0.0	88.6	11.4	0.0
乡镇卫生院	91.8	6.2	2.1	63.0	26.7	10.3	86.3	10.3	3.4
合计	87.7	9.3	3.0	61.1	32.1	6.8	78.9	16.9	4.2

在"患者信任度"的评价方面,地(市)级妇幼保健院医务人员认为"患者信任"的比例最高,县级医院最低。

在对"近年来患者信任变化"的评价中发现,基层医疗机构医务人员认为"患者信任度提高了"的比例高于医院医务人员;在基层医疗机构中,社区卫生服务中心医务人员认为"患者信任度提高了"的比例较乡镇卫生院高出2.3%。

调查结果显示,除社区卫生服务中心医务人员表示"患者对其提供服务表示满意"的比例低于全国水平0.6%外,其他不同机构医务人员对患者"信任度"和"满意度"两项持肯定态度的比例均高于2013年的全国水平(图9-16、图9-17)。

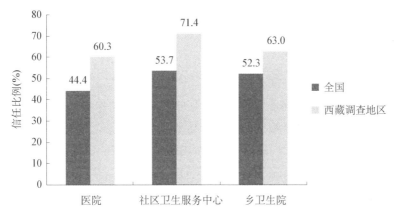

图9-16 全国和调查地区医务人员对患者对其信任度的自我评价及比较

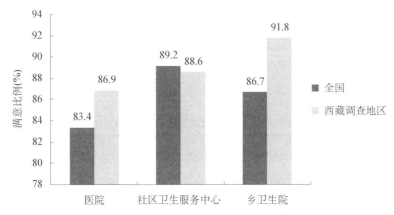

图9-17 全国和调查地区医务人员对患者对其满意度的自我评价及比较

(2) 不同地(市)之间比较:表9-59显示,不同地(市)医务人员对"患者信任度"的评价结果存在差异($P<0.05$),其中,山南地区医务人员表示"信任"的

表 9 - 59　调查地区不同地(市)医务人员对患者满意及信任度的自我评价(%)

地(市)	患者的满意度			患者的信任度*			近年来患者对其信任度的变化		
	满意	一般	不满意	信任	一般	不信任	提高了	没有变化	降低了
拉萨	90.1	6.9	3.0	68.3	30.7	1.0	83.2	13.9	3.0
日喀则	87.3	9.3	3.4	61.9	26.3	11.9	80.9	15.7	3.4
山南	91.5	6.4	2.1	70.9	27.7	1.4	83.7	11.4	5.0
林芝	87.3	10.9	1.8	60.0	36.4	3.6	70.0	23.6	6.4
昌都	84.2	12.6	3.3	57.4	38.8	3.8	77.1	17.5	5.5
那曲	88.1	8.5	3.4	59.7	27.8	12.5	79.6	17.6	2.8
阿里	86.4	9.1	4.6	42.4	50.0	7.6	72.7	22.7	4.6

＊Kruskal-Wallis 检验：$\chi^2 = 15.064$，$P = 0.019$

比例高于其他地(市)。

在对"患者满意度"的评价方面,山南地区和拉萨市医务人员表示"满意"的比例最高,其次为那曲、日喀则、林芝、阿里和昌都地区。

在对"患者信任度变化"的评价方面,山南地区和拉萨市医务人员表示"信任度提高了"的比例最高,其次为日喀则、那曲、昌都、阿里、林芝地区。

综合分析,山南和拉萨市医务人员对"患者信任度""患者满意度""患者信任度变化"的正面评价比例高于其他地(市)。

(3) 不同专业之间比较:表 9 - 60 显示,不同专业医务人员对"患者信任度"的评价存在差异($P < 0.001$),其中,临床医生持正面评价的比例高于其他专业人员。在"患者信任度的变化"的评价方面,认为"信任度提高了"的比例从高到低依次为公共卫生人员、临床医生和护理人员。在"患者满意度"评价方面,公共卫生人员和临床医生持正面评价的比例高于护理人员。

表 9 - 60　调查地区不同专业医务人员对患者满意度及信任度的自我评价(%)

专业类型	患者的满意度			患者的信任度*			近年来患者对其信任度的变化		
	满意	一般	不满意	信任	一般	不信任	提高了	没有变化	降低了
临床医生	89.1	8.7	2.2	66.6	27.3	6.1	79.7	15.8	4.5
护理人员	84.3	10.9	4.8	52.9	39.4	7.7	76.0	19.6	4.5
公共卫生人员	89.5	7.0	3.5	43.9	45.6	10.5	86.0	14.0	0.0

＊Kruskal-Wallis 检验：$\chi^2 = 16.918$，$P < 0.001$

（4）不同职称之间比较：表9-61显示，不同职称医务人员对"患者信任度"的评价差异具有统计学意义（$P<0.05$），其中，中级职称人员对该指标持正面评价的比例最高；在对"患者满意度"的评价方面，基本上呈职称级别越高，持正面评价的比例上升的特点，而在对"患者信任度的变化"评价方面结果与此相反。

表9-61 调查地区不同职称医务人员对患者满意度及信任度的自我评价（%）

职称	患者的满意度			患者的信任度*			近年来患者对其信任度的变化		
	满意	一般	不满意	信任	一般	不信任	提高了	没有变化	降低了
高级	90.0	5.0	5.0	65.0	30.0	5.0	75.0	20.0	5.0
中级	88.6	9.5	1.9	70.6	26.1	3.3	78.2	16.6	5.2
初（师）级	89.4	8.8	1.8	61.2	33.1	5.7	79.3	15.8	4.9
士级	87.1	7.8	5.2	57.0	34.7	8.3	77.7	18.7	3.6
无职称	83.7	11.9	4.5	54.5	34.2	11.4	80.2	17.3	2.5

* Kruskal-Wallis 检验：$\chi^2=11.731$，$P=0.019$

（六）对社会地位的自我评价

1. 总体情况 本次调查要求被调查者对医务人员社会地位做出评价（分值为0～100分）。结果显示评价分值（均值）为51.4分，高于2013年全国平均水平。其中，60分及其以下分值所占比例较全国水平低10.7%，而80分及其以上分值所占比例较全国水平高出11.9%（图9-18）。

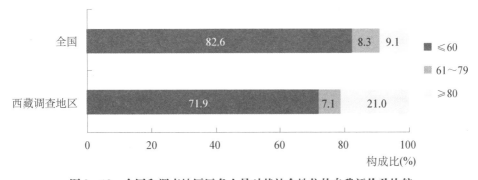

图9-18 全国和调查地区医务人员对其社会地位的自我评价及比较

总之，被调查者对医务人员社会地位所给出的评价分值高于全国平均水平。

2. 比较分析

（1）不同机构之间比较：不同医疗机构医务人员对其社会地位的自我评价分值存在差异（$P<0.001$）。经分析，调查地区医务人员对其社会地位的评价均

值在 80 分及以上的比例高于 2013 年的全国平均水平,同时还发现,80 分及以上的比例随医院级别的降低而升高(表 9 - 62)。

表 9 - 62　调查地区不同医疗机构医务人员对其社会地位的自我评价

机 构 类 型	平均分[1]	各分数段的人数百分比(%)[2]		
		≤60	61～79	≥80
地(市)级医院	47.8	78.2	4.9	16.9
县级医院	49.8	74.7	8.8	16.5
地(市)级妇幼保健院	50.1	70.5	4.9	24.6
社区卫生服务中心	59.1	54.3	20.0	25.7
乡镇卫生院	64.0	52.1	6.9	41.1
合计	51.4	71.9	7.1	21.0

* [1]Kruskal-Wallis 检验:$\chi^2=51.725$,$P=0.000\ 1$;[2]Kruskal-Wallis 检验:$\chi^2=28.273$,$P=0.000\ 1$

（2）不同地(市)之间比较:表 9 - 63 所示,不同地(市)医务人员对"社会地位"的自我评价结果存在差异($P≤0.05$)。拉萨市医务人员对"社会地位"的自我评价均值最高,其次为日喀则、昌都、山南、林芝、那曲地区,阿里地区最低;进一步分析发现,均值在 60 分及其上比例仍以拉萨市最高,其次为日喀则、林芝、那曲、昌都和山南地区,阿里地区最低。

表 9 - 63　调查地区不同地(市)医务人员对其社会地位的自我评价

地(市)	平均分*	各分数段的人数百分比(%)		
		≤60	61～79	≥80
拉萨	58.6	62.4	11.9	25.7
日喀则	52.2	70.8	4.2	25.0
山南	51.0	76.6	3.6	19.8
林芝	49.7	70.0	9.1	20.9
昌都	52.1	73.8	9.8	16.4
那曲	49.3	71.6	7.4	21.0
阿里	44.2	78.8	6.1	15.2

* Kruskal-Wallis 检验:$\chi^2=14.146$,$P=0.028$

不同地(市)医务人员对"社会地位"的自我评价均值和分段分值 60 分及其以上比例仍以拉萨市最高,阿里地区最低,其他地区介于之间。

（3）不同专业之间比较:不同专业医务人员对"社会地位"自我评价结果存

在差异($P<0.05$),其中,公共卫生人员自我评价均值和分段分值均高于临床医生和护理人员(表9-64)。

表9-64　调查地区不同专业医务人员对其社会地位的自我评价

专 业 类 型	平均分	各分数段的人数百分比(%)*		
		≤60	61~79	≥80
临床医生	51.5	69.6	7.3	23.1
护理人员	49.8	78.2	6.4	15.4
公共卫生人员	58.2	63.2	8.8	28.1

* Kruskal-Wallis 检验:$\chi^2=6.527$,$P=0.038$

(4) 不同职称之间比较:不同职称医务人员对"社会地位"的自我评价结果显示,呈现职称级别越高,自我评价均值越低的特点(表9-65)。

表9-65　调查地区不同职称医务人员对其社会地位的自我评价

职　称	平均分	各分数段的人数百分比(%)		
		≤60	61~79	≥80
高级	41.5	75.0	0.0	25.0
中级	49.3	72.0	7.6	20.4
初(师)级	51.0	72.9	4.9	22.2
士级	51.8	73.6	8.8	17.6
无职称	54.8	67.8	9.9	22.3

(七) 对医务人员尊重度的自我评价

1. 总体情况　尊重度是指社会和患者对医务人员职业和人格的尊重程度,根据程度分为"尊重""一般"和"不尊重"。通过调查发现,调查地区医务人员认为社会对医务人员的"尊重""一般"和"不尊重"的比例分别为45.0%、42.8%和12.1%(表9-66)。

表9-66　调查地区不同医疗机构医务人员受社会和患者尊重程度的自我评价(%)

机 构 类 型	社会对医务人员的尊重程度①			患者对医务人员的尊重程度②		
	尊重	一般	不尊重	尊重	一般	不尊重
地(市)级医院	38.2	45.1	16.7	55.6	32.4	12.0
县级医院	45.2	43.5	11.3	59.5	31.7	8.8

续　表

机 构 类 型	社会对医务人员的尊重程度			患者对医务人员的尊重程度		
	尊重	一般	不尊重	尊重	一般	不尊重
地(市)级妇幼保健院	36.1	54.1	9.8	63.9	34.4	1.6
社区中心	57.1	40.0	2.9	74.3	25.7	0.0
乡镇卫生院	64.4	30.8	4.8	71.9	26.7	1.4
合计	45.0	42.8	12.1	60.5	31.2	8.3

* ①Kruskal-Wallis 检验：$\chi^2=31.562$，$P=0.000$；②Kruskal-Wallis 检验：$\chi^2=15.329$，$P=0.004$

　　被调查者认为患者对医务人员"尊重""一般"和"不尊重"的比例分别为
60.5％、31.2％和8.3％，与第5次全国卫生服务调查数据相比，调查地区"患者
尊重"的比例较全国水平高出11.4％，而"不尊重的"比例低于全国水平1.4％
（图9—19）。

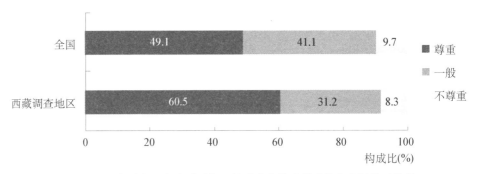

图 9-19　全国和调查地区医务人员受患者尊重程度的自我评价及比较

　　2. 比较分析

　　(1) 不同机构之间比较："社会尊重程度"和"患者尊重程度"两项指标的自
我评价结果在不同医疗机构医务人员之间存在差异（$P \leqslant 0.01$）。其中，在"社会
尊重程度"的自我评价方面乡镇卫生院医务人员表示"尊重"比例最高，而地(市)
级妇幼保健院最低；在"患者尊重程度"的自我评价方面，社区卫生服务中心医务
人员认为"尊重"的比例最高，而地(市)级医院比例最低。

　　无论是"社会尊重程度"，还是"患者尊重程度"，基层医务人员的自我评价结
果优于各级医院医务人员。

　　(2) 不同地区之间比较：自我评价结果显示，拉萨市属医务人员认为社会和
患者"尊重"医务人员的比例最高，阿里地区最低（表9-67）。

表9-67　调查地区不同地(市)医务人员受社会和患者尊重程度的自我评价(%)

地(市)	社会的尊重程度*			患者的尊重程度		
	尊重	一般	不尊重	尊重	一般	不尊重
拉萨	51.5	41.6	6.9	69.3	29.7	1.0
日喀则	47.5	44.1	8.5	63.1	31.4	5.5
山南	39.0	44.7	16.3	63.1	31.2	5.7
林芝	40.0	44.6	15.5	57.3	34.6	8.2
昌都	44.3	43.2	12.6	60.7	33.3	6.0
那曲	50.6	36.9	12.5	54.6	30.1	15.3
阿里	34.9	48.5	16.7	53.0	24.2	22.7

(3) 不同专业之间比较:结果显示,不同专业医务人员对社会和患者"尊重"程度的自我评价结果存在差异($P<0.05$),其中,临床医生认为社会和患者对医务人员"尊重"的比例最高,护理人员及公共卫生人员比例大致相当(表9-68)。

表9-68　调查地区不同专业医务人员受社会和患者尊重程度的自我评价(%)

专业类型	社会的尊重程度①			患者的尊重程度②		
	尊重	一般	不尊重	尊重	一般	不尊重
临床医生	48.9	39.3	11.8	64.3	27.8	7.9
护理人员	38.1	47.4	14.4	53.2	36.2	10.6
公共卫生人员	38.6	57.9	3.6	57.9	42.1	0.0

* ①Kruskal-Wallis 检验:$\chi^2=7.506$,$P=0.023$;②Kruskal-Wallis 检验:$\chi^2=7.931$,$P=0.019$

(4) 不同职称之间比较:在社会对医务人员"尊重"程度的自我评价方面,无职称人员表示"尊重"的比例最高,士级职称最低,而在患者对医务人员"尊重"程度的自我评价方面,呈现职称级别越高,认为"尊重"程度越高的特点(表9-69)。

表9-69　调查地区不同职称医务人员受社会和患者尊重程度的自我评价(%)

职　　称	社会的尊重程度			患者的尊重程度		
	尊重	一般	不尊重	尊重	一般	不尊重
高级	50.0	30.0	20.0	70.0	25.0	5.0
中级	43.6	41.2	15.2	70.1	22.3	7.6

职　　称	社会的尊重程度			患者的尊重程度		
	尊重	一般	不尊重	尊重	一般	不尊重
初(师)级	43.2	43.9	12.9	58.9	32.0	9.0
士级	41.5	46.1	12.4	57.0	36.3	6.7
无职称	53.0	40.6	6.4	55.9	34.7	9.4

(八) 社会和患者的尊重程度及变化情况的自我评价

1. 总体情况　调查地区医务人员认为社会对医务人员的尊重程度"上升了""没有变化"和"下降了"的比例分别为48.0%、32.8%和19.3%,认为患者对医务人员的尊重程度"上升了""没有变化"和"下降了"的比例分别为70.5%、22.5%和7.0%,认为医务人员的社会地位"上升了""没有变化"和"下降了"的比例分别为36.0%、40.3%和23.7%(表9-70)。

2. 比较分析

(1) 不同机构之间比较:"近年来社会的尊重程度及变化情况"、"近年来患者的尊重程度及变化情况"和"近年来社会地位变化情况"3项自我评价结果在不同医疗机构医务人员之间存在差异($P<0.05$)。其中,乡镇卫生院医务人员对3项指标持正面评价的比例最高,而地(市)级妇幼保健院比例最低(表9-70)。

(2) 不同地(市)之间比较:不同地(市)医务人员对"近年来社会的尊重程度及变化情况""近年来患者的尊重程度及变化情况"和"近年来社会地位变化情况"3项自我评价结果显示,拉萨市医务人员认为"近年来社会对医务人员的尊重程度提高了"的比例最高;日喀则地区医务人员认为"近年来患者对医务人员的尊重程度提高了"的比例最高;那曲地区医务人员则认为"近年来医务人员的社会地位提高了"的比例最高;而林芝地区医务人员对3项指标的正面评价最低(表9-71)。

(3) 不同专业之间比较:不同专业医务人员对"近年来社会的尊重程度及变化情况""近年来患者的尊重程度及变化情况"和"近年来社会地位变化情况"的自我评价结果显示,公共卫生人员对3项指标持正面评价的比例最高,其次为临床医生,护理人员比例最低,且在"近年来社会地位变化情况"自我评价方面不同专业医务人员之间存在差异($P<0.05$)(表9-72)。

(4) 不同职称之间比较:表9-73显示,不同职称医务人员对"近年来社会的尊重程度及变化情况"和"近年来社会地位变化情况"的自我评价结果存在差异($P<0.001$),其中,认为社会地位"提高了"的比例基本与职称层次呈负相

表 9-70　调查地区不同医疗机构医务人员对近年来社会尊重程度及社会地位变化的自我评价（%）

机构类型	近年来社会尊重程度的变化①			近年来患者尊重程度的变化②			近年来社会地位的变化③		
	提高了	没有变化	降低了	提高了	没有变化	降低了	提高了	没有变化	降低了
地（市）级医院	41.7	33.8	24.5	65.2	25.7	9.1	29.2	43.1	27.7
县级医院	48.2	32.2	19.6	73.3	19.6	7.2	37.7	36.1	26.2
地（市）级妇幼保健院	31.2	45.9	23.0	62.3	31.2	6.6	23.0	59.0	18.0
社区卫生服务中心	48.6	34.3	17.1	74.3	22.9	2.9	34.3	40.0	25.7
乡镇卫生院	71.9	25.3	2.7	80.8	17.1	2.1	56.9	34.9	8.2
合计	48.0	32.8	19.3	70.5	22.5	7.0	36.0	40.3	23.7

*①Kruskal-Wallis 检验：$\chi^2=46.041$，$P=0.001$；②Kruskal-Wallis 检验：$\chi^2=11.071$，$P=0.026$；③Kruskal-Wallis 检验：$\chi^2=37.349$，$P=0.001$

表 9-71　调查地区不同地（市）医务人员对近年来社会尊重程度及社会地位变化的自我评价（%）

地（市）	近年来社会尊重程度的变化			近年来患者尊重程度的变化			近年来社会地位的变化		
	提高了	没有变化	降低了	提高了	没有变化	降低了	提高了	没有变化	降低了
拉萨	53.5	27.7	18.8	68.3	20.8	10.9	37.6	33.7	28.7
日喀则	52.5	31.8	15.7	75.4	21.2	3.4	39.4	43.6	17.0
山南	42.6	36.9	20.6	75.2	19.2	5.7	32.6	39.7	27.7
林芝	36.4	37.3	26.4	61.8	29.1	9.1	30.9	33.6	35.5
昌都	48.1	27.9	24.0	73.2	18.6	8.2	33.3	40.4	26.2
那曲	52.3	33.5	14.2	65.3	29.0	5.7	39.8	42.6	17.6
阿里	42.4	39.4	18.2	66.7	19.7	13.6	34.9	43.9	21.2

表 9 - 72　调查地区不同专业医务人员对近年来社会和患者尊重程度及社会地位变化的自我评价（%）

专 业 类 型	近年来社会尊重程度的变化			近年来患者尊重程度的变化			近年来社会地位的变化*		
	提高了	没有变化	降低了	提高了	没有变化	降低了	提高了	没有变化	降低了
临床医生	49.1	31.4	19.6	70.7	22.1	7.3	36.3	39.6	24.1
护理人员	44.9	34.3	20.8	68.3	24.4	7.4	33.3	41.0	25.6
公共卫生人员	52.6	40.4	7.0	80.7	17.5	1.8	47.4	43.9	8.8

Kruskal-Wallis 检验：$\chi^2 = 6.677$，$P = 0.036$

表 9 - 73　调查地区不同职称医务人员对近年来社会和患者尊重程度及社会地位变化的自我评价（%）

职 称	近年来社会尊重程度的变化①			近年来患者尊重程度的变化			近年来社会地位的变化②		
	提高了	没有变化	降低了	提高了	没有变化	降低了	提高了	没有变化	降低了
高级	50.0	25.0	25.0	70.0	25.0	5.0	25.0	45.0	30.0
中级	38.4	32.7	28.9	69.7	19.9	10.4	25.6	41.7	32.7
初(师)级	46.8	32.8	20.4	68.2	25.1	6.7	34.6	39.0	26.4
士级	49.7	34.2	16.1	71.5	23.8	4.7	37.3	43.5	19.2
无职称	58.4	32.2	9.4	74.8	18.8	6.4	49.5	37.6	12.9

*①Kruskal-Wallis 检验：$\chi^2 = 22.276$，$P < 0.001$；②Kruskal-Wallis 检验：$\chi^2 = 35.524$，$P < 0.001$

关,而在对"近年来患者的尊重程度及变化情况"评价方面,无职称者认为"提高了"的比例最高,初(师)级职称医务人员比例最低。

(九) 受侮辱暴力情况

1. 总体情况　结果显示,19.4%的医务人员在过去 6 个月内受到过患者的语言侮辱,1.9%的被调查者表示受到过肢体暴力,78.8%的被调查者表示未受到过患者的语言侮辱和肢体暴力。调查地区医务人员在过去 6 个月内未受到过患者的语言侮辱和肢体暴力的比例较全国同期水平高出 4.6%,而受到"辱骂"的比例较全国同期水平低 1.9%(图 9 - 20)。

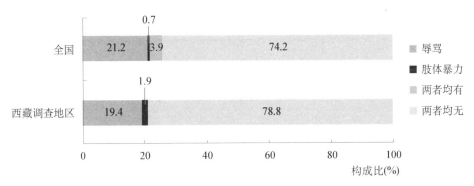

图 9‑20　全国和调查地区医务人员受侮辱或暴力的情况及比较

2. 比较分析

(1) 不同机构之间比较:调查地区不同医疗机构医务人员在过去 6 个月内从未受到过患者语言侮辱和肢体暴力的比例大致相同,其中,社区卫生服务中心医务人员的比例略高(表 9 - 74)。

表 9‑74　调查地区不同医疗机构医务人员受侮辱或暴力情况(%)

机 构 类 型	侮辱性语言	肢体暴力	两者均有	两者均无
地(市)级医院	21.1	1.2	0.0	73.8
县级医院	18.5	3.0	0.0	74.9
地(市)级妇幼保健院	19.7	1.6	0.0	75.4
社区卫生服务中心	20.0	2.9	0.0	77.1
乡镇卫生院	16.4	0.7	0.0	70.6
合计	19.4	1.9	0.0	78.8

(2) 不同地(市)之间比较：不同地(市)医务人员在过去 6 个月内受到过语言侮辱或肢体暴力的情况存在差异($P<0.001$)，其中，那曲和昌都地区最高，而山南地区医务人员表示未受到过语言侮辱和受肢体暴力比例最高，其次为林芝、日喀则、拉萨、阿里、昌都和那曲地区(表 9 - 75)。

表 9 - 75　调查地区不同地(市)医务人员受侮辱或暴力情况(%)

地(市)	侮辱性语言	肢体暴力	两者均有	两者均无
拉萨	18.8	2.0	0.0	79.2
日喀则	16.1	2.5	0.0	81.4
山南	7.1	0.7	0.0	92.2
林芝	12.7	0.0	0.0	87.3
昌都	27.9	2.7	0.0	69.4
那曲	28.4	2.8	0.0	68.8
阿里	21.2	0.0	0.0	78.8

Kruskal-Wallis 检验：$\chi^2=23.395$，$P<0.001$

(3) 不同专业之间比较：在过去 6 个月内受到过患者语言侮辱或肢体暴力的医务人员中，护理人员的比例略高，而临床医生和公共卫生人员表示未受到过患者语言侮辱和肢体暴力的比例均超过 80%(表 9 - 76)。

表 9 - 76　调查地区不同专业医务人员受侮辱暴力情况(%)

专业类型	侮辱性语言	肢体暴力	两者均有	两者均无
临床医生	17.7	1.6	0.0	80.8
护理人员	23.1	2.6	0.0	74.4
公共卫生人员	17.5	1.8	0.0	80.7

(4) 不同职称之间比较：表 9 - 77 所示，在过去 6 个月内，不同职称医务人员表示受到过患者语言侮辱和肢体暴力的比例无明显差异，而在受到语言侮辱方面，无职称人员所占比例略高于其他职称人员。

表 9-77　调查地区不同职称医务人员受侮辱或暴力情况(%)

职称	侮辱性语言	肢体暴力	两者均有	两者均无
高级	15.0	0.0	0.0	85.0
中级	14.2	1.0	0.0	84.8
初(师)级	20.2	2.3	0.0	77.5
士级	18.7	2.1	0.0	79.3
无职称	24.3	2.0	0.0	73.8

五、小结

(1)调查结果显示绝大多数被调查者对自己所从事的职业具有较高的认可度,且医患之间仍保持较为融洽的关系。

(2)调查地区绝大多数医务人员认为工作对家庭有影响,且6成以上的人认为影响很大,其中,时间冲突居首位,该影响在临床医生中尤为明显,而在"行为冲突"和"压力冲突"方面护理人员反应更加强烈。

(3)调查发现,医务人员普遍感到工作压力大,呈现出以下3个特点:①年龄越大、职称越高、医院级别越高,工作压力越大;②男性医务工作者的工作压力大于女性;③临床医生的工作压力大于护理和公共卫生人员。

(4)调查地区不同医疗机构、不同地(市)、不同专业医务人员的收入水平存在差异($P<0.05$)。地(市)级医院医务人员的收入水平高于其他医疗机构医务人员;那曲和阿里地区医务人员的收入水平高于其他地(市)医务人员;临床医生和护理人员的收入水平高于公共卫生人员。

(5)调查地区医务人员认同医患关系为"工作伙伴"的比例最高,而认同为"买卖关系"的比例最低。然而,不同地(市)、不同医疗机构医务人员对医患关系的7种表现形式的理解不尽相同,其差异具有统计学意义($P<0.05$)。

(6)调查地区5成以上医务人员对当前的"执业环境"表示满意,其满意度高于5年前全国水平,其中基层医疗机构医务人员、公共卫生技术人员及高级专业技术人员的满意度更高。

(7)调查地区87.7%的医务人员认为"患者对自己的服务满意",61.1%的医务人员认为"患者对自己信任"。不同专业医务人员对"患者信任度"的评价存在差异($P<0.001$),其中,临床医生认为患者对自己的服务表示"信任"的比例高于其他专业人员。

(8)调查地区医务人员认为近年来社会和患者对医务人员的尊重程度及医务人员的社会地位有了不同程度的提高。

（9）调查地区医务人员受到患者语言侮辱和肢体暴力的情况低于 2013 年的全国平均水平。其中,那曲和昌都地区的比例略高。

（10）调查地区医务人员工作超时现象较为普遍;不同医疗机构医务人员"工作强度"存在差异(P<0.001);护理人员工作强度大于其他专业技术人员。

第三节　医务人员的工作态度

本节将从工作满意度、工作投入和离职意愿 3 方面描述和分析医务人员的工作态度。

一、工作满意度

工作满意度是指员工对其工作状态或工作经历的感受。一般来说,当某人有较高的工作满意度时,意味着他(她)对工作有较高的评价和积极的情感。

工作满意度涉及 8 个题目,采用 6 级计分,"非常不符合"计 1 分,"比较不符合"计 2 分,"有点不符合"计 3 分,"有点符合"计 4 分,"比较符合"计 5 分,"非常符合"计 6 分。将 8 个题目得分相加,总分在 16 分及以下为"低满意度",17～32 分为"满意度一般",33 分及以上为"高满意度"。

（一）总体情况

本次调查从同事之间关系、工作状态、提升机会、劳务报酬、工作环境、设备条件、与上级的关系和总体满意度 8 个维度分析调查地区医务人员对工作的满意程度。结果显示,56.8%的医务人员对目前的工作满意度较高,40.7%的人员满意度一般,2.6%的人员满意度较低。在 8 个维度中,调查地区医务人员对工作状态、与同事和上级关系的满意度均高于 60.0%;对提升机会、工作环境和设备条件的满意度均超过 30.0%,而对医院的劳务报酬满意度最低(29.3%)(表 9-78)。

表 9-78　调查地区医务人员对工作的满意度(%)

项　目	工作满意度		
	不满意	一般	满意
对医院同事感到非常满意	5.2	24.2	70.6
对从事的工作本身感到非常满意	5.9	25.4	68.7
对医院内提升机会非常满意	23.2	39.3	37.5

续　表

项　目	工作满意度		
	不满意	一般	满意
对从医院得到的报酬感到非常满意	26.9	43.8	29.3
对医院的环境条件非常满意	20.8	42.7	36.4
对医院的设备条件非常满意	23.2	44.0	32.8
总体来说,我对目前的工作非常满意	9.7	35.0	55.3
对我的直接上级非常满意	8.7	29.4	61.9

调查地区医务人员除了对劳务报酬的满意度较低外,其他7个维度的满意度均高于2008年的全国水平,然而,医务人员对提升机会、工作环境、设备条件、劳务薪酬及工作的总体满意度并不高,这可能是造成人员流失和队伍稳定性较差的原因之一。该问题在访谈过程中多数机构负责人均有所谈及。

某县人民医院负责人说:"人才流失情况严重。原因:一是工资低;二是没有绩效等的一些补助;三是因工作忙考不上医师执业资格证。

某地区人民医院负责人提到:"目前我院人员流失现象较严重,近3年来引进人员和聘用人员共辞职23人,直接导致队伍不稳定,人员紧张,医院工作难以正常开展。其主要原因:一是因为医疗工作大环境较差,医护人员人身安全得不到有效保障;二是待遇低,同工不同酬;三是引进人员语言不通、生活不习惯;四是无法解决转正问题,导致医务工作者不能安心工作。"

某县卫生服务中心负责人谈到:"我院培养新进人员,派他们到自治区医院和对口的北京医院进修。一旦医务人员有了相应技术就会调走,因为我县海拔高,条件也差,每个人都不想待在这边,他们都想调到上级医院。"

(二) 比较分析

1. 不同机构之间比较　不同医疗机构医务人员的"工作满意度"存在差异($P \leqslant 0.05$),除了社区卫生服务中心医务人员对工作的满意度较高外,其他医疗机构医务人员对工作的满意度均未达到60%,其中,县医院和地(市)级妇幼保健医院医务人员对工作的满意度最低(表9-79)。

表9-79　调查地区不同医疗机构医务人员对工作的满意度(%)

机　构　类　型	不满意	一般	满意
地(市)级医院	1.5	40.7	57.8
县级医院	4.4	43.0	52.6

续　表

机 构 类 型	不满意	一般	满意
地(市)级妇幼保健院	0.0	47.5	52.5
社区卫生服务中心	0.0	20.0	80.0
乡镇卫生院	2.7	37.0	60.3

＊Kruskal-Wallis 检验：$\chi^2 = 9.410$，$P = 0.05$

2. 不同地(市)之间比较　不同地区医务人员的工作满意度存在差异($P \leqslant$ 0.05)，山南和拉萨市医务人员对工作的满意度相对较高，其次为日喀则、昌都、那曲和林芝地区，阿里地区最低(表9-80)。不难看出，阿里地区医务人员对目前的劳务报酬、生活和工作条件的满意度并不高。

表9-80　调查地区不同地(市)医务人员对工作的满意度(%)

地(市)	不满意	一般	满意
拉萨	0.0	35.6	64.4
日喀则	3.8	37.7	58.5
山南	1.4	33.3	65.3
林芝	4.6	44.6	50.9
昌都	3.8	37.7	58.5
那曲	1.1	47.7	51.1
阿里	1.5	57.6	40.9

＊Kruskal-Wallis 检验：$\chi^2 = 12.708$，$P = 0.048$

正如阿里地区某医院负责人所说："目前为止未有奖惩制度，但很有必要设置相关奖惩制度。解决措施：希望扩大资金来源渠道，由于医院的诊疗费、药费定位并不高，医院收益并不乐观。这不办的话，医务人员工作的积极性不够，没有人想好好工作。先请事假，接下来休假，再下来请病假，一年12个月，休假最少2个月、再加上事假、病假。反正在一年中能在工作岗位上真正工作的时间只有6~8个月。"

某县卫生服务中心负责人谈到："单位编制是50人，但现在只有30多人，也有人员流失的现象，对于个人来说到条件好的地方舒服点，不愿意待这边；再说这里随时有患者，周末又没有休息时间，工作辛苦。"

某县人民医院院长说："因为我们这个地方交通比较不方便，路程较远，人才留不住，经常是越花精力培养的人才，留下来的时间越短，留下来的机会越小。培养的人才会到条件好的地方去。"

3. 不同专业之间比较   相比之下,公共卫生人员对目前的工作状况满意度较高,其次为护理人员,临床医生最低(表9-81)。但调查地区临床医生和护理人员对目前工作感到满意的较5年前全国平均水平分别高出6.9%和8.2%。

表9-81   调查地区不同专业医务人员对工作的满意度(%)

专 业 类 型	不满意	一般	满意
临床医生	3.0	40.8	56.2
护理人员	2.2	40.7	57.1
公共卫生人员	0.0	38.6	61.4

4. 不同职称之间比较   士级职称医务人员的工作满意度最高,其次为中级、初(师)级和无职称人员,高级职称人员的满意度最低(表9-82)。由此表明,职称级别较高的医务人员对目前的工作环境、生活待遇、用人机制的满意度较低,这是基层留不住人才的重要原因。

表9-82   调查地区不同职称医务人员对工作的满意度(%)

职称	不满意	一般	满意
高级	5.0	50.0	45.0
中级	0.5	39.8	59.7
初(师)级	2.8	41.9	55.3
士级	3.1	36.3	60.6
无职称	3.5	42.6	54.0

5. 不同年龄段之间比较   调查地区3个年龄段的医务人员对工作的满意度较5年前全国平均水平分别高出8.7%、7.8%、8.2%,其中45岁及以上医务人员的工作满意度高于其他两个年龄段。尽管如此,调查地区医务人员对工作的总体满意度并不高(表9-83)。

表9-83   调查地区不同年龄段医务人员对工作的满意度(%)

年龄段	不满意	一般	满意
<35岁	3.7	40.9	55.5
35~44岁	1.4	43.2	55.4
≥45岁	0.7	34.9	64.4

6. 不同性别之间比较　不同性别医务人员对工作满意度并没有明显差别（表9-84）。尽管调查地区男、女性医务人员对目前工作的满意度较5年前全国平均水平分别高出5.8%和8.9%，但仍未超过6成。

表9-84　调查地区不同性别医务人员对工作的满意度（%）

性别	不满意	一般	满意
男	2.5	40.3	57.2
女	2.6	40.9	56.6

二、工作投入

工作投入是以活力、奉献、专注为特征，充满着持续、积极的情绪与动机的完满状态，是一种积极的、向上的工作状态。以下将对医务人员工作投入现状进行描述和分析。

调查采用《Utrecht 工作投入量表》（*Utrecht Work Engagement Scale*，UWES），共17个题目，采用0～6 Likert 7级计分，"从来没有"计为0分，"总是"计为6分，得分越高，表明某种感受出现频率越高。17项得分加总，除以题目数，所得分值为工作投入均值；工作投入状态按活力、奉献、专注3个维度得出平均分，根据该变量表所赋分值，得分在2分及以下视为"低度"，2～4分视为"中度"（不包含2分），4分以上（不含4分）视为"高度"。

有关工作活力情况涉及6个题目："在工作中，我感到自己迸发出能量""工作时，我感到自己强大而且充满活力""工作激发了我的灵感""当我紧张工作时，我会感到快乐""工作时，即使感到精神疲劳，我也能很快地恢复""即使工作进展不顺利，我也总能够锲而不舍"。

有关工作奉献情况涉及5个题目："我觉得我所从事的工作目的明确，且很有意义""我对工作充满热情""早上一起床，我就想要去工作""我为我所从事的工作感到自豪""对我来说，我的工作具有挑战性"。

有关工作专注情况涉及6个题目："当我工作时，时间总是过得飞快""工作时我会忘记周围的一切""我沉浸于自己的工作当中""我可以一次连续工作很长时间""我在工作时会达到忘我的境界""我感觉到自己离不开这份工作"。

（一）总体情况

调查结果显示，62.8%的医务人员认为自己在工作时处于高度投入状态，26.9%的医务人员认为处于中度投入状态，还有10.3%的医务人员认为自己在工作时投入不够（表9-85）。从3个维度分析，68.9%的医务人员认为自己在工

作中有很强的奉献精神,67.1%的医务人员认为自己在工作中专注度很高,
56.3%的医务人员认为自己在工作时充满活力(表9-86)。

表9-85　调查地区不同医疗机构医务人员的工作投入状况及比较(%)

机 构 类 型	高	中	低
地(市)级医院	62.0	27.7	10.3
县级医院	62.8	26.7	10.5
地(市)级妇幼保健院	72.1	13.1	14.8
社区卫生服务中心	60.0	34.3	5.7
乡镇卫生院	62.3	28.8	8.9
合计	62.8	26.9	10.3

表9-86　调查地区不同医疗机构医务人员工作投入状态的表现形式及比较(%)

机构类型	活力			奉献			专注		
	高	中	低	高	中	低	高	中	低
地(市)级医院	55.2	24.5	20.3	68.3	22.1	9.6	66.6	22.8	10.6
县级医院	54.6	26.7	18.7	69.7	20.4	9.9	65.2	26.7	8.1
地(市)级妇幼保健院	62.3	16.4	21.3	70.5	14.8	14.7	67.2	21.8	11.0
社区卫生服务中心	60.0	31.4	8.6	62.9	31.4	5.7	72.1	9.8	18.0
乡镇卫生院	60.3	25.3	14.1	69.2	21.2	9.6	65.7	22.9	11.4
合计	56.3	25.2	18.6	68.9	21.2	9.9	67.1	19.9	13.0

(二) 比较分析

1. 不同机构之间比较　在不同医疗机构医务人员中,地(市)级妇幼保健院
医务人员对工作"高度投入""高活力"和"高奉献"的认同比例最高,而社区卫生服
务中心医务人员对工作的"专注度高"的认同比例最高(见表9-85、表9-86)。

2. 不同地(市)之间比较　表9-87所示,不同地(市)医务人员对工作的投
入状况存在差异($P \leqslant 0.05$),那曲地区医务人员工作"高度投入"的比例最高,其
次为阿里、山南、林芝、拉萨、昌都和日喀则地区。进一步分析发现,那曲地区
医务人员认为自己"高奉献"和"高专注"的比例最高,山南地区医务人员认为自
己"高活力"的比例最高,而日喀则地区医务人员在3个维度中的比例最低
(表9-88)。

表 9-87　调查地区不同地(市)医务人员的工作投入状况及比较(%)

地(市)	高	中	低
拉萨	58.4	36.6	5.0
日喀则	55.1	30.5	14.4
山南	68.1	24.1	7.8
林芝	63.6	18.2	18.2
昌都	57.9	31.7	10.4
那曲	74.2	23.3	4.6
阿里	72.2	15.2	10.6

* Kruskal-Wallis 检验：$\chi^2=15.632$，$P=0.016$

表 9-88　调查地区不同地(市)医务人员工作投入状态的表现形式及比较(%)

地(市)	活力			奉献			专注		
	高	中	低	高	中	低	高	中	低
拉萨	53.5	35.6	10.9	66.3	26.7	6.9	66.3	27.7	5.9
日喀则	51.3	23.3	25.4	64.0	23.3	12.7	58.9	26.7	14.4
山南	64.5	22.0	13.5	73.1	20.6	6.4	68.8	22.7	8.5
林芝	58.2	20.9	20.9	68.2	10.9	20.9	64.6	17.3	18.2
昌都	51.9	26.8	21.3	63.9	26.8	9.3	65.6	23.0	11.5
那曲	61.4	21.6	17.1	77.3	18.8	4.0	76.1	19.9	4.0
阿里	56.1	34.9	9.1	74.2	15.2	10.6	71.2	18.2	10.6

3. 不同专业之间比较　不同专业医务人员对工作的投入状况及其 3 种表现形式比较,结果显示,临床医生对工作"高度投入""高活力""高奉献"和"高专注"的比例最高,其次为护理人员,公共卫生人员最低。不同专业医务人员工作投入状态的差异有统计学意义($P<0.05$)(表 9-89、表 9-90)。

表 9-89　调查地区不同专业医务人员的工作投入状况及比较(%)

专业类型	高	中	低
临床医生	65.1	25.9	9.0
护理人员	61.5	26.3	12.2
公共卫生人员	45.6	40.4	14.0

* Kruskal-Wallis 检验：$\chi^2=6.353$，$P=0.042$

表9-90　调查地区不同专业医务人员工作投入状态的表现形式及比较(%)

专业类型	活力			奉献			专注		
	高	中	低	高	中	低	高	中	低
临床医生	57.3	25.0	17.7	70.3	19.9	9.8	68.3	23.3	8.4
护理人员	56.7	23.1	20.2	68.6	22.1	9.3	64.7	22.1	13.1
公共卫生人员	42.1	38.6	19.3	54.4	31.6	14.0	57.9	21.1	21.1

4. 不同职称之间比较　不同职称医务人员对工作的投入状况与职称级别呈正相关(表9-91、表9-92)。

表9-91　调查地区不同职称医务人员的工作投入状况及比较(%)

职称	高	中	低
高级	75.0	20.0	5.0
中级	71.1	18.0	10.9
初(师)级	58.9	32.0	9.0
士级	64.3	24.4	11.4
无职称	59.4	29.2	11.4

表9-92　调查地区不同职称医务人员工作投入状态的表现形式及比较(%)

职称	活力			奉献			专注		
	高	中	低	高	中	低	高	中	低
高级	65.0	25.0	10.0	85.0	10.0	5.0	80.0	15.0	5.0
中级	62.6	21.3	16.1	72.5	16.6	10.9	75.8	16.1	8.1
初(师)级	52.2	26.6	20.2	68.7	22.2	9.0	62.8	27.1	10.1
士级	57.0	24.9	18.1	70.0	20.7	9.3	67.9	18.7	13.5
无职称	54.0	26.7	19.3	62.9	25.7	11.4	61.9	26.2	11.9

三、离职意愿

离职意愿是指个体在一定时期内变换其工作的可能性。医院是人才集聚的地方,医疗技术队伍的稳定性对医院的发展至关重要。然而,在当今市场经济背景和各种利益驱动下,医务人员流动性进一步增加,这对基层医疗机构的冲击巨大,其中,医务人员的离职意愿在一定程度上能够反映和预测队伍稳定性。

本部分主要了解调查地区医务人员离职意愿并分析其主要因素。该部分涉及4个题目,回答项采用6级计分,"非常不符合"计1分,"比较不符合"计2分,"有点不符合"计3分,"有点符合"计4分,"比较符合"计5分,"非常符合"计6分。将4个题目得分相加,总分在8分及以下为"离职意愿低",9~16分为"离职意愿一般",17分及以上为"离职意愿高"。

(一) 总体情况

调查结果显示,42.7%的医务人员基本没有离职意愿,40.6%的医务人员离职意愿一般,16.8%的医务人员离职意愿强烈。本次被调查的医务人员中有"高离职意愿强烈"的比例较第四次全国卫生服务调查时的平均水平高3.3%,表明调查地区医疗机构医务人员稳定性正面临危机。

离职意愿的表现形式可归纳为"经常想离开这家医院""经常想离开现在所从事的行业""最近想换工作"和"明年有可能去找一份新工作"4种。通过调查发现,前3种离职意愿超过或接近20.0%,而"明年我可能去找一份新工作"所占比例较低(9.6%)。由此说明,调查地区医务人员中有离职意愿的比例较高(表9-93)。

表9-93　调查地区医务人员离职意愿及其程度(%)

项　　目	离职意愿		
	低	一般	高
我经常想离开这家医院	46.8	32.7	20.5
我经常想离开我现在所从事的行业	50.6	29.6	19.8
最近,我经常想换一个工作	50.6	30.3	19.1
明年我很有可能会找一份新工作	67.3	23.1	9.6

(二) 比较分析

1. 不同机构之间比较　调查地区不同医疗机构医务人员"离职意愿"存在差异($P<0.05$),县级医院医务人员离职意愿较为强烈,其次为乡镇卫生院、地(市)级医院、地(市)级妇幼保健院、社区卫生服务中心(表9-94)。这可能与县级医院和乡镇卫生院工作环境和生活条件差、发展空间较小、薪酬待遇较低等因素有关。

表9-94　调查地区不同医疗机构医务人员离职意愿程度(%)

机 构 类 型	低	一般	高
地(市)级医院	46.1	40.2	13.7
县级医院	36.9	42.2	20.9
地(市)级妇幼保健院	50.8	36.1	13.1
社区卫生服务中心	45.7	42.9	11.4
乡镇卫生院	43.2	39.0	17.8

Kruskal-Wallis 检验：$\chi^2 = 9.946$，$P = 0.041$

2. 不同地(市)之间比较　在不同地(市)之间进行比较发现,离职意愿程度由高到低依次为林芝、日喀则、阿里、拉萨、山南、昌都和那曲地区(表9-95)。

表9-95　调查地区不同地(市)医务人员离职意愿程度(%)

地(市)	低	一般	高
拉萨	45.5	39.6	14.9
日喀则	42.8	36.9	20.3
山南	45.4	40.4	14.2
林芝	41.8	28.2	30.0
昌都	46.5	41.0	12.6
那曲	42.1	46.0	11.9
阿里	24.2	60.6	15.2

3. 不同专业之间比较　在不同专业医务人员中,临床医生和护理人员"离职意愿高"的比例较公共卫生人员高 10.4% 和 10.3%(表9-96)。

表9-96　调查地区不同专业类型医务人员离职意愿程度(%)

专业类型	低	一般	高
临床医生	42.9	39.8	17.3
护理人员	42.6	40.1	17.3
公共卫生人员	40.4	52.6	7.0

4. 不同职称之间比较　在不同职称医务人员中,高级职称医务人员"离职意愿高"的比例最高,其次为士级、中级、初(师)级和无职称者(表9-97)。

表 9－97　调查地区不同职称医务人员离职意愿程度(%)

职称	低	一般	高
高级	50.0	30.0	20.0
中级	45.5	38.4	16.1
初(师)级	42.6	41.3	16.0
士级	42.0	38.3	19.7
无职称	39.6	44.6	15.8

5. 不同年龄段之间比较　调查地区不同年龄段医务人员的"离职意愿"大致相同(表 9－98)。

表 9－98　调查地区不同年龄段医务人员离职意愿程度(%)

年龄段	低	一般	高
<35 岁	39.4	43.1	17.4
35~44 岁	43.6	40.5	15.9
≥45 岁	53.0	30.9	16.1

6. 不同性别之间比较　调查地区不同性别医务人员的离职意愿无明显差别(表 9－99)。

表 9－99　调查地区不同性别医务人员离职意愿程度(%)

性别	低	一般	高
男	46.2	36.5	17.3
女	41.0	42.5	16.5

四、小结

(1)通过对医务人员工作满意度的调查发现,尽管调查地区医务人员对工作的满意度高于 5 年前全国平均水平,但从总体情况来看,对工作的满意度仍较低,其中个别地区医务人员对劳务报酬的满意度低,而高级职称人员对工作环境的满意度更低。因此,各级医疗卫生机构应积极改善医务人员的工作环境和条件,努力提高劳务报酬,不断创造学习机会,尽可能提供升职空间,才能提高医务人员的工作满意度。

（2）调查结果显示，62.8％的医务人员认为自己在工作中处于高度投入状态，在 3 个维度中，不同医疗机构、不同地（市）、不同专业、不同职称医务人员对工作投入状况的 3 种表现形式的强度虽存在一定差异，但均无统计学意义。

（3）调查结果显示，16.8％的医务人员离职意愿较高，其中，县级医院和乡镇卫生院医务人员"离职意愿高"的比例最高。

第十章
公共卫生人员问卷调查

本章重点分析调查地区公共卫生人员的基本情况，包括对工作的认识、工作态度和工作状况等。

第一节 公共卫生人员基本情况

公共卫生人员基本情况包括性别、年龄、婚姻状况、学历、职称、专业和任职资格等。

一、调查规模

本次共计调查 220 名公共卫生人员，有效问卷 220 份，约占当年全区公共卫生人员总数的 20％左右。

二、分布特点

按调查地(市)划分，在被调查的公共卫生人员中，拉萨市公共卫生人员的比例最高(21.4％)，其次为山南地区(18.6％)，阿里地区最低(8.6％)；按机构级别划分，地(市)级疾病预防控制中心(CDC)占 67.7％，县级 CDC 占 32.3％(表10-1)。由此可见，调查地区公共卫生人员近 7 成在地(市)级 CDC。

表 10-1 调查地区公共卫生人员分布情况

	合计	地(市)						机构级别	
		拉萨	日喀则	山南	林芝	昌都	阿里	地(市)级 CDC	县级 CDC
人数	220	47	38	41	36	39	19	149	71

说明：调查地(市)中不包括那曲地区

三、基本情况

(一) 性别结构

调查结果显示,在调查地区的公共卫生人员中,男性占 40.9%,女性占 59.1%,性别比为 1:1.44(男性为 1)。按地(市)划分,拉萨市日喀则和林芝地区公共卫生人员性别比高于调查地区平均水平,而山南、昌都和阿里地区公共卫生人员的性别比低于调查地区平均水平;按机构级别划分,地(市)级 CDC 和县级 CDC 公共卫生人员的性别比基本一致。从总体情况来看,调查地区公共卫生人员性别比与 5 年前全区水平相比(1:1.45)未发生明显变化(表 10 - 2)。

表 10 - 2   调查地区公共卫生人员性别结构

分类	项目	男性		女性		性别比
		人数	%	人数	%	
地(市)	拉萨	12	25.5	35	74.5	2.92
	日喀则	14	36.8	24	63.2	1.72
	山南	22	53.7	19	46.3	0.86
	林芝	14	38.9	22	61.1	1.57
	昌都	20	51.3	19	48.7	0.95
	阿里	8	42.1	11	57.9	1.38
	合计	90	40.9	130	59.1	1.44
机构级别	地(市)级 CDC	61	40.9	88	59.1	1.44
	县级 CDC	29	40.8	42	59.2	1.45

(二) 年龄结构

调查地区公共卫生人员的平均年龄为 36.7 岁。按地(市)划分,昌都地区公共卫生人员平均年龄最大,其次为山南地区,日喀则地区最小;按机构级别划分,地(市)级 CDC 公共卫生人员平均年龄大于县级 CDC(表 10 - 3)。

从年龄构成来看,在调查地区公共卫生人员中,35 岁以下占 44.6%,45 岁及以上占 18.6%,与 2008 年全区卫生人员年龄相比,35 岁以下所占比例增加了 11.1%,45 岁及以上所占比例降低了 17.8%(图 10 - 1、图 10 - 2);在县级 CDC 公共卫生人员中,35 岁以下者较地(市)级 CDC 高 21.6%,而在地(市)级 CDC 人员中,45 岁及以上者较县级 CDC 高 15.0%。提示调查地区地(市)级 CDC 公共卫生人员年龄相对偏大(表 10 - 3);此外,还发现日喀则地区公共卫生人员

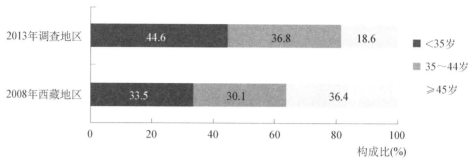

图 10 - 1　调查地区公共卫生人员年龄结构

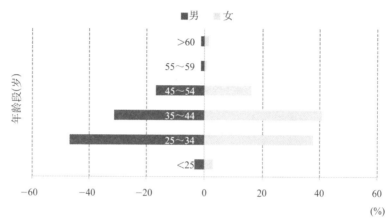

图 10 - 2　调查地区公共卫生人员年龄结构

表 10 - 3　调查地区公共卫生人员年龄结构

分类	项目	平均年龄	<35 岁		35～44 岁		≥45 岁	
			人数	%	人数	%	人数	%
地(市)	拉萨	36.8	21	44.7	18	38.3	8	17.0
	日喀则	33.1	22	57.9	12	31.6	4	10.5
	山南	38.0	16	39.0	16	39.0	9	22.0
	林芝	37.9	12	33.3	18	50.0	6	16.7
	昌都	38.4	17	43.6	10	25.6	12	30.8
	阿里	35.7	10	52.6	7	36.8	2	10.5
	合计	36.7	98	44.6	81	36.8	41	18.6
机构级别	地(市)级 CDC	38.5	56	37.6	58	38.9	35	23.5
	县级 CDC	33.0	42	59.2	23	32.4	6	8.5

35 岁及以下所占比例明显高于其他地(市),而昌都地区公共卫生人员 45 岁及以上所占比例高于其他地(市)。总体而言,调查地区公共卫生人员年轻化趋势明显,这与近几年来西藏自治区出台的应届大学生面向基层就业政策有关。

(三) 学历结构

在调查地区公共卫生人员中,具有硕士研究生学历的人员占 0.9%,大学本科的人员占 36.4%,大学专科的人员占 45.9%。按地(市)划分,拉萨市公共卫生人员具有大专及以上学历的比例最高(91.6%),其次为阿里、山南、林芝、日喀则和昌都地区;按机构级别划分,县级 CDC 公共卫生人员具有大专及以上学历的比例较地(市)级 CDC 高 10.3%。这同样与近年来政府鼓励高校应届毕业生面向基层就业的政策有关(表 10-4)。

表 10-4　调查地区公共卫生人员学历结构

分类	项目	硕士		本科		大专		中专/中技		高中		初中及以下	
		人数	%	人数	%	人数	%	人数	%	人数	%	人数	%
地(市)	拉萨	2	4.3	17	36.2	24	51.1	4	8.5	0	0.0	0	0.0
	日喀则	0	0.0	14	36.8	15	39.5	7	18.4	1	2.6	1	2.6
	山南	0	0.0	19	46.3	16	39.0	6	14.6	0	0.0	0	0.0
	林芝	0	0.0	10	27.8	20	55.6	4	11.1	0	0.0	2	5.6
	昌都	0	0.0	12	30.8	17	43.6	8	20.5	1	2.6	1	2.6
	阿里	0	0.0	8	42.1	9	47.4	2	10.5	0	0.0	0	0.0
	合计	2	0.9	80	36.4	101	45.9	31	14.1	2	0.9	4	1.8
机构级别	地(市)CDC	2	1.3	51	34.2	66	44.3	24	16.1	2	1.3	4	2.7
	县级 CDC	0	0.0	29	40.8	35	49.3	7	9.9	0	0.0	0	0.0

(四) 婚姻状况

在调查地区公共卫生人员中,已婚者占 78.6%,未婚者占 18.2%。按地(市)划分,林芝地区已婚者比例最高(83.3%),昌都地区最低(74.4%),而日喀则地区未婚者比例最高(23.7%),拉萨市最低(12.8%);按机构级别划分,县级 CDC 公共卫生人员中未婚者所占比例较地(市)级 CDC 高 10.6%(表 10-5)。

表 10-5 调查地区公共卫生人员婚姻状况

分类	项目	未婚		在婚		离婚		丧偶		其它	
		人数	%	人数	%	人数	%	人数	%	人数	%
地(市)	拉萨	6	12.8	37	78.7	2	4.3	1	2.1	1	2.1
	日喀则	9	23.7	29	76.3	0	0.0	0	0.0	0	0.0
	山南	7	17.1	33	80.5	0	0.0	1	2.4	0	0.0
	林芝	6	16.7	30	83.3	0	0.0	0	0.0	0	0.0
	昌都	9	23.1	29	74.4	1	2.6	0	0.0	0	0.0
	阿里	3	15.8	15	79.0	0	0.0	0	0.0	1	5.3
	合计	40	18.2	173	78.6	3	1.4	2	0.9	2	0.9
机构级别	地(市)CDC	22	14.8	122	81.9	3	2.0	1	0.7	1	0.7
	县级 CDC	18	25.4	51	71.8	0	0.0	1	1.4	1	1.4

(五) 职称结构

在调查地区公共卫生人员中,副高职称者占 2.3%,中级职称者占 27.3%,初(师)级职称者占 43.6%。按地(市)划分,在山南地区公共卫生人员中具有中级及以上职称者所占比例最高(46.3%),其次为阿里地区(31.6%),日喀则地区最低(18.4%)(图 10-3);按机构级别划分,在地(市)级 CDC 公共卫生人员中,无正高职称人员,副高职称人员占 3.4%,中级职称人员占 33.6%,而初(师)级职称人员的比例高达 43.0%;在县级 CDC 人员中,无高级职称人员,中级职称人员仅占 14.1%,初级及以下职称人员的比例高达 85.9%,其中,士级职称和无职称人员所占比例分别为 23.9%和 16.9%(表 10-6,图 10-4)。

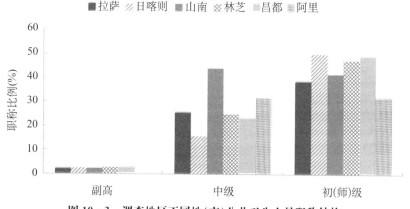

图 10-3 调查地区不同地(市)公共卫生人员职称结构

表 10-6　调查地区公共卫生人员职称结构

分类	项目	副高		中级		初(师)级		士级		无职称	
		人数	%	人数	%	人数	%	人数	%	人数	%
地(市)	拉萨	1	2.1	12	25.5	18	38.3	9	19.2	7	14.9
	日喀则	1	2.6	6	15.8	19	50.0	10	26.3	2	5.3
	山南	1	2.4	18	43.9	17	41.5	2	4.9	3	7.3
	林芝	1	2.8	9	25.0	17	47.2	4	11.1	5	13.9
	昌都	1	2.6	9	23.1	19	48.7	0	0.0	10	25.6
	阿里	0	0.0	6	31.6	6	31.6	3	15.8	4	21.1
	合计	5	2.3	60	27.3	96	43.6	28	12.7	31	14.1
机构级别	地(市)CDC	5	3.4	50	33.6	64	43.0	11	7.4	19	12.8
	县级 CDC	0	0.0	10	14.1	32	45.1	17	23.9	12	16.9

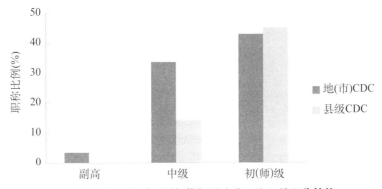

图 10-4　调查地区不同机构级别公共卫生人员职称结构

由此不难看出,调查地区公共卫生人员的数量不足、层次较低、结构不合理问题较为突出,长此以往必将影响调查地区疾病预防工作的有效开展。

某县 CDC 负责人谈到:"单位工作人员经常下乡或单位事情较多,没有太多的时间专心学习理论知识,职称考试内容远离现实工作内容,考试难度相对较大。"

某县 CDC 负责人谈到:"一是专业不对口,单位部分干部职工所学的专业不对口,无法参加执业医师考试;二是资质不够,主要原因是单位年轻干部职工履历不够,无法参加评职称。"

某地区 CDC 负责人谈到:"一是地处偏远地区,交通不便、信息不畅通,网络、媒体影响力较弱;二是职称考试、执业注册等相关信息有时收到通知不及时。

由于路途遥远、交通不便,很多人放弃考试,如此错过了机会就会直接影响专业技术人员的任职资格。"

(六) 专业结构

表 10-7 所示,在调查地区公共卫生人员中,真正科班出身并从事预防医学专业工作的仅占 5 成,剩余 5 成为临床医学或其他专业改行后从事公共卫生工作的人员。按地(市)划分,在日喀则地区公共卫生人员中,预防医学或公共卫生专业毕业者所占比例最高,其次为阿里地区,山南地区最低;按机构级别划分,在地(市)级 CDC 公共卫生人员中,公共卫生或预防医学专业毕业者所占比例较县级 CDC 高 4.4%。

表 10-7　调查地区公共卫生人员所学专业背景

分类	项目	预防医学		临床医学		其他	
		人数	%	人数	%	人数	%
地(市)	拉萨	19	40.4	16	34.0	12	25.5
	日喀则	30	79.0	3	7.9	5	13.2
	山南	16	39.0	14	34.2	11	26.8
	林芝	15	41.7	11	30.6	10	27.8
	昌都	21	53.9	7	18.0	11	28.2
	阿里	14	73.7	2	10.5	3	15.8
	合计	115	52.3	53	24.1	52	23.6
机构级别	地(市)CDC	80	53.7	35	23.5	34	22.8
	县级 CDC	35	49.3	18	25.4	18	25.4

调查发现,调查地区公共卫生队伍建设面临"两难"境地,一方面,在现有公共卫生人员中近半为非本专业人员,出现了"用非所学"的现象;另一方面,在近几年高校毕业的公共卫生专业学生中不少人参加工作后被迫改行,放弃所学专业,其中一定比例的人员无奈地加入到了公务员队伍,出现了"学非所用"的现象。对此各用人单位怨声载道,急切希望政府有关部门改变工作思维和方法,按照专业人才的成长规律,为高校应届毕业生创造既能发挥专业特长,又能更好地服务民众的工作岗位,通过简政放权,改变以往粗放式的用人机制,最大限度地发挥行业和市场在人才资源配置中的作用,确保专业对口,实施精细化管理,避免人才培养成本和人力资源成本的过度浪费。

某县 CDC 负责人谈到:"目前我县 CDC 工作人员有 13 人,看起来人手挺多，但预防专业仅有 4 人，其他都是临床、藏医、护士等不同专业调入人员。我县是大县，全县人口 11 万，县 CDC 要承担全县儿童计划免疫、传染病、地方病防治等工作任务。目前，工作开展中遇到一定的困难。希望上级有关部门，能够按照专业对口来分配，这样对专业技术单位而言，在工作中能够更好地完成和发挥专业人才的作用。"

某县 CDC 负责人谈到："我们单位疾病预防专业的人员相当少，人员一般都是临床专业的。"

某县 CDC 负责人谈到："我们单位面临的主要问题是分配下来人员专业不对口，有的学了 5 年临床后分到 CDC，而有的学了 5 年预防专业却分到基层成了全科医生。"

（七）执业资格获得情况

从执业资格获得情况来看，在调查地区公共卫生人员中仅有 38.6％的公共卫生人员获得了执业医师资格，获得公共卫生执业助理医师资格的只有 12.3％。按地（市）划分，在阿里地区公共卫生人员中获得公共卫生执业医师资格和执业助理医师资格的比例最高，其次为日喀则、山南、林芝、昌都和拉萨市的公共卫生人员；按机构级别划分，在地（市）级 CDC 公共卫生人员中获得公共卫生执业医师资格和执业助理医师资格的比例较县级 CDC 高 12.8％（表 10 - 8）。

表 10 - 8　调查地区公共卫生人员执业资格获得情况

分类	项目	公卫执业医师		公卫执业助理医师		其他	
		人数	％	人数	％	人数	％
地（市）	拉萨	15	31.9	1	2.1	31	66.0
	日喀则	18	47.4	5	13.2	15	39.5
	山南	21	51.2	2	4.9	18	43.9
	林芝	14	38.9	5	13.9	17	47.2
	昌都	12	30.8	6	15.4	21	53.9
	阿里	5	26.3	8	42.1	6	31.6
	合计	85	38.6	27	12.3	108	49.1
机构级别	地（市）CDC	68	45.6	14	9.4	67	45.0
	县级 CDC	17	23.9	13	18.3	41	57.8

说明："其他"中包括具有其他资质者和无资质者

在调查地区公共卫生人员中，具有公共卫生执业医师和执业助理医师资格的比例与 5 年前全区水平相比分别低了 11.3% 和 21.5%,这一情况可能与近几年高等医学院校毕业生数量剧增、从业人员职业资格考试通过率过低及已具备职业资格的公共卫生人员陆续退休等因素有关。

(八) 工作年限

在调查地区公共卫生人员中,从事本专业工作的平均年限为 14.9 年,工作年限在 10 年以内的占 34.6%,10～20 年的占 45.9%,20 年以上的占 19.5%。

按地(市)划分,在从事本专业工作超过 20 年以上者中,昌都地区公共卫生人员的比例最高(30.8%),日喀则和林芝地区最低(10.5%);在 10～20 年者中林芝地区的比例最高(55.6%),昌都地区最低(33.3%);在 10 年以内者中日喀则地区的比例最高(47.4%),林芝地区最低(25.0%)。

按不同机构级别划分,在地(市)级 CDC 公共卫生人员中,从事本专业工作时间在 20 年以上人员的比例高于县级 CDC,相反,在 10 年以内的比例则低于县级 CDC(表 10 - 9)。

表 10 - 9　调查地区公共卫生人员工作年限情况

分类	项目	<10 年		10～20 年		>20 年	
		人数	%	人数	%	人数	%
地(市)	拉萨	14	29.8	24	51.1	9	19.2
	日喀则	18	47.4	16	42.1	4	10.5
	山南	14	34.2	18	43.9	9	22.0
	林芝	9	25.0	20	55.6	7	19.4
	昌都	14	35.9	13	33.3	12	30.8
	阿里	7	36.8	10	52.6	2	10.5
	合计	76	34.6	101	45.9	43	19.5
机构级别	地(市)CDC	35	23.5	76	51.0	38	25.5
	县级 CDC	41	57.8	25	35.2	5	7.0

(九) 兼职情况

在调查地区公共卫生人员中,20.9% 的人兼任不同的行政职务,其中,兼任中心主任/副主任职务的占 6.8%,兼任科室正(副)主任的占 14.1%。按地(市)划分,在山南地区公共卫生人员中兼任行政职务的比例最高,昌都地区比例最低;按机构级别划分,地(市)级 CDC 公共卫生人员兼任行政职务的比例较县级CDC 高 5.9%(表 10 - 10)。

表 10 - 10　调查地区公共卫生人员行政工作兼职情况

分类	项目	院长/中心主任		科室/副主任		无管理职务	
		人数	%	人数	%	人数	%
地(市)	拉萨	1	2.1	6	12.8	40	85.1
	日喀则	3	7.9	3	7.9	32	84.2
	山南	7	17.1	9	22.0	25	61.0
	林芝	2	5.6	6	16.7	28	77.8
	昌都	1	2.6	4	10.3	34	87.2
	阿里	1	5.3	3	15.8	15	79.0
	合计	15	6.8	31	14.1	174	79.1
机构级别	地(市)CDC	6	4.0	28	18.8	115	77.2
	县级 CDC	9	12.7	3	4.2	59	83.1

四、小结

(1) 本次共调查 220 名公共卫生人员,约占当年全区公共卫生人员总数的 20％左右。其中,拉萨市比例最高,阿里地区最低,地(市)级 CDC 人员的比例明显高于县级 CDC 人员。

(2) 调查地区公共卫生人员性别比为 1∶1.44(男性为 1),显示在 CDC 工作的专业技术人员中女性比例高于男性,与 5 年前相比没有明显变化。

(3) 调查地区公共卫生人员的平均年龄为 36.7 岁,其中,昌都地区公共卫生人员的平均年龄最大,地(市)级 CDC 公共卫生人员平均年龄大于县级 CDC。从总体情况来看,调查地区公共卫生人员年轻化趋势明显。

(4) 在调查地区公共卫生人员中,以大学专科学历为主,其中,拉萨市公共卫生人员学历层次高于其他地(市),县级 CDC 人员学历高于地(市)级 CDC 人员。

(5) 在调查地区公共卫生人员中,已婚者比例明显高于未婚者比例。其中,林芝地区已婚者比例最高,而日喀则地区未婚者比例最高,县级 CDC 未婚者所占比例较地(市)级 CDC 高。

(6) 在调查地区公共卫生人员中,以初(师)级职称为主,其中山南地区公共卫生人员具有初(师)级及以上职称者所占比例高于其他地(市)人员,地(市)级 CDC 人员该比例高于县级 CDC 人员。

(7) 在调查地区公共卫生人员中,"学非所用"和"用非所学"现象较为突出,各级卫生行政部门和用人单位强烈呼吁改革现行选人、用人和进人机制,彻底改变"想要的人分不来,不想要的人使劲塞"的现象,确保用人单位真正具有"用人自主权",让有限的人力资源发挥更好的效益。

(8) 在调查地区公共卫生人员中,获得公共卫生执业医师和执业助理医师资格的比例为50.9%,低于5年前全区水平;在地(市)级CDC公共卫生人员中获得执业医师资格证的比例高于县级CDC公共卫生人员。

(9) 在调查地区公共卫生人员中,从事本专业工作的平均年限为14.9年,其中昌都地区公共卫生人员工作年限最长,地(市)级CDC公共卫生人员的工作年限长于县级CDC公共卫生人员。

(10) 在调查地区公共卫生人员中,兼任各级行政职务者的比例为20.9%,其中,山南地区公共卫生人员兼职比例最高,地(市)CDC兼职比例高于县级CDC。

第二节　公共卫生人员对本职工作的认识及评价

本节通过对公共卫生人员的调查,了解和分析调查地区公共卫生人员的对本职工作的感受、工作与家庭的关系、工作状况的总体评价。

一、对本职工作的认识及评价

通过对调查地区公共卫生人员工作意义和工作负荷度的问卷调查,了解其对工作意义和负荷度的认识及评价,分析主要影响因素。

(一) 总体认识及评价

1. 对工作意义的认识及评价　研究表明,调查地区80.4%的公共卫生人员认为自己所从事的职业和工作意义重大,认为工作意义一般和很小的比例分别为18.7%和0.9%。由此显示,调查地区绝大多数公共卫生人员对自己所从事的职业和工作的意义认可度较高(表10-11)。

2. 对工作负荷度的认识及评价　在调查地区公共卫生人员中,认为工作负荷一般和轻的比例分别为99.1%和0.9%。这一结果与医务人员之间形成鲜明的对比(表10-11)。

表10-11　调查地区公共卫生人员对本职工作的认识及评价(%)

项目	低	中	高
工作意义	0.9	18.7	80.4
工作负荷	0.9	99.1	0.0

（二）比较分析

1. **不同机构之间比较**   在对工作意义的认识方面，地（市）级 CDC 公共卫生人员认为"工作意义大"的比例较县级 CDC 公共卫生人员高 12.7%；在对工作负荷的认识方面，不同机构公共卫生人员间无明显差异（表 10 - 12）。

表 10 - 12   调查地区不同机构公共卫生人员对本职工作的认识及评价（%）

机构级别	工作意义			工作负荷		
	小	一般	大	轻	一般	重
地（市）级 CDC	1.4	14.2	84.5	1.3	98.7	0.0
县级 CDC	0.0	28.2	71.8	0.0	100.0	0.0

2. **不同地（市）之间比较**   阿里地区公共卫生人员认为"工作意义大"的比例最高（84.2%），山南地区次之（82.9%），日喀则地区最低（76.3%）；不同地（市）公共卫生人员对工作负荷的认识无明显差异（表 10 - 13）。

表 10 - 13   调查地区不同地（市）公共卫生人员对本职工作的认识及评价（%）

地（市）	工作意义			工作负荷		
	小	一般	大	轻	一般	重
拉萨	0.0	19.2	80.9	0.0	100.0	0.0
日喀则	0.0	23.7	76.3	0.0	100.0	0.0
山南	2.4	14.6	82.9	2.4	97.6	0.0
林芝	0.0	19.4	80.6	0.0	100.0	0.0
昌都	2.6	18.4	79.0	2.6	97.4	0.0
阿里	0.0	15.8	84.2	0.0	100.0	0.0

3. **不同职称之间比较**   在对工作意义的认识方面，呈现公共卫生人员职称级别越高，认为"工作意义大"的比例越高的特点；在工作负荷的认识方面，副高级、士级和无职称者认为"工作负荷重"的比例最高（表 10 - 14）。这一结果与表 10 - 12 结果之间存在一定矛盾，需要进一步分析。

表 10 - 14   调查地区不同职称公共卫生人员对本职工作的认识及评价（%）

职称	工作意义			工作负荷		
	小	一般	大	轻	一般	重
副高级	0.0	0.0	100.0	0.0	0.0	100.0

职称	工作意义			工作负荷		
	小	一般	大	轻	一般	重
中级	1.7	16.7	81.7	1.7	98.3	0.0
初(师)级	1.1	16.8	82.1	1.0	99.0	0.0
士级	0.0	25.0	75.0	0.0	0.0	100.0
无职称	0.0	25.8	74.2	0.0	0.0	100.0

4. 不同年龄段之间比较　表 10-15 所示,在对工作意义的认识方面,呈现公共卫生人员年龄越大,对"工作意义大"认同度越高的特点,反之亦然;在对工作负荷的认识方面,不同年龄段的公共卫生人员间无明显差异。

表 10-15　调查地区不同年龄公共卫生人员对本职工作的认识及评价(%)

年龄段	工作意义			工作负荷		
	小	一般	大	轻	一般	重
<35 岁	1.0	20.4	78.6	1.0	99.0	0.0
35~44 岁	0.0	18.5	81.5	0.0	100.0	0.0
≥45 岁	2.5	15.0	82.5	2.5	97.5	0.0

5. 不同性别之间比较　男性公共卫生人员认为"工作意义大"和"工作负荷轻"的比例较女性分别高出 2.8% 和 2.3%(表 10-16)。

表 10-16　调查地区不同性别公共卫生人员对本职工作的认识及评价(%)

性别	工作意义			工作负荷		
	小	一般	大	轻	一般	重
男性	2.3	15.7	82.0	2.3	97.8	0.0
女性	0.0	20.8	79.2	0.0	100.	0.0

二、对工作的感受及评价

本部分从工作对提高个人能力的帮助作用和工作压力感两个方面描述并分析公共卫生人员对工作的感受及评价。

（一）基本情况

1. 工作对提高个人能力的帮助作用　调查结果显示，78.0％的公共卫生人员认为工作对提高个人能力有较大的帮助作用，而18.4％的公共卫生人员认为一般（表10-17）。

表10-17　调查地区公共卫生人员对工作的感受及评价（％）

项　　目	低	一般	高
工作对提高个人能力的帮助作用	3.7	18.4	78.0
工作压力感	11.0	55.7	33.3

2. 工作压力感　调查地区33.3％的公共卫生人员认为"工作压力大"，55.7％的公共卫生人员认为一般，11.0％的公共卫生人员认为"工作压力小"（表10-17）。由此不难看出，调查地区公共卫生人员对工作负荷和工作压力感的认识基本一致。

（二）比较分析

1. 不同机构之间比较　表10-18所示，地（市）级CDC公共卫生人员认为工作对提高个人能力的帮助作用大和工作压力感重的比例较县级CDC人员高1.3％和5.5％。

表10-18　调查地区不同机构公共卫生人员对工作的感受及评价（％）

机构级别	工作对提高个人能力的帮助作用			工作压力感		
	小	一般	大	轻	一般	重
地（市）级CDC	4.7	16.9	78.4	10.8	54.1	35.1
县级CDC	1.4	21.4	77.1	11.3	59.2	29.6

2. 不同地（市）之间比较　由表10-19所示，拉萨市公共卫生人员认为"工作对提高个人能力有帮助作用"的比例最高（89.1％），其次为山南地区（85.4％），昌都地区最低（65.8％）；调查地区约有1/3公共卫生人员感到"工作压力大"，其中，山南地区公共卫生人员认为"工作压力大"的比例最高，其次为拉萨市，林芝地区最低。

表10-19　调查地区不同地（市）公共卫生人员对工作的感受及评价（％）

地（市）	工作对提高个人能力的帮助作用			工作压力感		
	小	一般	大	轻	一般	重
拉萨	0.0	10.9	89.1	2.1	59.6	38.3
日喀则	2.6	29.0	68.4	10.5	55.3	34.2

续 表

地(市)	工作对提高个人能力的帮助作用			工作压力感		
	小	一般	大	轻	一般	重
山南	0.0	14.6	85.4	17.1	43.9	39.0
林芝	0.0	25.0	75.0	2.8	75.0	22.2
昌都	18.4	15.8	65.8	23.7	42.1	34.2
阿里	0.0	15.8	84.2	10.5	63.2	26.3

3. 不同职称之间比较 调查地区高级职称公共卫生人员认为"工作对提高个人能力的帮助作用大"的比例较其他职称人员高;中级职称人员认为"工作压力感重"的比例最高,其次为副高级,士级最低(表10-20)。

表 10-20 调查地区不同职称公共卫生人员对工作的感受及评价(%)

职称	工作对提高个人能力的帮助作用			工作压力感		
	小	一般	大	轻	一般	重
副高级	0.0	0.0	100.0	20.0	40.0	40.0
中级	1.7	18.3	80.0	13.3	43.3	43.3
初(师)级	5.3	14.7	80.0	12.6	56.8	30.5
士级	0.0	25.9	74.1	0.0	75.0	25.0
无职称	6.5	25.8	67.7	9.7	61.3	29.0

4. 不同年龄段之间比较 调查地区35~44岁年龄段的公共卫生人员认为"工作对提高个人能力的帮助作用大"和"工作压力感重"的比例高于其他年龄段(表10-21)。

表 10-21 调查地区不同年龄段公共卫生人员对工作的感受及评价(%)

年龄段	工作对提高个人能力的帮助作用			工作压力感		
	小	一般	大	轻	一般	重
<35 岁	3.1	18.6	78.4	10.2	61.2	28.6
35~44 岁	1.2	17.3	81.5	12.4	46.9	40.7
≥45 岁	10.0	20.0	70.0	10.0	60.0	30.0

5. 不同性别之间比较 表 10-22 所示,调查地区不同性别公共卫生人员

认为工作对提高个人能力的帮助作用和"工作压力感"的评价无明显差异。

表 10‑22　调查地区不同性别公共卫生人员对工作的感受及评价(%)

性别	工作对提高个人能力的帮助作用			工作压力感		
	小	一般	大	轻	一般	重
男性	3.4	18.0	78.7	13.5	52.8	33.7
女性	3.9	18.6	77.5	9.2	57.7	33.1

三、工作对家庭的影响

本部分通过对调查地区公共卫生人员的调查,描述并分析工作对其家庭的影响及程度。

(一) 总体情况

从影响程度来看,调查地区绝大多数公共卫生人员认为工作对家庭造成了不同程度的影响,其中,认为工作对家庭影响很大的占 36.9%,认为有一定影响的人员占 53.9%,认为影响较小的人员占 9.2%。从影响形式来看,38.2%的人员认为工作时间占用了家庭生活时间;35.5%的人员认为工作造成了家庭行为冲突;31.4%的人员认为工作压力影响自己履行家庭责任(表10‑23)。

表 10‑23　调查地区公共卫生人员工作对家庭的影响及其表现形式(%)

项　目	低	中	高
工作影响家庭程度	9.2	53.9	36.9
时间冲突	15.5	46.4	38.2
行为冲突	13.6	50.9	35.5
压力冲突	13.2	55.5	31.4

(二) 比较分析

1. 不同机构之间比较　表 10‑24 所示,从影响程度来看,地(市)级 CDC 和县级 CDC 人员之间无明显差异;从影响形式来看,地(市)级 CDC 公共卫生人员认为行为冲突和压力冲突的影响大于县级 CDC 人员,而时间冲突在不同机构公共卫生人员间无明显差别(表 10‑25)。

表 10‑24　调查地区不同机构公共卫生人员工作对家庭的影响及程度(%)

机 构 级 别	小	一般	大
地(市)级 CDC	8.6	52.9	38.6
县级 CDC	9.5	54.4	36.1

表 10‑25　调查地区不同机构公共卫生人员工作对家庭影响的表现形式及程度(%)

机构级别	时间冲突			行为冲突			压力冲突		
	小	一般	大	小	一般	大	小	一般	大
地(市)级 CDC	18.1	43.6	38.3	14.1	49.7	36.2	12.8	54.4	32.9
县级 CDC	9.9	52.1	38.0	12.7	53.5	33.8	14.1	57.8	28.2

2. 不同地(市)之间比较　表 10‑26、表 10‑27 所示,从影响程度来看,林芝地区公共卫生人员认为工作对家庭影响大的比例较高,昌都和阿里地区比例相对较低。从影响形式来看,山南和林芝地区公共卫生人员认为"时间冲突""行为冲突"和"压力冲突"大的比例均高于其他地(市)人员,同时,"时间冲突"在不同地(市)公共卫生人员之间存在差异(P≤0.01)。

表 10‑26　调查地区不同地(市)公共卫生人员工作对家庭的影响及程度(%)

地(市)	小	一般	大
拉萨	8.7	56.5	34.8
日喀则	7.9	55.3	36.8
山南	4.9	51.2	43.9
林芝	0.0	51.4	48.6
昌都	21.1	52.6	26.3
阿里	15.8	57.9	26.3

表 10‑27　调查地区不同地(市)公共卫生人员工作对家庭影响的表现形式及程度(%)

地(市)	时间冲突*			行为冲突			压力冲突		
	小	一般	大	小	一般	大	小	一般	大
拉萨	12.7	53.2	34.0	14.9	48.9	36.2	12.8	55.3	31.9
日喀则	18.4	42.1	39.5	15.8	57.9	26.3	10.5	55.3	34.2

续　表

地(市)	时间冲突			行为冲突			压力冲突		
	小	一般	大	小	一般	大	小	一般	大
山南	4.9	41.5	53.7	9.8	41.5	48.8	9.8	53.7	36.6
林芝	11.1	36.1	52.8	8.3	44.4	47.2	5.6	55.6	38.9
昌都	25.6	56.4	18.0	18.0	59.0	23.1	23.1	56.4	20.5
阿里	26.3	47.4	26.3	15.8	57.9	26.3	21.1	57.9	21.1

＊Kruskal-Wallis 检验：$\chi^2=15.166$，$P=0.010$

3. 不同职称之间比较　表 10 - 28、表 10 - 29 和图 10 - 5 所示，在调查地区公共卫生人员中，高职人员对"时间冲突大"的反应最为强烈，而中职人员对"行为冲突大"和"压力冲突大"的反应最为明显。

表 10 - 28　调查地区不同职称公共卫生人员工作对家庭的影响及程度(%)

职　称	小	一般	大
副高	40.0	0.0	60.0
中级	8.3	46.7	45.0
初(师)级	6.5	53.8	39.8
士级	14.3	64.3	21.4
无职称	9.7	67.7	22.6

表 10 - 29　调查地区不同职称公共卫生人员工作对家庭影响的表现形式及程度(%)

职称	时间冲突			行为冲突			压力冲突		
	小	一般	大	小	一般	大	小	一般	大
副高	20.0	20.0	60.0	40.0	20.0	40.0	40.0	40.0	20.0
中级	15.0	41.7	43.3	13.3	46.7	40.0	10.0	51.7	38.3
初(师)级	12.5	45.8	41.7	10.4	51.0	38.5	10.4	56.3	33.3
士级	17.9	64.3	17.9	25.0	57.1	17.9	17.9	64.3	17.9
无职称	22.6	45.2	32.3	9.7	58.1	32.3	19.4	54.8	25.8

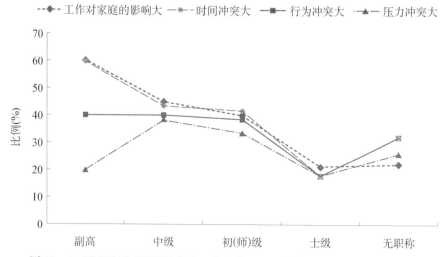

图 10-5 调查地区不同职称公共卫生人员工作对家庭的影响程度及表现形式

4. 不同年龄之间比较 从工作对家庭影响的形式来看，调查地区不同年龄段公共卫生人员之间存在差异($P<0.01$)，其 3 种影响形式在 35～44 岁之间的公共卫生人员中冲突大的比例最高，其次为 45 岁及以上年龄段人员，35 岁以下年龄段的人员比例最小（表 10-30、10-31）。

表 10-30 调查地区不同年龄公共卫生人员工作对家庭的影响及程度(%)

年龄段	小	一般	大
<35 岁	13.4	60.8	25.8
35～44 岁	3.8	46.3	50.0
≥45 岁	10.0	52.5	37.5

* Kruskal-Wallis 检验：$\chi^2=10.329$，$P=0.006$

表 10-31 调查地区不同年龄段公共卫生人员工作对家庭影响的表现形式及程度(%)

年龄段	时间冲突①			行为冲突②			压力冲突③		
	小	一般	大	小	一般	大	小	一般	大
<35 岁	23.5	48.0	28.6	15.3	59.2	25.5	19.4	58.2	22.5
35～44 岁	7.4	44.4	48.2	7.4	45.7	46.9	4.9	51.9	43.2
≥45 岁	12.2	46.3	41.5	22.0	41.5	36.6	14.6	56.1	29.3

①Kruskal-Wallis 检验：$\chi^2=9.632$，$P=0.008$；②Kruskal-Wallis 检验：$\chi^2=7.656$，$P=0.022$；③Kruskal-Wallis检验：$\chi^2=10.459$，$P=0.005$

5. 不同性别之间比较 表 10-32、10-33 所示,在调查地区男性公共卫生人员中,认为"时间冲突大"的比例较女性高 10%,"压力冲突"和"行为冲突"在不同性别之间无明显差别。

表 10-32 调查地区不同性别公共卫生人员工作对家庭的影响及程度(%)

性别	小	一般	大
男性	11.4	48.9	39.8
女性	7.8	57.4	34.9

表 10-33 调查地不同性别公共卫生人员工作对家庭影响的表现形式及程度(%)

性别	时间冲突			行为冲突			压力冲突		
	小	一般	大	小	一般	大	小	一般	大
男性	16.7	38.9	44.4	13.3	50.0	36.7	13.3	55.6	31.1
女性	14.6	51.5	33.9	13.9	51.5	34.6	13.1	55.4	31.5

四、对工作状态的评价

通过问卷调查,了解和分析调查地区公共卫生人员的工作强度、收入水平、医患关系、执业环境、社会地位等相关情况。

(一) 工作强度

1. 总体情况 调查地区公共卫生人员平均每周工作时间为 33.4 小时,平均每周工作时间超过 56 小时者仅占 4.6%,平均每月值夜班次数为 2.7 次(表 10-34、表 10-35)。

2. 比较分析

(1) 不同机构之间比较:地(市)级 CDC 公共卫生人员平均每周工作超时比例略高于县级 CDC 公共卫生人员,而平均每月值夜班次数和每月值夜班次数为 5 次及以上的比例却低于县级 CDC 人员(表 10-34、表 10-35)。

表 10-34 调查地区不同机构公共卫生人员的工作强度及比较

工 作 强 度	总计	地(市)级 CDC	县级 CDC
平均每周工作时间(小时)	33.4	34.2	31.8
每月值夜班次数(次)	2.7	2.4	3.3

表 10-35　调查地区不同机构公共卫生人员的工作强度及比较(%)

机 构 级 别	平均每周工作时间(小时)			每月值夜班次数(次)		
	≤40	41~56	≥57	≤4	5~7	≥8
地(市)级 CDC	81.2	14.8	4.0	87.3	9.4	3.4
县级 CDC	88.7	5.6	5.6	76.1	14.1	9.9
合计	83.6	11.8	4.6	83.6	10.9	5.5

(2) 不同地(市)之间比较：不同地(市)公共卫生人员工作强度存在差异(P<0.001)，其中，各地(市)公共卫生人员平均每周工作时间从长到短依次为山南、拉萨市、昌都、阿里、林芝和日喀则地区；拉萨市公共卫生人员工作超时比例最高，而日喀则地区最低。阿里地区公共卫生人员每月值夜班次数略多于其他地(市)，而林芝地区和拉萨市相对较少(表 10-36、表 10-37)。

表 10-36　调查地区不同地(市)公共卫生人员的工作强度及比较

工 作 强 度	拉萨	日喀则	山南	林芝	昌都	阿里
平均每周工作时间(小时)①	37.8	21.1	39.0	31.7	36.6	32.0
每月值夜班次数(次)②	1.4	3.3	3.4	1.8	3.1	4.2

①Kruskal-Wallis 检验：$\chi^2=56.223$，$P<0.001$；②Kruskal-Wallis 检验：$\chi^2=24.531$，$P<0.001$；

表 10-37　调查地区不同地(市)公共卫生人员的工作强度及比较(%)

地(市)	平均每周工作时间(小时)			每月值夜班次数(次)		
	≤40	41~56	≥57	≤4	5~7	≥8
拉萨	70.2	19.1	10.6	97.8	0.0	2.1
日喀则	100.0	0.0	0.0	79.0	13.2	7.9
山南	82.9	7.3	9.8	80.5	14.6	4.9
林芝	88.9	8.3	2.8	80.6	19.4	0.0
昌都	74.4	25.6	0.0	79.5	12.8	7.7
阿里	94.7	5.3	0.0	79.0	5.3	15.8

(3) 不同职称之间比较：调查地区公共卫生人员"每周工作时间"和"工作超时"的情况基本上与职称级别呈正相关(图 10-6)。相反，无职称和士级公共卫生人员"每月值夜班次数"和"平均每月值夜班次数≥8 次"的比例略高于其他职称人员(表 10-38、表 10-39)。

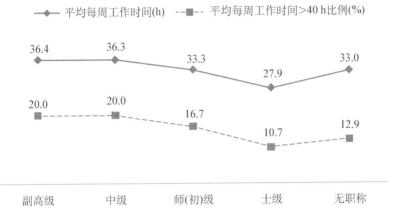

图 10 - 6   调查地区不同职称公共卫生人员平均每周工作时间及工作超时比例

表 10 - 38   调查地区不同职称公共卫生人员的工作强度及比较

工 作 强 度	副高级	中级	初(师)级	士级	无职称
平均每周工作时间(小时)	36.4	36.3	33.3	27.9	33.0
每月值夜班次数(次)	1.2	2.7	2.6	2.9	2.9

表 10 - 39   调查地区不同职称公共卫生人员的工作强度及比较(%)

职称	平均每周工作时间(小时)			每月值夜班次数(次)		
	≤40	41~56	≥57	≤4	5~7	≥8
副高级	80.0	20.0	0.0	100.0	0.0	0.0
中级	80.0	11.7	8.3	83.3	11.7	5.0
初(师)级	83.3	11.5	5.2	85.4	11.5	3.1
士级	89.3	10.7	0.0	85.7	7.1	7.1
无职称	87.1	12.9	0.0	74.2	12.9	12.9

(二) 收入现状

1. 总体情况   截至 2013 年底,调查地区绝大多数公共卫生人员月平均收入为 3 001~5 000 元之间,超过 5 000 元者仅占 8.6%。此外,月均收入在 2 000 元及以下者占 4.6%(表 10 - 40)。需要强调的是被调查者在填报个人收入时,普遍较为"保守",故本次调查所获得的数据与实际收入之间可能存在一定差别。

2. 比较分析

(1) 不同机构之间比较：不同机构公共卫生人员的收入水平存在差异（$P < 0.05$），其中，地（市）级 CDC 公共卫生人员平均月收入超过 5 000 元的比例高于县级 CDC 公共卫生人员，且月均收入在 4 001～5 000 元者中，10% 以上地（市）级 CDC 公共卫生人员的月均收入较县级 CDC 人员高（表 10-40）。

表 10-40　调查地区不同机构公共卫生人员的收入水平及比较（%）

机构级别	平均每月收入					
	≤1 000 元	1 001～2 000 元	2 001～3 000 元	3 001～4 000 元	4 001～5 000 元	>5 000 元
地（市）CDC	2.0	2.7	8.1	33.6	43.0	10.7
县级 CDC	2.8	1.4	15.5	43.7	32.4	4.2
总计	2.3	2.3	10.5	36.8	39.6	8.6

* Kruskal-Wallis 检验：$\chi^2 = 5.429$，$P = 0.019$

(2) 不同地（市）之间比较：不同地（市）公共卫生人的收入水平存在差异（$P < 0.01$），阿里地区公共卫生人员平均月收入大于 5 000 元者的比例最高，其次为山南、林芝、日喀则、拉萨、昌都地区（表 10-41）。

表 10-41　调查地区不同地（市）公共卫生人员收入水平及其比较（%）

机构级别	平均每月收入					
	≤1 000 元	1 001～2 000 元	2 001～3 000 元	3 001～4 000 元	4 001～5 000 元	>5 000 元
拉萨	2.1	2.1	14.9	31.9	44.7	4.3
日喀则	5.3	5.3	5.3	36.8	42.1	5.3
山南	4.9	0.0	7.3	22.0	51.2	14.6
林芝	0.0	0.0	16.7	52.8	22.2	8.3
昌都	0.0	5.1	12.8	51.3	28.2	2.6
阿里	0.0	0.0	0.0	21.1	52.6	26.3

* Kruskal-Wallis 检验：$\chi^2 = 18.684$，$P = 0.002$

(3) 不同职称之间比较：不同职称公共卫生人员的收入水平存在差异（$P <$

0.001)。月收入随着职称级别的升高而增加,无职称者平均月收入在 1 000 元及以下的比例为 9.7%(表 10 - 42),其中多为"公益性岗位"人员。

表 10 - 42　调查地区不同职称公共卫生人员的收入水平及比较(%)

职称	平均每月收入					
	≤1 000 元	1 001~2 000 元	2 001~3 000 元	3 001~4 000 元	4 001~5 000 元	>5 000 元
副高级	0.0	0.0	0.0	20.0	40.0	40.0
中级	0.0	3.3	0.0	18.3	56.7	21.7
初(师)级	1.0	1.0	6.3	47.9	40.6	3.1
士级	3.6	7.1	21.4	42.9	21.4	3.6
无职称	9.7	0.0	35.5	35.5	19.4	0.0

* Kruskal-Wallis 检验: $\chi^2 = 48.513$, $P = 0.000$

(三) 对执业环境满意度的评价

1. 总体情况　研究结果显示,调查地区 39.6% 的公共卫生人员对当前的执业环境表示"满意",43.2% 的人员表示"一般",17.3% 的人员表示"不满意"(表 10 - 43)。

2. 比较分析

(1) 不同机构之间比较:县级 CDC 公共卫生人员对执业环境表示"满意"的比例较地(市)级 CDC 人员高 16.5%(表 10 - 43)。

表 10 - 43　调查地区不同机构公共卫生人员对执业环境满意度的评价(%)

机构级别	好	一般	差
地(市)级 CDC	34.2	49.0	16.8
县级 CDC	50.7	31.0	18.3
合计	39.6	43.2	17.3

(2) 不同地(市)之间比较:不同地(市)公共卫生人员对执业环境的满意度存在差异($P < 0.01$),其中,日喀则地区公共卫生人员对目前的执业环境表示"满意"的比例最高,其次为阿里、山南、林芝、昌都、拉萨市(表 10 - 44)。

表 10-44　调查地区不同地(市)公共卫生人员对执业环境满意度的评价(%)

地(市)	好	一般	差
拉萨	21.3	48.9	29.8
日喀则	57.9	31.6	10.5
山南	48.8	46.3	4.9
林芝	41.7	41.7	16.7
昌都	25.6	53.9	20.5
阿里	52.6	26.3	21.1

* Kruskal-Wallis 检验: $\chi^2 = 16.805$, $P = 0.005$

（3）不同职称之间比较：在调查地区公共卫生人员中，中级职称人员对执业环境表示"满意"的比例最高，其次为士级、初(师)级、无职称、副高级职称人员（表 10-45）。

表 10-45　调查地区不同职称公共卫生人员对执业环境满意度的评价(%)

职称	好	一般	差
副高级	0.0	80.0	20.0
中级	46.7	33.3	20.0
初(师)级	37.5	47.0	13.5
士级	42.9	39.3	17.9
无职称	35.5	41.9	22.6

（四）对患者满意度和信任程度的自我评价

1. 总体情况　调查地区 81.4% 的公共卫生人员认为患者对其服务表示"满意"，13.6% 的人员认为"一般"，5.0% 的人员认为"不满意"；调查地区 57.7% 的公共卫生人员认为患者信任自己，37.3% 的人员认为"一般"，5.0% 的人员认为"不信任"；调查地区 69.1% 的公共卫生人员认为与 5 年前相比，患者的信任度"提高了"（表 10-46）。

2. 比较分析

（1）不同机构之间比较：地(市)级 CDC 公共卫生人员认为患者对自己的服务表示"满意"，且患者"信任"和"近 5 年来患者信任度提高了"的比例较县级 CDC 公共卫生人员分别高出 3.7%、12.4% 和 6.3%（表 10-46）。

表 10-46　调查地区不同机构公共卫生人员对患者满意度及信任度的自我评价(%)

机构级别	患者的满意度			患者的信任度			近年来患者对其信任度的变化		
	满意	一般	不满意	信任	一般	不信任	提高了	没有变化	降低了
地(市)CDC	82.6	11.4	6.0	61.7	33.6	4.7	71.1	22.2	6.7
县级 CDC	78.9	18.3	2.8	49.3	45.1	5.6	64.8	33.8	1.4
合计	81.4	13.6	5.0	57.7	37.3	5.0	69.1	25.9	5.0

(2) 不同地(市)之间比较:日喀则地区公共卫生人员表示患者"满意"和"信任"的比例高于其他地(市);而阿里地区公共卫生人员表示"近5年来患者的信任度提高了"的比例最高,其次为日喀则、昌都、拉萨、山南、林芝地区(表 10-47)。

表 10-47　调查地区不同地(市)公共卫生人员对患者满意度及信任度的自我评价(%)

地(市)	患者的满意度			患者的信任度			近年来患者对其信任度的变化		
	满意	一般	不满意	信任	一般	不信任	提高了	没有变化	降低了
拉萨	68.9	17.0	14.9	51.1	44.7	4.3	61.7	21.3	17.0
日喀则	94.7	5.3	0.0	71.1	26.3	2.6	84.2	15.8	0.0
山南	85.4	12.2	2.4	63.4	26.8	9.8	61.0	36.6	2.4
林芝	75.0	19.4	5.6	41.7	50.0	8.3	58.3	36.1	5.6
昌都	87.2	10.3	2.6	71.8	28.2	0.0	71.8	28.2	0.0
阿里	79.0	21.1	0.0	36.8	57.9	5.3	89.5	10.5	0.0

(3) 不同职称之间比较:在"患者满意度"和"近5年来患者信任度变化"方面,呈现着公共卫生人员职称层次越高,表示患者"满意"和"信任"的比例越低的特点,而在"患者信任度"的评价方面,表示"信任"的比例随着职称层级的提高而提升(表 10-48,图 10-7)。

表 10-48　调查地区不同职称公共卫生人员对患者满意度及信任度的自我评价(%)

职称	患者的满意度			患者的信任度			近年来患者对其信任度的变化		
	满意	一般	不满意	信任	一般	不信任	提高了	没有变化	降低了
副高级	80.0	0.0	20.0	60.0	40.0	0.0	60.0	0.0	40.0

续　表

职称	患者的满意度			患者的信任度			近年来患者对其信任度的变化		
	满意	一般	不满意	信任	一般	不信任	提高了	没有变化	降低了
中级	80.0	13.3	6.7	56.7	38.3	5.0	65.0	30.0	5.0
初(师)级	81.3	15.6	3.1	59.4	33.3	7.3	70.8	27.1	2.1
士级	82.1	14.3	3.6	57.1	39.3	3.6	75.0	17.9	7.1
无职称	83.9	9.7	6.5	54.8	45.2	0.0	67.7	25.8	6.5

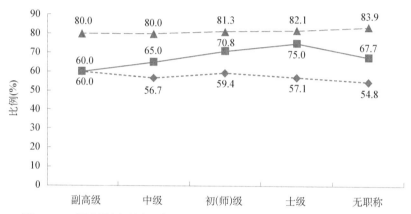

图 10-7　调查地区不同职称公共卫生人员对患者满意度及信任度的自我评价

(五) 对社会地位的自我评价

1. 总体情况　研究结果显示,调查地区公共卫生人员对其社会地位的自我评价的平均分值为 46.9 分,77.7% 的公共卫生人员评价分值在 60 分及以下,这与医务人员的评分形成较大的差异(表 10-49)。

表 10-49　调查地区不同机构公共卫生人员对其社会地位的自我评价

机构级别	平均分*	各分数段的人数百分比(%)		
		≤60	61~79	≥80
地(市)级 CDC	49.5	75.2	4.0(%)	20.8
县级 CDC	41.7	83.1	11.3	5.6
合计	46.9	77.7	6.4	15.9

＊t 检验:t=2.249,P=0.026

说明:评价分值为 0~100 分

2. 比较分析

（1）不同机构之间比较：不同机构公共卫生人员对其社会地位的自我评价存在差异（$P<0.05$）。其中，县级 CDC 公共卫生人员评价平均分值在 60 分及以下的比例高出地（市）级 CDC 公共卫生人员 7.9%（表 10-49）。

（2）不同地（市）之间比较：不同地（市）公共卫生人员对其社会地位的评价存在差异（$P\leqslant0.001$）。其中，昌都地区公共卫生人员对其社会地位评价的平均分值略高于其他地（市），其次为日喀则、林芝、拉萨、山南，阿里地区分值最低（表10-50）。

表 10-50　调查地区不同地（市）公共卫生人员对其社会地位的自我评价（%）

地（市）	平均分*	各分数段的人数百分比		
		≤60	61~79	≥80
拉萨	45.9	78.7	6.4	14.9
日喀则	50.5	73.7	13.2	13.2
山南	42.3	82.9	7.3	9.8
林芝	46.5	88.9	0.0	11.1
昌都	58.2	59.0	7.7	33.3
阿里	30.6	89.5	0.0	10.5

*F 检验：F=4.16，P=0.001

（3）不同职称之间比较：调查地区无职称公共卫生人员对其社会地位评价的平均分值高（表 10-51）。

表 10-51　调查地区不同职称公共卫生人员对其社会地位的自我评价（%）

职称	平均分	各分数段的人数百分比		
		≤60	61~79	≥80
副高级	48.0	80.0	0.0	20.0
中级	43.0	76.7	1.7	21.7
初（师）级	46.8	82.3	5.2	12.5
士级	47.0	82.1	10.7	7.1
无职称	55.3	61.3	16.1	22.6

（六）对公共卫生人员尊重度的自我评价

社会及患者对公共卫生人员的尊重程度分为："尊重""一般"和"不尊重"

3 种。

1. 总体情况　在调查地区公共卫生人员中,认为社会对其"尊重""一般"和"不尊重"的比例分别为 34.5%、54.6% 和 10.9%;而认为患者对其"尊重""一般"和"不尊重"的比例分别为 64.6%、31.4% 和 4.0%(表 10-52)。

表 10-52　调查地区不同机构公共卫生人员对社会和患者尊重程度的自我评价(%)

机构级别	社会对自己的尊重程度			患者对自己的尊重程度		
	尊重	一般	不尊重	尊重	一般	不尊重
地(市)级 CDC	34.9	54.4	10.7	65.1	31.5	3.4
县级 CDC	33.8	54.9	11.3	63.4	31.0	5.6
合计	34.5	54.6	10.9	64.6	31.4	4.0

2. 比较分析

(1) 不同机构之间比较:调查地区公共卫生人员在评价社会和患者对其尊重程度方面,地(市)级 CDC 公共卫生人员认为"尊重"的比例略高于县级 CDC 公共卫生人员(表 10-52)。

(2) 不同地(市)之间比较:不同地(市)公共卫生人员在评价社会对自己尊重程度方面存在差异($P<0.05$)。其中,昌都地区公共卫生人员表示社会和患者对其"尊重"的比例最高,拉萨市则最低(表 10-53)。

表 10-53　调查地区不同地(市)公共卫生人员受社会和患者尊重程度的评价(%)

地(市)	社会的尊重程度*			患者的尊重程度		
	尊重	一般	不尊重	尊重	一般	不尊重
拉萨	19.2	70.2	10.6	51.1	42.6	6.4
日喀则	36.8	57.9	5.3	65.8	34.2	0.0
山南	39.0	46.3	14.6	73.2	17.1	9.8
林芝	36.1	52.8	11.1	58.3	38.9	2.8
昌都	51.3	46.2	2.6	76.9	20.5	2.6
阿里	21.1	47.4	31.6	63.2	36.8	0.0

* Kruskal-Wallis 检验:$\chi^2=11.532$,$P=0.042$

(3) 不同职称之间比较:调查地区公共卫生人员在评价社会对其尊重程度方面,基本上呈现出职称层次越高,评价分值越低的特点。而在评价患者对其尊重程度方面不同职称之间无明显差别(表 10-54)。

表 10‐54　调查地区不同职称公共卫生人员受社会和患者尊重程度的自我评价(%)

职称	社会的尊重程度			患者的尊重程度		
	尊重	一般	不尊重	尊重	一般	不尊重
副高级	20.0	80.0	0.0	60.0	40.0	0.0
中级	38.3	46.7	15.0	65.0	31.7	3.3
初(师)级	30.2	57.3	12.5	65.6	28.1	6.3
士级	35.7	60.7	3.6	60.7	39.3	0.0
无职称	41.9	51.6	6.5	64.5	32.3	3.2

(七) 社会和患者的尊重程度及变化情况的自我评价

1. 总体情况　调查地区公共卫生人员认为近年来社会对其尊重度"上升了""没有变化"和"下降了"的比例分别为 50.5%、38.1%和 11.4%;认为近年来患者对其尊重度"上升了""没有变化"和"下降了"的比例分别为 65.5%、27.3%和 7.2%;认为社会地位"提高了""没有变化"和"降低了"的比例分别为 35.0%、52.7%和 12.3%(表 10‐55)。

从社会和患者对公共卫生人员的尊重度的自我评价来看,调查地区公共卫生人员普遍感到社会和患者的尊重,而且其程度不断向好的方向发展,这是社会进步的表现,更是对广大公共卫生人员努力工作和专业化服务的最大褒奖。

2. 比较分析

(1) 不同机构之间比较:调查地区公共卫生人员在评价近年来社会尊重度变化、患者尊重度变化及社会地位变化 3 个方面,地(市)级 CDC 公共卫生人员表示"提高了"的比例高于县级 CDC 公共卫生人员(表 10‐55)。

表 10‐55　调查地区不同机构公共卫生人员对近年来社会和患者尊重程度及社会地位变化的自我评价(%)

机构级别	近年来社会尊重程度的变化			近年来患者尊重程度的变化			近年来社会地位的变化		
	提高了	没有变化	降低了	提高了	没有变化	降低了	提高了	没有变化	降低了
地(市)级 CDC	52.4	38.3	9.4	68.5	23.5	8.1	36.2	53.7	10.1
县级 CDC	46.5	38.0	15.5	59.2	35.2	5.6	32.4	50.7	16.9
合计	50.5	38.1	11.4	65.5	27.3	7.2	35.0	52.7	12.3

(2) 不同地(市)之间比较:在近年来社会尊重程度变化和社会地位变化的自我评价方面,日喀则地区公共卫生人员表示均"提高了"的比例最高,山南和拉

萨地区的比例最低;在近年来患者尊重程度变化的自我评价方面,阿里地区公共卫生人员表示尊重度"提高了"的比例最高,林芝地区最低(表 10-56)。

表 10-56　调查地区不同地(市)公共卫生人员对近年来社会和患者尊重程度及社会地位变化的自我评价(%)

地(市)	近年来社会尊重程度的变化			近年来患者尊重程度的变化			近年来社会地位的变化		
	提高了	没有变化	降低了	提高了	没有变化	降低了	提高了	没有变化	降低了
拉萨	57.5	29.8	12.8	63.8	14.9	21.3	25.0	59.6	14.9
日喀则	60.5	36.8	2.6	76.3	23.7	0.0	50.0	47.4	2.6
山南	41.5	51.2	7.3	68.3	31.7	0.0	31.7	58.5	9.8
林芝	50.0	36.1	13.9	47.2	44.4	8.3	36.1	47.2	16.7
昌都	43.6	41.0	15.4	61.5	33.3	5.1	38.5	48.7	12.8
阿里	47.4	31.6	21.1	84.2	10.5	5.3	26.3	52.6	21.1

(3) 不同职称之间比较:在近年来社会尊重程度、患者尊重程度及社会地位变化的自我评价方面,士级职称公共卫生人员认为"提高了"的比例高于其他职称人员,其中,近年来社会尊重程度的变化的评价尤为明显,而副高职称人员对三方面评价"降低了"的比例最高(表 10-57)。

表 10-57　调查地区不同职称公共卫生人员对近年来社会和患者尊重程度及社会地位变化的自我评价(%)

职称	近年来社会尊重程度的变化			近年来患者尊重程度的变化			近年来社会地位的变化		
	提高了	没有变化	降低了	提高了	没有变化	降低了	提高了	没有变化	降低了
副高级	40.0	20.0	40.0	60.0	0.0	40.0	40.0	20.0	40.0
中级	41.7	50.0	8.3	66.7	28.3	5.0	30.0	61.7	8.3
初(师)级	49.0	40.6	10.4	65.6	30.2	4.2	33.3	55.2	11.5
士级	78.6	14.3	7.1	75.0	21.4	3.6	46.4	42.9	10.7
无职称	48.4	32.3	19.4	54.8	25.8	19.4	38.7	41.9	19.4

(八) 受侮辱或暴力情况

1. **总体情况**　本研究结果显示,95.5%的公共卫生人员表示在最近 6 个月内未受到过患者的语言侮辱和肢体暴力,仅有 3.6%的被调查者表示受到过患者语言侮辱,0.9%的被调查者表示受到过"肢体暴力"(表 10-58)。

2. 比较分析

(1) 不同机构之间比较：地(市)级 CDC 公共卫生人员表示在最近 6 个月内未受到过语言侮辱和肢体暴力的比例较县级 CDC 高 3.6%(表 10-58)。

表 10-58　调查地区不同机构公共卫生人员受侮辱或暴力情况(%)

机构级别	侮辱性语言	肢体暴力	两者均有	两者均无
地(市)级 CDC	3.4	0.0	0.0	96.6
县级 CDC	4.2	2.8	0.0	93.0
合计	3.6	0.9	0.0	95.5

(2) 不同地(市)之间比较：在调查地区公共卫生人员中，表示曾受到过语言侮辱的比例很低，相比之下日喀则和阿里地区的比例略高于其他地(市)(表 10-59)。

表 10-59　调查地区不同地(市)公共卫生人员受侮辱或暴力情况(%)

地(市)	侮辱性语言	肢体暴力	两者均有	两者均无
拉萨	4.3	2.1	0.0	93.6
日喀则	5.3	2.6	0.0	92.1
山南	0.0	0.0	0.0	100.0
林芝	2.8	0.0	0.0	97.2
昌都	5.1	0.0	0.0	94.9
阿里	5.3	0.0	0.0	94.7

(3) 不同职称之间比较：表 10-60 所示，在被调查者中具有副高职称的公共卫生人员受到语言侮辱的比例最高，其次为无职称人员。

表 10-60　调查地区不同职称公共卫生人员受侮辱或暴力情况(%)

职称	侮辱性语言	肢体暴力	两者均有	两者均无
副高级	20.0	0.0	0.0	80.0
中级	3.3	0.0	0.0	96.7
初(师)级	1.0	1.0	0.0	97.9
士级	3.6	0.0	0.0	96.4
无职称	9.7	3.2	0.0	87.1

五、小结

（1）调查结果显示，不同机构、地（市）、职称、年龄和性别的公共卫生人员在对工作意义和工作负荷的认识及评价方面虽存在一定差异，但差异均无统计学意义，而且绝大多数公共卫生人员认为自己所从事的"工作意义大""工作负荷一般"。

（2）调查地区绝大多数公共卫生人员认为工作对提高个人能力有帮助作用，其中拉萨市公共卫生人员的认同度最高；地（市）级 CDC 公共卫生人员的认同度高于县级 CDC 公共卫生人员；高级职称公共卫生人员的认同度高于其他职称人员。

（3）调查地区绝大多数公共卫生人员认为工作给家庭带来了不同程度的影响，其中，工作时间占用了家庭生活时间最为突出，山南和林芝地区 35 岁以上公共卫生人员的反应更为明显。

（4）在工作强度方面，山南和拉萨市公共卫生人员平均每周工作时间最长，阿里地区平均每月值夜班次数最多。在收入水平方面，调查地区绝大多数公共卫生人员月平均收入在 3 001～5 000 元之间，其中，阿里地区公共卫生人员平均月收入超过 5 000 元的比例最高，地（市）级 CDC 公共卫生人员平均收入高于县级 CDC 人员。

（5）在执业环境满意度方面，调查地区公共卫生人员对当前的执业环境并不十分"满意"，其中昌都和拉萨市公共卫生人员满意度较低。

（6）调查地区公共卫生人员普遍感到社会和患者的尊重，且尊重程度不断在提升。然而，调查地区公共卫生人员社会地位自我评价的平均分值仅为 46.9 分，且 77.7％的人员的评价分值在 60 分及以下，这与医务人员之间形成了较大的反差。

第三节　公共卫生人员的工作态度

本节将从工作满意度、工作投入和离职意愿 3 方面描述和分析调查地区公共卫生人员对其工作的态度。

一、工作满意度

通过对同事关系、本职工作、提升机会、薪酬待遇、工作环境、设备条件、工作状况和上级关系 8 个维度了解和分析调查地区公共卫生人员对其工作的满意程度。

（一）总体情况

结果显示,51.4% 的公共卫生人员对目前的工作表示"满意",44.6% 的人员表示"一般",4.0% 的人员表示"不满意"。对同事关系、本职工作、上级关系表示"满意"的比例均超过 60.0%;相比之下,对提升机会、工作环境、设备条件和薪酬待遇的"满意"较低,其中薪酬待遇的"满意"比例只有 26.1%,表明绝大多数公共卫生人员认为目前的实际收入与期望值之间存在较大反差(表 10-61)。

表 10-61 调查地区公共卫生人员对工作的满意度(%)

项　　目	工作满意度评价		
	不满意	一般	满意
同事关系	9.6	15.0	75.4
本职工作	10.5	16.4	73.1
提升机会	25.6	40.6	33.8
薪酬待遇	37.2	36.7	26.1
工作环境	35.8	29.4	34.8
设备条件	29.6	38.2	32.3
工作状况	10.0	35.9	54.1
上级关系	14.6	22.7	62.7

调查地区公共卫生人员对"升职、环境、条件、薪酬"等维度的满意度均较低,这或许是导致 CDC 人员不断流失和队伍稳定性较差的重要原因,这点在访谈过程中多数机构负责人均有所谈及。

某县 CDC 负责人谈到:"我们单位人员流失主要原因是工作人员想往环境好的地方调,比如说去年就有两个同事调走,一个调到昌都地区,另一个调到林芝地区,导致我们有些科室缺人。"

某县 CDC 负责人谈到:"人员流失的主要原因是待遇问题。自治区及地区的待遇好,下乡及培训都有补助,而在县级单位工作什么都没有,谁都愿意去待遇好的地方,因而导致人员流失。"

某地区 CDC 负责人谈到:"人员流失现象很严重。主要原因是我们这边气候不好、海拔又高。"

某地区 CDC 负责人谈到："技术人员引进后的流失问题,之前采取了不少措施,比如从县里把有经验一些人员直接调进区里,但还是治标不治本的方法,因为这样会出现从哪里调就出现那里缺人的现象。解决建议:自治区应重视我们地区的卫生人员的分配机制改革,适当考虑制定该地区职称优先政策,建立经济上的激励机制等。建议在招录和引进方面最好优先考虑当地的大中专以上的毕业生,人员大量流失的现象可能会有所缓解。"

某地区 CDC 负责人谈到:"以前我中心到内地招聘 5 名毕业生(招了 5 个,后来走了 3 个,有 1 个还不到 1 年就走了,现在只剩下 2 个。他们到这里最大的问题是他们本身身体不适应,给单位也添了麻烦。留不住的原因还有就是:单位没有解决好基本条件(如住房)等,大部分人员多在外面租房住。所以我中心特别需要本地的大学生,这样可以留得住的人才。"

(二)比较分析

1. 不同机构之间比较 地(市)级 CDC 公共卫生人员对工作的满意度较县级 CDC 人员高 15.5%(表 10 - 62)。这与地(市)级 CDC 公共卫生人员的工作环境、设备条件和薪酬水平等优于县级 CDC 人员有直接关系。

表 10 - 62 调查地区不同机构公共卫生人员对工作的满意度(%)

机构级别	不满意	一般	满意
地(市)级 CDC	4.0	39.6	56.4
县级 CDC	4.2	54.9	40.9

2. 不同地(市)之间比较 昌都地区公共卫生人员的工作满意度最高,其次为山南、拉萨、日喀则、林芝地区,阿里地区最低(表 10 - 63)。

表 10 - 63 调查地区不同地(市)公共卫生人员对工作的满意度(%)

地(市)	不满意	一般	满意
拉萨	2.1	46.8	51.1
日喀则	2.6	52.6	44.7
山南	2.4	43.9	53.7
林芝	5.6	55.6	38.9
昌都	2.6	23.1	74.4
阿里	15.8	47.4	36.8

3. 不同职称之间比较　无职称和副高职称人员的工作满意度较高,士级职称人员的满意度最低(表10-64)。

表10-64　调查地区不同职称公共卫生人员对工作的满意度(%)

职称	不满意	一般	满意
副高级	20.0	20.0	60.0
中级	3.3	46.7	50.0
初(师)级	4.2	44.8	51.0
士级	0.0	57.1	42.9
无职称	6.5	32.3	61.3

4. 不同年龄段之间比较　调查地区45岁及以上公共卫生人员对工作的满意度最高,较35岁以下和35～44岁年龄段的人员分别高出6.5%和11.6%(表10-65。)

表10-65　调查地区不同年龄段公共卫生人员对工作的满意度(%)

年龄段	不满意	一般	满意
<35岁	6.1	41.8	52.0
35～44岁	2.5	50.6	46.9
≥45岁	2.4	39.0	58.5

5. 不同性别之间比较　调查地区男性公共卫生人员的工作满意度较女性高9.0%(表10-66)。

表10-66　调查地区不同性别公共卫生人员对工作的满意度(%)

性别	不满意	一般	满意
男	5.6	37.8	56.7
女	3.1	49.2	47.7

二、工作投入

通过对调查地区公共卫生人员工作活力、专注和奉献情况的了解,描述和分析公共卫生人员对工作的投入状况。

（一）总体情况

调查地区54.4%的公共卫生人员认为自己在工作时处于高度投入状态，26.5%的人员认为投入一般，而19.1%的人员认为投入不足（表10-67）。从3个维度分析，63.0%的公共卫生人员认为自己对工作具有很高的奉献精神，53.2%的人员认为自己对工作的专注度高，相比之，工作的活力稍显逊色（表10-68）。

（二）比较分析

1. 不同机构之间比较　地（市）级CDC公共卫生人员认为自己对工作"高度投入"的比例较县级CDC人员高7.6%。从3个维度分析，地（市）级CDC公共卫生人员认为自己在工作上"活力充足"且"高度专注"，其比例高于县级CDC人员，而"奉献精神"的比例则与之相反（表10-67、表10-68）。

表10-67　调查地区不同机构公共卫生人员的工作投入状况及比较（%）

机构级别	高	中	低
地（市）级 CDC	56.9	23.2	19.9
县级 CDC	49.3	33.3	17.4
合计	54.4	26.5	19.1

表10-68　调查地区不同机构公共卫生人员工作投入状态的表现形式及比较（%）

机构级别	活力			奉献			专注		
	高	中	低	高	中	低	高	中	低
地（市）级 CDC	54.8	19.2	26.0	62.8	18.9	18.2	58.1	24.3	17.6
县级 CDC	47.1	28.6	24.3	63.4	21.1	15.5	42.9	38.6	18.6
合计	52.3	22.2	25.5	63.0	19.6	17.4	53.2	28.9	17.9

2. 不同地（市）之间比较　具体而言，昌都地区公共卫生人员工作投入情况及3个维度的表现均优于其他地（市）。拉萨公共卫生人员认为"工作活力不足"的比例最高；阿里地区公共卫生人员认为"工作奉献不足"的比例最高；林芝地区公共卫生人员认为"工作专注不足"的比例最高。

不同地（市）公共卫生人员对工作"活力"和"专注"两个维度的认识存在差异（$P \leqslant 0.05$）。详见表10-69、表10-70。

表 10-69   调查地区不同地(市)公共卫生人员的工作投入状况及比较(%)

地(市)	高	中	低
拉萨	47.7	22.7	29.6
日喀则	42.1	36.8	21.1
山南	56.1	31.7	12.2
林芝	47.2	27.8	25.0
昌都	78.4	16.2	5.4
阿里	57.9	21.1	21.1

表 10-70   调查地区不同地(市)公共卫生人员工作投入状态的表现形式及比较(%)

地(市)	活力①			奉献			专注②		
	高	中	低	高	中	低	高	中	低
拉萨	42.2	15.6	42.2	53.2	21.3	25.5	45.7	32.6	21.7
日喀则	36.8	36.8	26.3	57.9	31.6	10.5	42.1	34.2	23.7
山南	58.5	17.1	24.4	63.4	19.5	17.1	53.7	39.0	7.3
林芝	38.9	38.9	22.2	63.9	13.9	22.2	41.7	25.0	33.3
昌都	87.8	8.1	8.1	84.2	10.5	5.3	79.0	15.8	5.3
阿里	57.9	15.8	26.3	52.6	21.1	26.3	63.2	21.1	15.8

* ①Kruskal-Wallis 检验：$\chi^2 = 17.151$, $P = 0.004$；②Kruskal-Wallis 检验：$\chi^2 = 14.587$, $P = 0.012$

3. 不同职称之间比较   调查地区不同职称公共卫生人员在工作投入及其表现形式上与职称层次呈正相关(表 10-71、表 10-72, 图 10-8)。

表 10-71   调查地区不同职称公共卫生人员的工作投入状况及比较(%)

职称	高	中	低
副高级	80.0	0.0	20.0
中级	58.3	21.7	20.0
初(师)级	50.0	33.7	16.3
士级	55.6	25.9	18.5
无职称	54.8	19.4	25.8

表 10 - 72　调查地区不同职称公共卫生人员工作投入状态的表现形式及比较(%)

职称	活力			奉献			专注		
	高	中	低	高	中	低	高	中	低
副高级	80.0	0.0	20.0	80.0	20.0	0.0	80.0	0.0	20.0
中级	56.7	13.3	30.0	66.7	13.3	20.0	60.0	21.7	18.3
初(师)级	49.5	29.0	21.5	63.2	23.2	13.7	45.7	39.4	14.9
士级	44.4	25.9	29.6	60.7	17.9	21.4	50.0	28.6	21.4
无职称	54.8	19.4	25.8	54.8	22.6	22.6	61.3	16.1	22.6

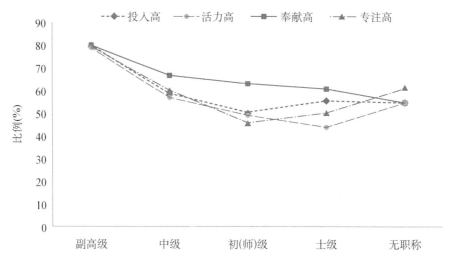

图 10 - 8　调查地区不同职称公共卫生人员工作投入状况及其 3 种表现形式

三、离职意愿

通过对调查地区公共卫生人员离职意愿的调查,了解和分析离职意愿的程度及其原因。

(一) 总体情况

研究结果显示,调查地区 43.1% 的公共卫生人员没有离职意愿,45.0% 的人员离职意愿一般,11.9% 的人员离职意愿较高(表 10 - 73)反映离职意愿 4 个条目中,前 3 种离职超过 10%,而"明年我很可能去找一份新工作"所占比例相对较低(7.3%)。

表 10 - 73 调查地区公共卫生人员离职意愿程度(%)

项 目	离职意愿(%)		
	低	一般	高
我经常想离开这家单位	46.8	39.0	14.2
我经常想离开我现在所从事的行业	49.5	32.1	18.4
最近,我经常想换一个工作	46.3	35.8	17.9
明年我很有可能会找一份新工作	68.8	23.9	7.3

(二) 比较分析

1. 不同机构之间比较　在不同机构中,县级 CDC 公共卫生人员离职意愿高于地(市)级 CDC 人员(表 10 - 74)。

表 10 - 74 调查地区不同机构公共卫生人员离职意愿程度(%)

机构级别	低	一般	高
地(市)级 CDC	42.9	47.6	9.5
县级 CDC	43.7	39.4	16.9

2. 不同地(市)之间比较　调查地区公共卫生人员离职意愿由高向低依次为山南、林芝、日喀则、昌都、拉萨和阿里地区(表 10 - 75)。

表 10 - 75 调查地区不同地(市)公共卫生人员离职意愿程度(%)

地(市)	低	一般	高
拉萨	34.0	57.5	8.5
日喀则	44.7	42.1	13.2
山南	45.0	40.0	15.0
林芝	50.0	36.1	13.9
昌都	39.5	47.4	13.2
阿里	52.6	42.1	5.3

3. 不同职称之间比较　研究结果显示,无职称人员的离职意愿最高,其次为初(师)级、中级、士级和副高级职称人员(表 10 - 76)。

表 10 - 76　调查地区不同职称公共卫生人员离职意愿程度(%)

职称	低	一般	高
副高级	40.0	60.0	0.0
中级	40.7	49.2	10.2
初(师)级	46.3	42.1	11.6
士级	46.4	46.4	7.1
无职称	35.5	41.9	22.6

4. 不同年龄段之间比较　通过调查发现,公共卫生人员年龄越小,离职意愿越强烈(表 10 - 77)。

表 10 - 77　调查地区不同年龄段公共卫生人员离职意愿程度(%)

年龄段	低	一般	高
<35 岁	44.9	41.8	13.3
35~44 岁	43.8	45.0	11.3
≥45 岁	37.5	52.5	10.0

5. 不同性别之间比较　调查地区不同性别公共卫生人员的离职意愿存在差异($P \leqslant 0.05$),男性离职意愿略高于女性(表 10 - 78)。

表 10 - 78　调查地区不同性别公共卫生人员离职意愿程度(%)

性别	低	一般	高
男	53.9	33.7	12.4
女	35.7	52.7	11.6

* Kruskal-Wallis 检验:$\chi^2 = 3.866$, $P = 0.049$

四、小结

(1)总体而言,调查地区公共卫生人员的工作满意度较一般,在对 8 个维度的评价中,工作环境、设备条件、提升机会和薪酬水平的满意度较低。这可能是造成公共卫生人员队伍不稳的主要原因。

(2)调查地区公共卫生人员中只有一半的人认为自己对工作高度投入,从 3

个维度来分析,63.0%的公共卫生人员认为自己对工作具有很强的奉献精神;53.2%的人认为自己对工作的专注度很高。相比之下,工作的活力表现稍逊。

(3)在调查地区公共卫生人员中超过一半以上的人都有不同程度的离职意愿,其中,县级 CDC 公共卫生人员离职意愿较地(市)级强烈,年龄越小,离职意愿越强烈,男性离职意愿略高于女性。

主要参考文献

［1］卫生部统计信息中心.2008中国卫生服务调查研究［M］.北京：中国协和医科大学出版社,2009.

［2］卫生部统计信息中心.中国医患关系调查研究［M］.北京：中国协和医科大学出版社,2010.

［3］徐玲,孟群.第五次国家卫生服务调查结果之一——居民满意度［J］.中国卫生信息管理杂志,2014(2)：104－105.

［4］徐玲,孟群.第五次国家卫生服务调查结果之二——卫生服务需要、需求和利用［J］.中国卫生信息管理杂志,2014(3)：193－194.

［5］王帅,张耀光,徐玲.第五次国家卫生服务调查结果之三——医务人员执业环境现状［J］.中国卫生信息管理杂志,2014(4)：321－325.

［6］国家卫生计生委统计信息中心.2013第五次卫生服务调查分析报告［M］.北京：中国协和医科大学出版社,2015.

［7］于贞杰.公共卫生体系研究［M］.北京：经济科学出版社,2009.

［8］石雷雨(Leiyu shi)著.李林贵译.卫生服务研究方法［M］.北京：北京大学医学出版社,2005.

［9］西藏自治区卫生厅.卫生基本建设文件汇编(一)［E］.拉萨,2011.

致　谢

　　本书为美国中华医学基金会(CMB)支持的"西藏卫生服务调查与体系建设研究项目"的研究成果。

　　该项目自立项到结题,历时近5年,本书的问世是项目组成员共同努力的结果。CMB为实施该项目提供了资金支持和技术顾问;时任山东大学卫生管理与政策研究中心主任的孟庆跃教授对本项目的设计给予了指导;联合国社会发展研究所张术芳博士作为本项目指定的技术顾问,在形成抽样方法和调查方案方面提出了很多宝贵的建议和意见,并两次专程前来拉萨与项目组成员进行交流;山东大学卫生管理与政策研究中心的王健(女)副教授、李顺平副教授在项目设计、数据分析、人员培训和报告撰写等方面给予了具体指导;武汉大学公共卫生学院王文华博士在数据分析和报告撰写过程中做了大量工作;为了确保该项目现场调查阶段工作的顺利实施,西藏自治区卫生和计划生育委员会高度重视,全力支持,多方协调,尤其是信息中心宫阳丽主任和丹增朗杰提供了大量相关资料;西藏各地(市)卫生局、各样本县卫生局在开展现场调查、数据采集过程中给予了大力支持;拉萨市城关区、墨竹工卡部分医务人员配合完成了本部门的机构数据采集、家庭入户调查工作;西藏大学医学院为开展该项目全程提供了人力保障,特别是西藏大学医学院09级预防本科班32名学生不辞辛劳,参与了机构数据采集、家庭入户调查以及数据录入等工作。

　　对上述提及和未提及的,曾给予本项目关注、关心、帮助和指导的单位、领导、专家和医务人员,以及为该项目的实施付出巨大努力的所有项目组成员表示最诚挚的谢意。感谢所有样本机构和样本家庭给予的积极配合。

编者

2018 年 6 月

第五次国家卫生服务调查西藏项目领导小组及调查人员名单（时任职位）

领导小组

组　　长：普布卓玛（西藏自治区卫生厅厅长、党组副书记）

副组长：果吉尔锦（西藏自治区卫生厅副厅长）

成　　员：李　江（西藏自治区卫生厅办公室主任）

王键鹏（西藏自治区卫生厅规划财务审计处处长）

扎西顿珠（西藏自治区卫生厅农卫处处长）

何　晓（西藏自治区卫生厅医政处处长）

欧珠罗布（西藏大学医学院教授）

旺　罗（西藏大学医学院书记）

扎西德吉（西藏自治区拉萨市卫生局局长）

邵　晶（西藏自治区昌都地区卫生局局长）

桑杰群培（西藏自治区山南地区卫生局局长）

索　多（西藏自治区日喀则地区卫生局局长）

吾金才塔（西藏自治区那曲地区卫生局局长）

卫　红（西藏自治区林芝地区卫生局局长）

马多朵（西藏自治区阿里地区卫生局局长）

扎西达娃（西藏大学医学院副教授）

调查人员

拉萨市：边巴央宗　仓姆　曲尼卓嘎　仓决　米玛央金　德央　尼玛　扎旺　阿旺索朗　巴桑卓嘎　德吉　次央　仓决卓玛　普珠　拉姆措吉尼玛　边巴

日喀则：普珍　德吉曲宗　单增旺姆　尼玛参木拉　尼玛潘多　云旦　格桑曲珠　海山

山　南：小达瓦　潘永越　曲吉　多吉　巴登桑布　德庆　古桑拉宗　洛

桑次仁

林　芝：次松　扎西措姆　索朗央吉　罗布卓玛　尼玛次仁　格桑次仁

昌　都：春花　白玛多吉　白玛仓决　格桑曲吉　曲珍　索朗旺堆　次桑
　　　　达娃顿珠

那　曲：拉巴桑珠　旺姆　次仁潘多　来谢曲扎　扎西　巴桑潘多　欧珠
　　　　平措

阿　里：扎西达娃　多吉卓玛　次多吉　旦增罗布　央珍　金巴桑姆

附件二
第五次国家卫生服务调查
西藏样本县（市/区）名单

编号	地(市)	区(县)	行政代码
1	拉萨	城关区	540 102
2		墨竹工卡	540 127
3		昌都县	542 121
4		江达县	542 122
5	昌都	贡觉县	542 123
6		类乌齐县	542 124
7		丁青县	542 125
8		乃东县	542 221
9	山南	措美县	542 227
10		加查县	542 229
11		日喀则市	542 301
12		南木林县	542 322
13	日喀则	吉隆县	542 335
14		昂仁县	542 327
15		谢通门县	542 328
16		白朗县	542 329
17		那曲县	542 421
18	那曲	比如县	542 423
19		聂荣县	542 424
20		班戈县	542 428

续　表

编号	地(市)	区(县)	行政代码
21	阿里	噶尔县	542 523
22		革吉县	542 525
23	林芝	林芝县	542 621
24		朗县	542 627

附件三
项目活动照片

调查前期

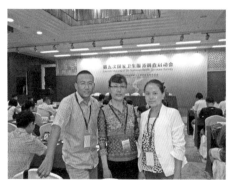

▲ 图1 2013年7月,项目组部分成员作为省级调查指导员在北京参加第五次国家卫生服务调查启动会

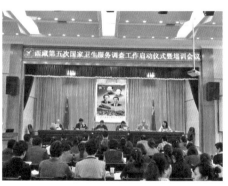

▲ 图2 2013年8月,第五次国家卫生服务调查西藏调查点项目启动暨培训会议在拉萨召开

▲ 图3 2013年8月,第五次国家卫生服务调查西藏调查点项目启动暨培训会议在拉萨召开,时任西藏自治区卫计委主任普布卓玛(居中)参会并做了动员讲话。右为国吉尔锑副主任,左为项目主持人欧珠罗布教授

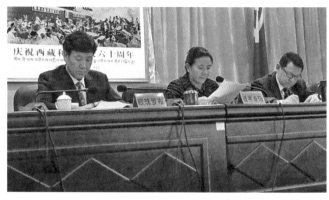

调查期间

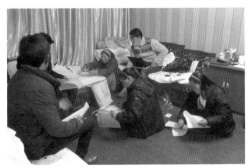

▲ 图4　2013年9月,调查员在审核当日问卷

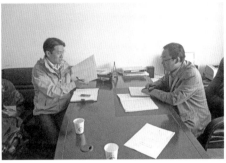

▲ 图5　2013年9月,调查员采访那曲县卫生局局长

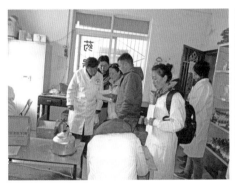

▲ 图6　2013年9月,调查员在机构调查现场

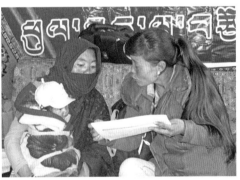

▲ 图7　2013年9月,调查员在那曲牧民家庭进行入户调查

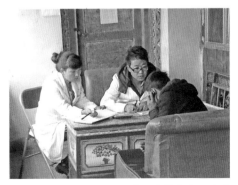

▲ 图8　2013年9月,调查员在林芝农民家庭进行入户调查

调查后期

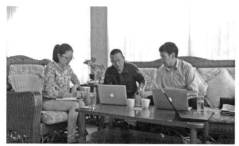

▲ 图 9　2014 年 1 月,项目组成员研究项目进展情况

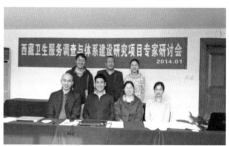

▲ 图 10　2014 年 1 月,项目组核心成员与项目合作专家及顾问合影

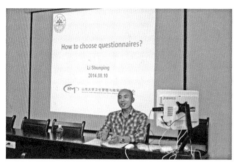

▲ 图 11　2014 年 8 月,山东大学李顺平教授在林芝为项目组做讲座

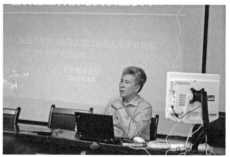

▲ 图 12　2014 年 8 月,《中国卫生经济》杂志腾百军主任在林芝为项目组做讲座

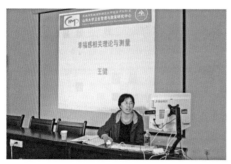

▲ 图 13　2014 年 8 月,山东大学王健教授在林芝为项目组做讲座

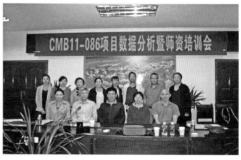

▲ 图 14　2014 年 8 月,项目组在林芝召开数据分析暨师资培训会

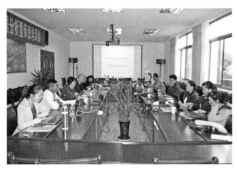

▲ 图 15   2014 年 8 月,数据分析培训现场

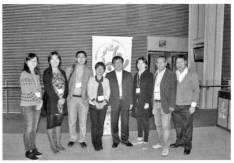

▲ 图 16   2014 年 10 月,项目组成员参加在南非
开普敦举行的"第三届全球卫生系统研究研讨
会"

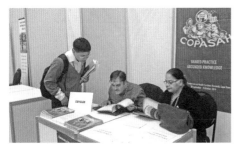

▲ 图 17   2014 年 10 月,项目组成员(拉巴桑
珠)在"第三届全球卫生系统研究研讨会"期
间与南亚专家进行交流

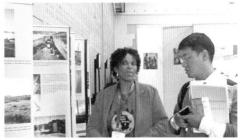

▲ 图 18   2014 年 10 月,项目组成员(拉巴桑珠)
在"第三届全球卫生系统研究研讨会"期间与南
非专家进行交流

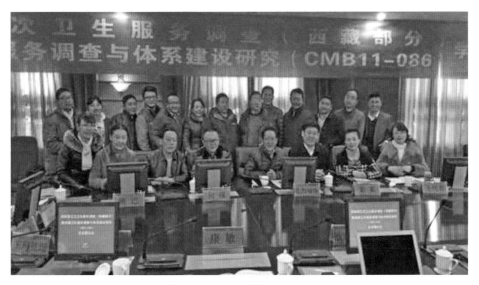

▲ 图 19   2015 年 11 月,西藏卫生服务调查与体系建设研究项目(CMB11 - 086)研讨会暨第五次国
家卫生服务调查西藏调查点总结会在拉萨召开

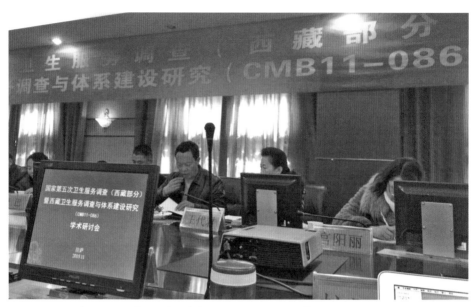

▲ 图20　2015年11月，日喀则卫计委索多主任(中间男性)在西藏卫生服务调查与体系建设研究项目
　(CMB11‒086)研讨暨第五次国家卫生服务调查西藏工作总结会上发言

图书在版编目（CIP）数据

西藏自治区卫生服务调查与体系建设研究报告/欧珠罗布主编. —上海：
复旦大学出版社,2018.6
ISBN 978-7-309-13424-7

Ⅰ. 西… Ⅱ. 欧… Ⅲ. 医疗卫生服务-研究报告-西藏 Ⅳ. R199.2

中国版本图书馆 CIP 数据核字（2017）第 301974 号

西藏自治区卫生服务调查与体系建设研究报告
欧珠罗布 主编
责任编辑/肖 芬

复旦大学出版社有限公司出版发行
上海市国权路 579 号 邮编：200433
网址：fupnet@ fudanpress. com http://www.fudanpress.com
门市零售：86-21-65642857 团体订购：86-21-65118853
外埠邮购：86-21-65109143 出版部电话：86-21-65642845
浙江新华数码印务有限公司

开本 787×1092 1/16 印张 17 字数 299 千
2018 年 6 月第 1 版第 1 次印刷

ISBN 978-7-309-13424-7/R・1661
定价：65.00 元